S2k-Leitlinie Notfallpsychiatrie

DGPPN - Deutsche Gesellschaft für Psychiatrie und Psychotherapie, Psychosomatik und Nervenheilkunde (Hrsg.)

S2k-Leitlinie Notfallpsychiatrie

Update vom März 2019

erstellt durch die Mitglieder des Referats Notfallpsychiatrie der Deutschen Gesellschaft für Psychiatrie, Psychotherapie und Nervenheilkunde (DGPPN)

publiziert bei

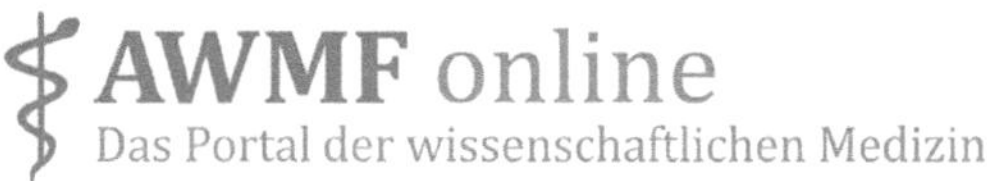

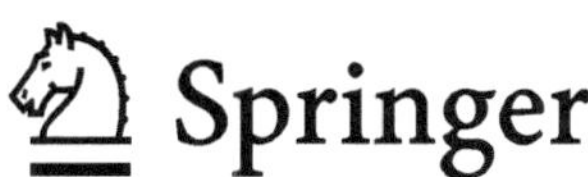

Herausgeber
DGPPN e.V.

Koordination und Redaktion
Prof. Dr. med. Frank-Gerald Pajonk
Prof. Dr. med. Thomas Messer
Prof. Dr. med. Horst Berzewski

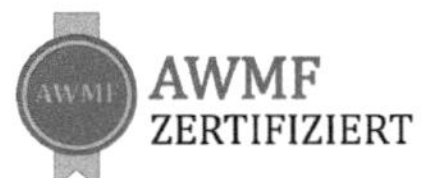

AWMF Siegel

AWMF-Registernummer:

ISBN 978-3-662-61173-9   ISBN 978-3-662-61174-6   (eBook)
https://doi.org/10.1007/978-3-662-61174-6

Die Deutsche Nationalbibliothek verzeichnet diese Publikation in der Deutschen Nationalbibliografie.

Springer
© DGPPN, 2020

Umschlaggestaltung: deblik Berlin

Gedruckt auf säurefreiem und chlorfrei gebleichtem Papier

Planung/Lektorat: Katrin Lenhart

Springer ist ein Imprint der eingetragenen Gesellschaft Springer-Verlag GmbH, DE und ist ein Teil von Springer Nature
Die Anschrift der Gesellschaft ist: Heidelberger Platz 3, 14197 Berlin, Germany

Präambel

Der klinische Alltag zeigt, dass es nicht nur in der Psychiatrie, sondern in vielen medizinischen Disziplinen zu Notfallsituationen durch psychische Störungen kommt und deren Häufigkeit im Gefolge soziodemographischer, gesellschaftspolitischer und versorgungspolitischer Veränderungen wohl zunimmt. Diese Notfallsituationen sind oft komplex, potenziell lebensbedrohlich und führen durch vielfältige, für Anwesende und Helfer oft unverständliche Verhaltensstörungen der Patienten zu einem hohen Ausmaß an Verunsicherung hinsichtlich der zu treffenden Maßnahmen. Obwohl es auch wegen methodischer und ethischer Limitierungen an der Verfügbarkeit kontrollierter Studien mangelt, hat sich die Deutsche Gesellschaft für Psychiatrie und Psychotherapie, Psychosomatik und Nervenheilkunde (DGPPN) als primär zuständige Fachgesellschaft entschlossen, eine an den AWMF-Richtlinien orientierte S2k-Leitlinie zur Psychiatrischen Notfällen erarbeiten zu lassen, mit deren Federführung das Referat Notfallpsychiatrie der DGPPN beauftragt wurde. Die hier vorgestellte Leitlinie will erstmals im deutschen und wohl auch internationalen Sprachraum auf Leitlinienniveau

- eine Übersicht über die notfallmedizinisch relevanten psychiatrischen Erkrankungen und Störungsbilder und
- von verschiedenen Fachgesellschaften konsentierte Empfehlungen zur Behandlung und zum Management dieser Störungen nach systematischer Auswertung der vorliegenden klinischen Studien geben.

Ziel dieser Leitlinie ist eine qualitative Verbesserung in der prästationären und stationären Versorgung psychiatrischer Notfallpatienten.

Inhaltsverzeichnis

AES	Alkohol-Entzugssyndrom-Skala
AWMF	Arbeitsgemeinschaft der Wissenschaftlichen Medizinischen Fachgesellschaften e.V
AWS	Alkohol-Withdrawal Skala
BBK	Bundesamt für Bevölkerungsschutz und Katastrophenhilfe (BBK)
BDI	Beck Depressions-Inventar
BGB	Bürgerliches Gesetzbuch
BVC	Brøset Violence Checklist
BZD	Benzodiazepine
CAM	Confusion Assessment Method
CAM-ICU	Confusion Assessment Method for the Intensive Care Unit
CIDI	Composite International Diagnostic Interview
CK	Kreatinkinase
CTD	Cognitive Test for Delirium
CYP-Inhibitoren	Cytochrom-P-Inhibitoren
DDS	Delirium Detection Score
DGAI	Deutsche Gesellschaft für Anästhesiologie und Intensivmedizin
DGPPN	Deutsche Gesellschaft für Psychiatrie und Psychotherapie, Psychosomatik und Nervenheilkunde
DGSGB	Deutsche Gesellschaft für seelische Gesundheit bei Menschen mit geistiger Behinderung e.V.
DNRI	Dopamine-Norepinephrine-Reuptake Inhibitor
DRS	Delirium Rating Scale
EKT	Elektrokrampftherapie
EPS	Extrapyramidalmotorische Störungen
GCP	Good Clinical Practice
GDS 15	Geriatrische Depressionsskala
GG	Grundgesetz
GGT	Gamma-Glutamyl-Transferase
GHB	Gammahydroxybuttersäure
GHQ-30	General Health Questionnaire-30

GPT	Glutamat-Pyruvat-Transaminase
HAES	Hamburger Alkohol-Entzugsskala
HOPS	Hirnorganisches Psychosyndrom
HWZ	Halbwertszeit
ICDSC	Intensive Care Delirium Screening Checklist
ICU	Intensive Care Unit
i.m.	intramuskulär
IM	Intelligenzminderung
i.v.	intravenös
MAO-Inhibitoren	Monoaminooxidase-Hemmer
max.	maximal
min.	minimal
MINI	Mini International Neuropsychiatric Interview
MNS	Malignes Neuroleptisches Syndrom
MoCA	Montreal Cognitive Assessment
NICE	National Institute for Health and Care Excellence
NU-DESC	Nursing Delirium Rating Scale
NW	Nebenwirkung
ÖGD	Landesgesetze zum öffentlichen Gesundheitsdienst
PHQ	Patient`s Health Questionnaire
PipN	Pharmakologisch-induzierte psychiatrische Notfälle
p.o.	orale Applikation
PRIME-MD	Primary Care Evaluation of Mental Disorders
PsychKG	Psychisch-Kranken-Gesetz
RASS	Richmond Agitation and Sedation Scale
SAB-P	Score-Driven Treatment of Alcohol Withdrawal by Nurse Staff
SDS	Selfrating Depression Scale
SGB	Sozialgesetzbuch
SIADH	Syndrom der Inadäquaten ADH-Sekretion
SNRI	Serotonin-Noradrenalin-Wiederaufnahmehemmer
SOAS-R	Staff Observation Aggression Scale
SPDi	Sozialpsychiatrischer Dienst
SSRI	Selektive Serotonin-Wiederaufnahmehemmer
SSNRI	Selektive Serotonin-Noradrenalin-Wiederaufnahmehemmer
StGB	Strafgesetzbuch
TdP	Torsades de pointes
TSH	Thyreoidea-stimulierendes Hormon
UAW	Unerwünschte Arzneimittelwirkungen
WHO	Weltgesundheitsorganisation
ZAS	Zentrales Anticholinerges Syndrom
ZSS	Zentrales Serotonin-Syndrom
5-HT-Rezeptoren	5-Hydroxytryptamin (Serotonin)-Rezeptoren

Inhaltsverzeichnis

1.1   Hintergrund der Leitlinie und Problemstellung

Psychiatrische Notfälle sind über Jahrzehnte in ihrer Häufigkeit und Bedeutung nicht ausreichend erkannt und hinsichtlich diagnostischer und therapeutischer Systematik und Forschung vernachlässigt worden. Es besteht oft noch eine erschreckende und weitreichende Unkenntnis über versorgungsrelevante Informationen. Der überwiegende Anteil psychiatrischer Notfälle und Krisen entwickelt sich außerhalb psychiatrischer Einrichtungen und wird primär von Hausärzten, Rettungsdienst, Notärzten und in Notaufnahmen versorgt. Wie auch bei anderen medizinischen Notfällen besteht bei psychiatrischen Notfällen eine unmittelbare Gefährdung, die eine sofortige Diagnostik und Therapie erforderlich macht. Die psychiatrische Notfalldiagnostik beruht in hohem Maße auf dem subjektiven Eindruck, der Verhaltensbeobachtung, der Kenntnisse in Psychopathologie und der Erfahrung des Untersuchers.

Qualität und Ergebnis der Behandlung werden von zahlreichen Faktoren bestimmt. Den oft unzureichenden Informationen steht ein breites Spektrum möglicher Ursachen

© Springer-Verlag GmbH Deutschland, ein Teil von Springer Nature 2020   1
F.-G. Pajonk et al. (Hrsg.), *S2k-Leitlinie Notfallpsychiatrie*,
https://doi.org/10.1007/978-3-662-61174-6_1

gegenüber, die zur Notfallsituation geführt haben. Erschwerend kommen eine dynamisch verlaufende Situation, Schnittstellenprobleme zwischen den an der Versorgung beteiligten Personen, Einrichtungen und Behörden und zumindest präklinisch limitierte diagnostische und therapeutische Ressourcen hinzu. Gerade bei psychiatrischen Notfällen beeinflussen Entscheidungs-, Kommunikations-, und Führungsverhalten den Verlauf des Einsatzes oder der Behandlung (Ruppert und Lackner 2009). Da das behandelnde Personal darüber hinaus unter Zeitdruck steht und unmittelbare therapeutische und versorgungsrelevante Entscheidungen fällen muss, besteht für den Patienten die Gefahr, dass über ihn unverhältnismäßig verfügt wird. So kann er in eine Klinik eingewiesen werden, obwohl (zeitaufwendige) ambulante therapeutische Interventionen ausgereicht hätten. Als Endstrecke therapeutischer Interventionen psychiatrischer Notfälle können Maßnahmen gegen den Willen des Patienten wie z. B. Klinikeinweisungen, Festhalten, Medikation und Fixierung stehen. Dabei muss die Würde und Selbstständigkeit der betroffenen Patienten auch in schwierigen Situationen berücksichtigt werden.

Zum Management psychiatrischer Notfälle sollten der Psychiater und das behandelnde Team zumindest über folgende Kenntnisse und Fähigkeiten verfügen (Pajonk und D'Amelio 2008):

- Sicherheit in psychodiagnostischen Standards und psychopathologischer Diagnostik
- Ausreichende somatomedizinische Kenntnisse
- Kenntnisse in verbaler Krisenintervention
- Sicherheit im Umgang mit Notfallmedikamenten
- Kenntnisse der wichtigsten juristischen Rahmenbedingungen
- Eingespielte und geübte Strategien im Team zur Bewältigung von Notfällen und Krisen
- Sicherheitstraining zum Eigenschutz

1.1.1 Definition des psychiatrischen Notfalls

Bereits die allgemeine Definition eines medizinischen Notfalls ist schwierig, auch in der Literatur finden sich oft nur abstrakte Definitionen; außerdem unterscheiden sich medizinische und rechtliche Definition des Notfalls teilweise (Killinger 2009). Überwiegend wird der medizinische Notfall als akuter, lebensbedrohlicher Zustand durch Störung der Vitalfunktionen oder Gefahr plötzlich eintretender irreversibler Organschädigung verstanden (Pschyrembel – Klinisches Wörterbuch 2015). Dabei kommt es nicht auf die Ursache an, sie muss lediglich medizinischer Natur sein. Demnach wären aber einige Notfälle diverser medizinischer Fachrichtungen keine medizinischen Notfälle, weil es ihnen an der unmittelbaren Lebensgefahr oder konkreten Organschädigung fehlt.

Mittlerweile besteht weitgehender Konsens, dass nicht nur für die Psychiatrie die Definition des Notfalls erweitert werden muss. Demnach darf von einem Notfall ausgegangen werden, wenn plötzlich und unerwartet eine wesentliche gesundheitliche Schädigung zu befürchten ist, die unverzüglich in einer besonderen Behandlungseinrichtung

(z. B. einem Krankenhaus) versorgt werden muss, auch wenn noch keine unmittelbare Lebensgefahr besteht, und bei der eine Versorgung durch niedergelassene Ärzte definitiv nicht ausreicht. Diese Störungen müssen durch die medizinische Fachdisziplin als Notfälle anerkannt sein (Killinger 2009). Die Grenze zwischen „Notfall" und „Akutfall" kann daher nicht allgemeingültig getroffen werden, sondern hängt vom Einzelfall ab. Noch weitergehender ist die Definition deutscher, österreichischer und Schweizer Fachgesellschaften für Notfall- und Rettungsmedizin. Diese definierten als medizinischer Notfall bzw. als Notfallpatienten alle Personen, die körperliche oder psychische Veränderungen im Gesundheitszustand aufweisen, für welche der Patient selbst oder eine Drittperson unverzügliche medizinische und pflegerische Betreuung als notwendig erachtet (Behringer et al. 2013). Entscheidend ist, dass eine Entscheidung, ob ein Notfall vorliegt und medizinischer Hilfe bedarf, meist von den Patienten selbst oder nahestehenden Dritten gefällt wird. Diese subjektive Entscheidungsgrundlage bildet die Realität der Notfallmedizin ab und ist primär unabhängig von dem Ergebnis einer diagnostischen Evaluation durch die Notfallmedizin.

Im Sinne der oben genannten Kriterien eines Notfalls kann ein psychiatrischer Notfall definiert werden als medizinische Situation, in der das akute Auftreten oder die Exazerbation einer bestehenden psychiatrischen Störung zu einer unmittelbaren Gefährdung von Leben und Gesundheit des Betroffenen und/oder seiner Umgebung führt und sofortiger Diagnostik und/oder Therapie bedarf (Pajonk et al. 2000).

Im Kursbuch Rettungsdienst sind die in Tab. 1.1 genannten Störungen, die als Notfall in der präklinischen Notfallmedizin akzeptiert sind, aufgeführt (Bundesärztekammer 2006). Darin werden auch Notfälle von Notfallsituationen unterschieden. Als Notfallsituation werden akute Krankheitszustände bezeichnet, bei denen keine Lebensbedrohung und keine erheblichen Organfunktionsstörungen bestehen. Hierzu zählen z. B. auch krisenhafte Entwicklungen als Folge unerwarteter belastender Ereignisse. Eine Krise liegt vor, wenn ein Mensch mit Ereignissen und Lebensumständen konfrontiert wird, die in

Tab. 1.1 Psychiatrische Notfälle in der präklinischen Notfallmedizin (Bundesärztekammer 2006)

Absolute Notfallindikation/Notarztindikation
- Erfolgter Suizidversuch
- Konkrete Suizidpläne oder -vorbereitungen
- Hochgradiger Erregungszustand
- Aggressivität/Gewalttätigkeit im Rahmen psychischer Erkrankungen
- Konkrete Fremdtötungsabsichten im Rahmen psychischer Erkrankungen
- Schwere Intoxikation
- Delir

Relative Notfallindikationen/keine dringliche Notarztindikation
- Verwirrtheit
- Entzugssyndrome ohne Delir
- Suizidgedanken ohne konkrete Pläne
- Angst und Panik
- Akute Belastungsreaktion

Intensität, Art, Umfang und Dauer so gravierend sind, dass sie seine Belastungsfähigkeit und seine verfügbaren Bewältigungsstrategien übersteigen (Cullberg 1978; Sonneck 1991). In der Notfallsituation fallen die Patienten durch Hilflosigkeit, erhebliche Verhaltensauffälligkeiten, psychopathologische Symptome, Beeinträchtigung der psychosozialen Funktionsfähigkeit und gravierenden Leidensdruck auf. Diagnostisch sind in der Regel die Kriterien einer akuten Belastungsreaktion erfüllt. Beispiele hierfür sind die Konfrontation mit dem plötzlichen Tod eines geliebten Menschen oder die Erfahrung von Großschadensereignissen oder Naturkatastrophen. Eine verlässliche Grenze zwischen Krise und Notfall lässt sich in der Praxis oft nicht ziehen.

Im Gegensatz zu vielen somatisch bedingten Notfällen treten psychiatrische Notfälle häufig nicht vorhersehbar und plötzlich auf. Der psychiatrischen Notfallsituation geht vor allem bei nicht organisch bedingten oder durch Intoxikationen hervorgerufenen Störungen die Entwicklung einer Prodromalsymptomatik voraus, die plötzlich zu einer dramatischen Zuspitzung mit Suizidalität und Erregung führen kann. Die Feststellung eines psychiatrischen Notfalls hängt weniger von einem objektiven oder messbaren Befund als mehr von Verhaltensauffälligkeiten der Patienten, Störungen des psychosozialen Umfeldes und der Erhebung eines psychopathologischen Befundes ab.

Analog der Klassifizierung in der somatischen Medizin befindet sich der Patient nach Wegfall der Kriterien für einen Notfall in der Akutphase seiner Erkrankung. Diese kann weiter eine Überwachung wie auf einer Intensivstation oder einer Intermediate Care Station erfordern; dies entspricht in der Psychiatrie in der Regel einer geschützten Station. Nach zwischenzeitlicher Stabilisierung können die Kriterien eines Notfalls bei Verschlechterung des Befundes erneut erfüllt sein.

1.1.2 Häufigkeit psychiatrischer Notfälle

Die Häufigkeit psychiatrischer Notfallsituationen wird eher unterschätzt. Empirisch ausreichend abgesicherte Angaben zur Epidemiologie der Notfallpsychiatrie gibt es bisher nicht. Die Häufigkeit psychiatrischer Notfälle in den einzelnen Versorgungssektoren ist sehr unterschiedlich (s.u.). Obwohl die Häufigkeit psychischer Erkrankungen insgesamt in den letzten Jahrzehnten gleich geblieben sein dürfte (Jacobi et al. 2014) – angesichts eines steigenden Anteils älterer Menschen vielleicht mit Ausnahme der altersassoziierten Erkrankungen – gibt es eine Vielzahl von Hinweisen, dass die Häufigkeit psychiatrischer Notfälle gestiegen ist. Hierfür sprechen vor allem das deutlich gestiegene Interesse von Notfallmedizinern an diesem Thema und eine deutlich gestiegene Anzahl von Publikationen in notfallmedizinischen Fachzeitschriften seit dem Jahr 2000. Für Längsschnittuntersuchungen zu diesem Thema ist es jedoch noch zu früh. Weitere Hinweise sind die jährlich steigende Anzahl stationär psychiatrischer Aufnahmen, zuletzt auf über 800.000, und stationärer Aufnahmen wegen psychiatrischer Hauptdiagnosen, aktuell über 1,2 Millionen im Jahr 2015 (Statistisches Bundesamt 2015) mit einem überproportional steigenden Anteil an gerichtlichen Unterbringungen (Bundesjustizamt 2017) auf über 140.000 im Jahr 2015 (s. Abb. 1.1 und 1.2).

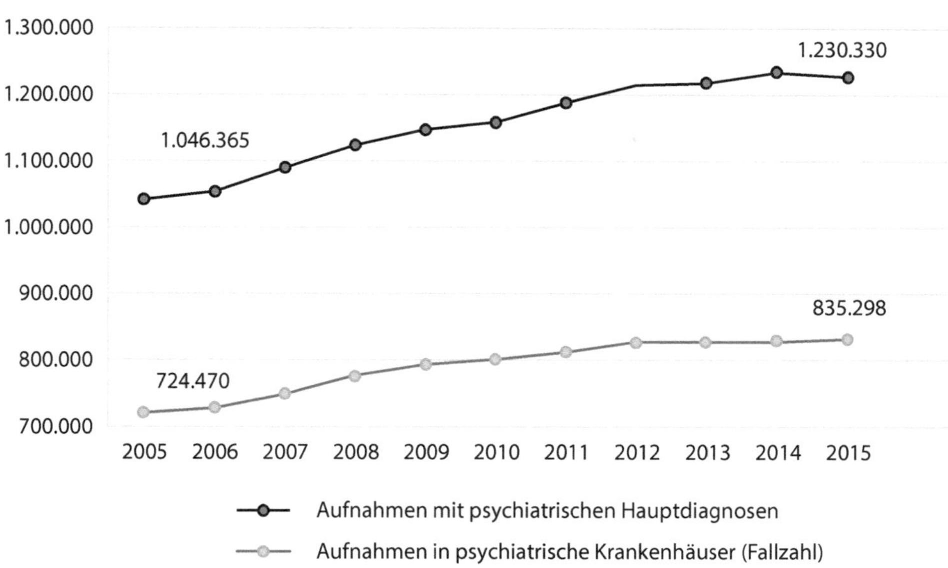

Abb. 1.1 Häufigkeit stationär psychiatrischer Aufnahmen in den letzten Jahren

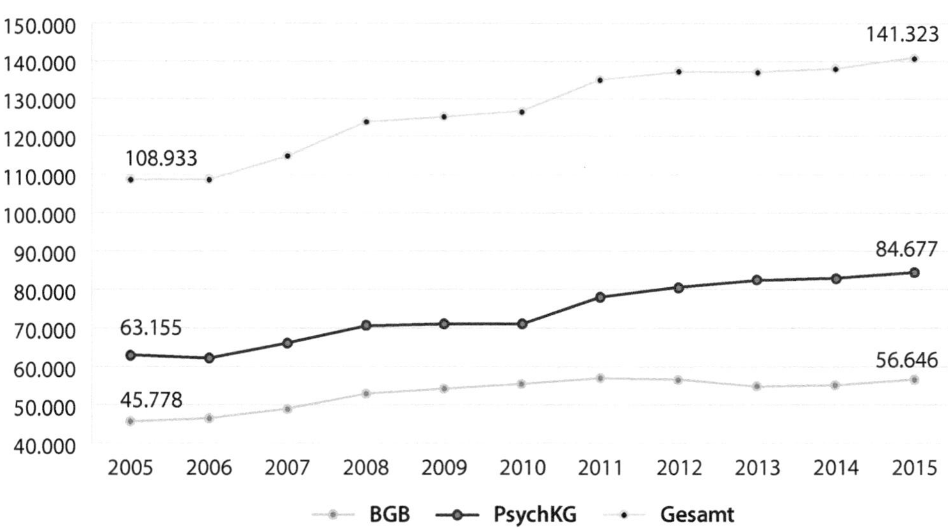

Abb. 1.2 Anzahl der Unterbringungen in psychiatrischen Kliniken in Deutschland (Bundesjustizamt 2017)

Mögliche Ursachen für die Zunahme psychiatrischer Notfälle sind (Laux und
Berzewski 2011; Pajonk et al. 2008):

- Die ambulante Versorgungssituation ist in manchen Regionen unzureichend und die
  Verfügbarkeit von Haus- und Fachärzten gering. Als Folge bleiben psychiatrische
  Erkrankungen unentdeckt und unbehandelt und werden erst auffällig, wenn sich aus
  ihnen ein Notfall entwickelt.

- Die Verkürzung der stationären Behandlungsdauer (zuletzt auf durchschnittlich 22,4 Tage im Jahr 2012) führt zu einer frühzeitigen Entlassung erst teilstabilisierter Patienten. Diese kommen in ein ambulantes System, das hierfür nicht ausgerichtet ist (s. Punkt 1). Es gibt keine verlässlichen Daten über die Frequenz und Dauer psychiatrischer Kontakte im ambulanten Bereich, eine Untersuchung über die psychotherapeutische Versorgung hat jedoch ermittelt, dass durchschnittlich drei Termine mit einer Dauer von 10 Minuten pro Quartal und Patient durch Fachärzte für Psychiatrie und Psychotherapie erbracht werden (Herpertz et al. 2011).
- Durch den Anstieg der Lebenserwartung nimmt die Häufigkeit gerontopsychiatrischer Notfallsituationen zu.
- Die erweiterten Interventionsmöglichkeiten der somatischen Medizin (z. B. Organtransplantationen, Implantationen von Schrittmachern, Behandlung multimorbider Patienten, Gabe nebenwirkungsreicher Medikamente) führen zu einer erhöhten Rate lebensbedrohlicher neuropsychiatrischer Störungen (z. B. Delir).
- In bestimmten Gruppen hat der exzessive Konsum von Alkohol, Drogen oder Medikamenten (z. B. binge-drinking, „Komasaufen") zugenommen, damit auch verbunden eine erhöhte Zahl von Notfällen.
- Psychosoziale Faktoren, z. B. eine vermehrte Stressbelastung, Armut, Arbeitslosigkeit oder soziale Isolation erhöhen die Wahrscheinlichkeit für psychiatrische oder psychosoziale Einsatzursachen und vermindern Ressourcen, um Krisen aktiv bewältigen zu können oder das (Wieder-)Auftreten psychischer Erkrankungen frühzeitig zu erkennen und Maßnahmen einleiten zu können (Luiz 2008).
- Ein erweitertes Verständnis von Notfallmedizin führt zu einer größeren Inanspruchnahme notfallmedizinischer Versorgungseinrichtungen und -dienste nicht nur in der Psychiatrie (Schmiedel und Behrendt 2011).

1.1.3 Notfallpsychiatrisch relevante Störungsbilder und Situationen

Notfälle können aus den meisten psychischen Erkrankungen entstehen. In der Notfallsituation ist es aber häufig nicht leicht, die Störung einer Erkrankung zuzuordnen, vor allem, wenn anamnestische Angaben fehlen. Daher bietet sich eine syndromale Einteilung psychiatrischer Notfälle an. Notfallpsychiatrische Fragestellungen können auch dort auftreten, wo sie zunächst nicht erwartet werden. Ein Beispiel hierfür ist die Anorexie. Die Anorexia nervosa ist die psychische Erkrankung mit der höchsten Mortalität. Ein BMI unter 13 gilt als Grenzwert für eine vollstationäre Maßnahme, die nach verbreiteter Rechtsprechung auch gegen den Willen eines Patienten durchgesetzt werden muss, da von kognitiven Störungen mit Beeinträchtigung der freien Willensbildung und Negierung der Bedrohlichkeit des gesundheitlichen Zustands ausgegangen werden muss. Eine Übersicht über typische notfallpsychiatrisch relevante Störungsbilder findet sich in Tab. 1.2 (Pajonk und Messer 2009).

Tab. 1.2 Typische notfallpsychiatrisch relevante Störungen und Syndrome (Pajonk und Messer 2009)

- Suizidalität
- Erregungszustände
- Delir
- Bewusstseinsstörungen und Verwirrtheit
- Intoxikationen und andere substanzbedingte Störungen
- paranoid-halluzinatorisches Syndrom
- manisches Syndrom
- Stupor und Katatonie
- Angststörungen
- psychosoziale Krise und Traumatisierung
- Anorexie

Neben den individuellen psychiatrischen Notfällen spielt die Notfallpsychiatrie aber auch in der Versorgung „kollektiver" Schadensereignisse eine Rolle. Hierzu zählen Großschadensereignisse (z. B. „Massenpanik" bei Großveranstaltungen), Katastrophen (z. B. schwere Stürme oder Erdbeben mit Zusammenbruch der Kommunikationseinrichtungen) oder Amokläufe (z. B. in Schulen oder Behörden).

Diagnostik

Die Kernfragen bei der Diagnostik psychiatrischer Notfälle betreffen immer wieder die Einschätzung von vitaler Gefährdung, bestehender Eigen- oder Fremdgefährdung, somatischer oder psychiatrischer bzw. stationärer oder ambulanter Behandlungsnotwendigkeit. Viele Notfälle, die primär als psychiatrisch imponieren, haben eine organische Ursache (z. B. schwere Erregungszustände bei Hypoglykämie). Bei jedem psychisch kranken Patienten muss daher ein psychopathologischer Befund und eine vollständige körperliche und neurologische Untersuchung unter Einschluss von Laboruntersuchungen und gegebenenfalls apparativer Diagnostik durchgeführt werden. Die somatomedizinische Abklärung wird als Medical Clearing bezeichnet (Näheres in Abschn. 4.1). Durch eine gründliche Anamnese und klinische Untersuchung kann ein Großteil der Patienten bezüglich der Beschwerdeursachen richtig zugeordnet werden. Häufig ist dies jedoch in der Notfallsituation nicht möglich. Die Angaben der Patienten und von Bezugspersonen sind nicht selten unzutreffend, spärlich oder irreführend oder überhaupt nicht zu erheben.

1.1.4 Datenlage zur notfallpsychiatrischen Versorgung in den unterschiedlichen Versorgungssektoren

Notfallpsychiatrie ist interdisziplinär. Nur ein kleiner Teil der Patienten, die einen psychiatrischen Notfall entwickeln, wird primär auch von einem Psychiater gesehen. Sehr viel häufiger wird zuerst der Hausarzt, der Rettungsdienst oder der Notarzt gerufen oder die

Patienten stellen sich in der Notaufnahme des nächstgelegenen Krankenhauses vor. Psychiatrische Notfälle können auch bei bereits stationär behandelten Patienten, z. B. auf einer internistischen oder Intensivstation, auftreten. Daraus resultieren typische Schnittstellenprobleme, denn psychiatrisches Personal kennt sich in der Regel nicht gut mit den Möglichkeiten, Grundsätzen und Gepflogenheiten der somatischen Notfallmedizin aus, wie auch dessen Personal meist nicht viel über die Möglichkeiten der Diagnostik, Überwachung und Behandlung in der Psychiatrie weiß.

Notärzte und Rettungsdienstmitarbeiter beklagen immer wieder, dass psychiatrische Kliniken die Aufnahme von Patienten (v. a. mit Intoxikationen) ablehnen. In der Tat lehnen viele psychiatrische Kliniken Patienten ab, bei denen keine ausreichende diagnostische Abklärung erfolgt ist oder die mit Hypnotika, z. B. Midazolam, vorbehandelt wurden. In vielen psychiatrischen Kliniken fehlen die notwendigen Möglichkeiten zur Diagnostik oder Überwachung oder sie sind nicht rund-um-die-Uhr verfügbar.

Im Folgenden wird der Kenntnisstand über die Häufigkeit psychiatrischer Notfälle in den verschiedenen medizinischen Versorgungsbereichen dargestellt.

Hausärztlicher Notdienst
Es existieren kaum Daten zu psychiatrischen Notfällen aus dem hausärztlichen Notdienst. Der hausärztliche Notdienst ist aufgeteilt in den Fahrdienst (Arzt kommt zum Patienten nach Hause) und in die Zentralen Notfallpraxen, die sich in Großstädten in den letzten 25 Jahren gebildet haben. Aus der Zentralen Notfallpraxis in Düsseldorf existieren die einzigen publizierten validen Daten. Zwischen 1993 und 2003 stellten sich dort bei einer Gesamtpatientenzahl von 62.994 bis 78.335 pro Jahr zwischen 0,9 % – 2,2 % der Notfallpatienten beim neurologischen und psychiatrischen Notdienst mit rückläufiger Tendenz in den letzten Jahren vor, wobei zwischen beiden Disziplinen nicht weiter unterschieden wurde (König et al. 2009).

Notarzt- und Rettungsdienst
Im Jahr 2009 wurden in Deutschland knapp 2,9 Millionen Notarzteinsätze gefahren, die Zahl nimmt seit Jahren kontinuierlich zu (Schmiedel und Behrendt 2011). Der Stellenwert, den die Psychiatrie in der notärztlichen Versorgung im Rettungsdienst einnimmt, ist in den vergangenen Jahren vermutlich leicht gestiegen. Die berichteten Einsatzzahlen schwanken sehr in Abhängigkeit vom Untersuchungsstandort und der verwendeten Methodik (König et al. 1996; Pajonk et al. 2001a, b). Mit bis zu 14,7 % sind psychiatrische Notfälle etwa gleich häufig wie neurologische (11–15 %) und traumatologische (9–14 %) Notfälle und damit die zweit- bis vierthäufigste Einsatzursache für den Notarzt (Pajonk und Messer 2009). Prospektive deutsche Studien bestätigen mit 11,5 % bzw. 12,0 % frühere retrospektive Erhebungen Internistische Notfälle sind mit 58–65 % die häufigste Einsatzkategorie. Andere medizinische Notfälle (2–3 %) spielen im Notarztdienst nur eine untergeordnete Rolle (Pajonk et al. 2008).

Durchgängig wurden Alkoholintoxikationen (30–43 %), Erregungszustände (12–30 %) und Suizidalität (14–25 %) als häufigste Einsatzursachen festgestellt (Pajonk et al. 2002a,

2008; Sefrin und Ripberger 2008). Bei etwa 50 % der psychiatrischen Notfallpatienten finden sich Diagnosen aus dem Bereich psychischer und Verhaltensstörungen durch psychotrope Substanzen (ICD-10: F1x), bei ca. 25 % liegt Suizidalität vor (Pajonk et al. 2008). Psychiatrische Einsätze werden von Notärzten in 20–32 % als schwer bis lebensbedrohlich beurteilt (NACA-Score IV-VII), in etwa so häufig wie neurologische Notfälle, seltener als internistische, aber deutlich häufiger als traumatologische Notfälle (Biedler et al. 2012; Luiz et al. 2000; Pajonk et al. 2008; Sefrin und Ripberger 2008). Bei bis zu 20 % der Patienten werden Zwangsmaßnahmen durchgeführt (Tonn et al. 2006b). Die soziale Situation (Armut, Arbeitslosigkeit, familiäre Zerrüttung, Vereinsamung, Verelendung, Verwahrlosung) beeinflusst die Häufigkeit und Art psychiatrischer Notfälle maßgeblich (Luiz 2008; Luiz et al. 2002).

Notärzte verfügen in der Regel nur über geringe Kenntnisse und Erfahrungen hinsichtlich psychiatrischer Notfälle und fühlen sich oft bei deren Versorgung überfordert (Pajonk et al. 1998, 2004a, b). Dies liegt auch daran, dass die meisten Notärzte Anästhesisten, Internisten und Chirurgen sind und der Anteil der Psychiater unter allen Notärzten unter 1 % beträgt. Im Gegensatz zu somatisch bedingten Notfällen, für die bei den wichtigsten Krankheiten evidenzbasierte Behandlungsleitlinien vorliegen, beschränkt sich die psychiatrische Notfallbehandlung in vielen Bereichen auf Expertenmeinung über allgemeine Behandlungsverfahren und -prinzipien (Pajonk et al. 2001c).

Notaufnahmen somatischer Krankenhäuser
In den Notaufnahmen deutscher Krankenhäuser wurden im Jahr 2015 schätzungsweise 21 Millionen Fälle behandelt (Zimmermann et al. 2016). In interdisziplinären und somatischen Notaufnahmen bestehen in der Regel ausreichende Möglichkeiten der Diagnostik, Therapie und Überwachung. In den meisten Notaufnahmen ist das Hinzuziehen eines psychiatrischen Konsiliarius möglich (Puffer et al. 2012).

Schon vor bald 40 Jahren wiesen Häfner und Helmchen darauf hin, dass bei einem hohen Anteil – vereinzelt bis zu 70 % – der in Notfallzentren (in der Regel interdisziplinäre Notaufnahmen großer Kliniken) versorgten Patienten gleichzeitig oder ausschließlich „psychosoziale Probleme" bestehen (Häfner und Helmchen 1978). Nach der internationalen Literatur weisen etwa 15 % der in Notaufnahmen versorgten Patienten psychiatrische Störungen auf. Werden standardisierte diagnostische Testverfahren eingesetzt, erfüllen bis zu 54 % die Kriterien für eine Verdachtsdiagnose. Die häufigsten psychiatrischen Diagnosen in interdisziplinären und medizinischen Notaufnahmen waren demnach Depressionen und Angststörungen (Marchesi et al. 2004; Villari et al. 2007). Eine deutsche Untersuchung fand, dass 32 % der vom Notarzt in eine Notaufnahme transportierten Patienten eine psychische Komorbidität aufwiesen, von denen aber nur 7 % erkannt worden waren (Tonn et al. 2006a). Dass psychische Störungen in Notaufnahmen zu selten diagnostiziert werden (Kunen et al. 2006), kann auch daran liegen, dass nur ein sehr geringer Anteil der Patienten, möglicherweise nur etwa 10 %, sich explizit mit Symptomen aus dem neurologisch-psychiatrischen Formenkreis vorstellen (Stebbins und Hardman 1993).

Nicht alle Patienten, die sich mit einer psychiatrischen Störung in einer Notaufnahme vorstellen, erfüllen aber die Kriterien eines psychiatrischen Notfalls. In der internationalen Literatur wird der Anteil mit ca. 5–10 % angegeben (Übersicht bei Freudenmann et al. 2015). Im deutschen Sprachraum finden sich lediglich zwei Untersuchungen zur Häufigkeit des psychiatrischen Notfalls in Notaufnahmen. Die Analyse der interdisziplinären Notaufnahme der Medizinischen Hochschule Hannover fand eine Häufigkeit von 7,7 %. Nur 20 % dieser Patienten wurden durch Notarzt- und Rettungsdienst gebracht; die überwiegende Anzahl stellte sich selbst vor. Die Autoren stellten in der Notaufnahme eine geringe psychiatrische Fachkompetenz fest, es wurden keine standardisierten Diagnostikinstrumente eingesetzt, und es existierten keine Therapiestandards. Bei ca. 30 % der Patienten der Patienten lag eine Alkoholintoxikation vor (Kropp et al. 2005, 2007; te Wildt et al. 2006; Ziegenbein et al. 2006). Eine weitere Untersuchung analysierte die Entwicklung psychiatrischer Notfälle in der medizinischen Notaufnahme der Universität Ulm im Vergleich der Jahre 2000 und 2010. Demnach stieg die Zahl der psychiatrischen Notfälle innerhalb des Zeitraums von 10 Jahren um 16,5 %, der relative Anteil der psychiatrischen Notfälle an allen Notfällen nahm jedoch von 6,2 % auf 5,4 % ab. Der Anteil der Intoxikationen durch Alkohol, Drogen und Medikamente an allen psychiatrischen Notfällen stieg dabei im gleichen Zeitraum von 66 % auf 83 %. Alle anderen Ursachen durch typische psychiatrische Erkrankungen waren mit je <3 % selten. Die Häufigkeit von Suizidversuchen als Grund der Vorstellung in der Notaufnahme stieg von 20,1 % auf 27,7 % (Freudenmann et al. 2015). Bei einer Befragung deutscher Notaufnahmen in somatischen Krankenhäusern wurden 15 % der Patienten als psychisch auffällig und 9 % als psychisch diagnose- und therapiebedürftig eingeschätzt. Bei der Hälfte dieser Patienten lagen Diagnosen aus dem Bereich psychischer und Verhaltensstörungen durch psychotrope Substanzen (ICD-10: F1x) vor. Ein Suizidversuch lag bei 1,9 % der Patienten vor, 3,1 % waren aggressiv. Eine psychiatrisches Konsil wurde bei ca. 5 % und eine Psychopharmakotherapie bei ca. 11 % aller Patienten durchgeführt (Puffer et al. 2012). Damit sind notfallpsychiatrische Fragestellungen in deutschen Notaufnahmen nur sehr unzureichend untersucht. Eine Übersicht über Häufigkeit, Diagnostik und Therapie psychiatrischer Notfälle in deutschen Notaufnahmen findet sich bei Tonn et al. (Tonn et al. 2008).

In internationalen Untersuchungen über Suizidalität in Notaufnahmen berichteten 11,6 % der Patienten über Suizidgedanken und 2 % über konkrete Suizidpläne. Etwa 80 % der Patienten mit konkreten Suizidplänen wurden in der Notaufnahme nicht als akut suizidal erkannt (Claassen und Larkin 2005). Etwa die Hälfte aller Patienten wurden nach Suizidversuch aus einer Notaufnahme ohne weitere Behandlung entlassen (Suominen et al. 2004a, b). Aufgrund dieser Daten ist trotz aller Unterschiede der medizinischen Versorgungssysteme in den einzelnen Ländern davon auszugehen, dass auch in Deutschland viele psychisch kranke Patienten und auch insbesondere Patienten mit Suizidversuchen in Notaufnahmen nicht erkannt und nicht behandelt werden.

Etwa 40–50 % der Patienten werden aus Notaufnahmen stationär aufgenommen, besonders häufig Patienten mit Psychosen, Demenzen und Suizidalität (Bruffaerts et al. 2005; Hepp et al. 2004; Ziegenbein et al. 2006); die Wahrscheinlichkeit einer stationären Aufnahme ist bei vorliegender psychiatrischer Komorbidität etwa 5 Mal höher (Kunen et al. 2006). Die Notaufnahme war für etwa die Hälfte der Patienten die erste Anlaufstelle wegen einer psychischen Störung, etwa ein Drittel stellten sich wiederholt wegen psychischer Störungen in Notaufnahmen vor (Bruffaerts et al. 2006). In der Untersuchung der Medizinischen Notaufnahme Ulm war ca. jeder 5. Fall eine Wiederaufnahme (Freudenmann et al. 2015). Es gibt Hinweise, dass die Erwartungen psychisch kranker Patienten an die Versorgung in Notaufnahmen unrealistisch sind (Carpenter et al. 2005).

Psychiatrische Kliniken

Daten zur psychiatrischen Notfallversorgung in deutschen Kliniken fehlen fast vollständig. Eine Befragung deutscher Kliniken zu psychiatrischen Notfällen erbrachte eine Häufigkeit von 42 % Notaufnahmen. Fast alle deutschen Psychiatrien verfügen über eine Ambulanz, knapp 60 % über eine rund-um-die-Uhr besetzte Notambulanz, in der sich jährlich im Mittel ca. 2000 Patienten vorstellen. Von diesen werden etwas mehr als 60 % stationär aufgenommen. Etwa 75 % der deutschen Kliniken verfügen über eine intensivüberwachte Station mit spezifischer Personalisierung. Die Patienten auf diesen Stationen waren zumindest zeitweise in etwa 20 % mit einem richterlichen Beschluss untergebracht. Die pharmakologische Behandlung war bei psychotischen Störungen im Notfall in den teilnehmenden Kliniken höchst heterogen (Schwerthöffer et al. 2016). Daten zu den häufigsten Diagnosen fehlen. Untersuchungen aus psychiatrischen Notaufnahmen in den USA weisen auf die Bedeutung psychotischer Störungen hin. Demnach litten 21 % aller psychiatrischen Notfallpatienten an Schizophrenie (Marco und Vaughan 2005), 5–20 % aller schizophrenen Patienten mussten mindestens einmal als Notfall zwangsbehandelt werden und 8–10 % mindestens einmal fixiert werden (Allen et al. 2001).

1.2 Schwierigkeiten bei der Durchführung von Untersuchungen in der Notfallpsychiatrie

Umfassende Untersuchungen zur Häufigkeit, Art und zur Qualität der Patientenversorgung psychiatrischer Notfälle existieren allenfalls in Ansätzen. Empfehlungen zur Notfalldiagnostik und -therapie beruhen ganz überwiegend auf nichtkontrollierten Studien, Fallserien, Expertenmeinungen und Good Clinical Practice. Die notfallpsychiatrische wie auch allgemein die notfallmedizinische Forschung ist gehandicapt durch eine mangelnde Vergleichbarkeit der Patienten mit gleichen Syndromen, durch identische Therapieansätze bei differierender Genese des Notfalls, sowie durch ethische und juristische Probleme. Standardisierte und kontrollierte Studienbedingungen lassen sich – speziell im vorstationären Bereich – schon wegen der fraglichen oder nicht gegebenen Einwilligungsfähigkeit der Probanden kaum oder gar nicht realisieren. Außerdem bestehen u. a. folgende weitere Schwierigkeiten:

- Unselektierte Studienpopulation (z. B. durch bestehende Begleiterkrankungen und -medikamente)
- Beschränkung diagnostischer und therapeutischer Möglichkeiten

- Ungenügende Kenntnis des Notfallpatienten
- Unzureichende oder fehlende Informationen über Faktoren, die zum Notfall führen
- Zeitmangel in der Notfallversorgung (z. B. durch Überwachungsmaßnahmen)
- Krankheitsbedingte Ablehnung einer Kontaktaufnahme und/oder eines Behandlungsangebotes

Die Übertragbarkeit von randomisierten kontrollierten Studien (RCT) auf die psychiatrische Notfallversorgung ist nur sehr begrenzt möglich, da Mindestanforderungen an eine RCT sich nicht erfüllen lassen (Harbour und Miller 2001; Kabisch et al. 2011). Der Schwerpunkt der psychiatrischen Notfalltherapieforschung liegt daher auf pragmatischen klinischen Studien, Beobachtungsstudien, Vergleichsstudien, Kohortenstudien, Diagnose- und Prognosestudien, Nutzenstudien, Studien zur Entscheidungsanalyse und Metaanalysen (Koller et al. 1998).

1.3 Ziele der Leitlinie

Ziele der Leitlinie sind die Formulierung standardisierter Diagnostik, Maßnahmen und Therapien bei psychiatrischen Notfällen.

1.4 Zielgruppen und Geltungsbereich

Die Leitlinie richtet sich an alle Personen der beteiligten Fachgesellschaften/Organisationen, die an der Notfallversorgung psychisch kranker Menschen beteiligt sind. Diese sind im Einzelnen:

- Kassenärztlicher Notdienst
- Notarzt- und Rettungsdienst
- Notaufnahmen somatischer Krankenhäuser
- Psychiatrische Krisendienste
- Sozialpsychiatrische Dienste
- Ambulante und stationäre Einrichtungen psychiatrischer Kliniken

Die Leitlinie dient zusätzlich zur Information für niedergelassene Haus- und Fachärzte.

Literatur

Allen, M. H., Currier, G. W., Hughes, D. H., Reyes-Harde, M., Docherty, J. P., & Expert Consensus Panel for Behavioral Emergencies (2001). The expert consensus guideline series. Treatment of behavioral emergencies. *Postgraduate Medicine*, (Spec No), 1–88.

Behringer, W., Buergi, U., Christ, M., Dodt, C., & Hogan, B. (2013). Fünf Thesen zur Weiterentwicklung der Notfallmedizin in Deutschland, Österreich und der Schweiz. *Notfall- und Rettungsmedizin, 8*(16), 625–626.

Biedler, A., Helfen, C., & Pajonk, F. G. (2012). Behandlungsbedürftigkeit psychiatrischer Notfälle im Notarztdienst. *Der Anaesthesist, 2*(61), 116–122. https://doi.org/10.1007/s00101-012-1980-x.

Bruffaerts, R., Sabbe, M., & Demyttenaere, K. (2005). Predicting aftercare in psychiatric emergencies. *Social Psychiatry and Psychiatric Epidemiology, 40*(10), 829–834. https://doi.org/10.1007/s00127-005-0959-x.

Bruffaerts, R., Sabbe, M., & Demyttenaere, K. (2006). Who visits the psychiatric emergency room for the first time? *Social Psychiatry and Psychiatric Epidemiology, 41*(7), 580–586. https://doi.org/10.1007/s00127-006-0062-2.

Bundesärztekammer. (2006). *Kursbuch Notfallmedizin. Methodische Empfehlungen, Lehr- und Lerninhalte für den Weiterbildungskurs zum Inhalt der Zusatz-Weiterbildung „Notfallmedizin" gemäß (Muster)Weiterbildungsordnung der Bundesärztekammer.* Berlin: Bundesärztekammer.

Bundesjustizamt. (2017). http://www.bundesjustizamt.de/DE/ SharedDocs/Publikationen/Justizstatistik/ Geschaeftsentwicklung_Amtsgerichte.pdf%3F__blob%3DpublicationFile%26v%3D5+&cd=1&hl=de&ct=clnk&gl=de&client=firefox-a. Zugegriffen am 15.10.2017.

Carpenter, L. L., Schecter, J. M., Underwood, J. A., Tyrka, A. R., & Price, L. H. (2005). Service expectations and clinical characteristics of patients receiving psychiatric emergency services. *Psychiatric Services, 56*, 743–745.

Claassen, C. A., & Larkin, G. L. (2005). Occult suicidality in an emergency department population. *British Journal of Psychiatry, 186*, 352–353. https://doi.org/10.1192/bjp.186.4.352.

Cullberg, J. (1978). Krisen und Krisentherapie. *Psychiatrische Praxis, 5*(1), 25–34.

Freudenmann, R. W., Espe, J., Lang, D., Klaus, J., Gahr, M., & Schönfeldt-Lecuona, C. (2015). Psychiatrische Notfälle auf der medizinischen Notaufnahme des Universitätsklinikums Ulm in den Jahren 2000 und 2010. *Psychiatrische Praxis.* https://doi.org/10.1055/s-0035-1552681.

Häfner, H., & Helmchen, H. (1978). Psychiatrischer Notfall und psychiatrische Krise – konzeptuelle Fragen. *Nervenarzt, 49*, 82–87.

Harbour, R., & Miller, J. (2001). A new system for grading recommendations in evidence based guidelines. *BMJ, 323*(7308), 334–336. https://doi.org/10.1136/bmj.323.7308.334.

Hepp, U., Moergeli, H., Trier, S. N., Milos, G., & Schnyder, U. (2004). Attempted suicide: Factors leading to hospitalization. *Canadian Journal of Psychiatry, 49*(11), 736–742.

Herpertz, S. C., Herpertz, S., Schaff, C., Roth-Sackenheim, C., Falkai, P., Henningsen, P., … Langkafel, M. (2011). *Studie zur Versorgungsforschung: Spezifische Rolle der ärtzlichen Psychotherapie. Vorläufiger Abschlussbericht.*https://www.bundesaerztekammer.de/fileadmin/user_ upload/downloads/aerztliche-psychotherapie-herpertz.pdf. Zugegriffen am 26.06.2020.

Jacobi, F., Höfler, M., Strehle, J., Mack, S., Gerschler, A., Scholl, L.,…, Wittchen, H.-U. (2014). Psychische Störungen in der Allgemeinbevölkerung. *Der Nervenarzt, 85*(1), 77–87. https://doi.org/10.1007/s00115-013-3961-y.

Kabisch, M., Ruckes, C., Seibert-Grafe, M., & Blettner, M. (2011). Randomized controlled trials. *Deutsches Ärzteblatt International, 108*(39), 663–668.

Killinger, E. (2009). *Die Besonderheiten der Arzthaftung im medizinischen Notfall.* Heidelberg: Springer.

Koller, M., Lorenz, W., Duda, D., & Dick, W. (1998). Klinische Studien in der Notfallmedizin Eine anwendungsorientierte Klassifikation ihrer Planung und Durchführung. *Der Anaesthesist, 47*(2), 124–135. https://doi.org/10.1007/s001010050537.

König, C., Üner, B., & Pajonk, F. G. (2009). Der Kassenärztliche Notdienst. In C. Madler, K.-W. Jauch, K. Werdan, J. Siegrist, F. G. Pajonk, & D. Brokate (Hrsg.), *Akutmedizin-die ersten 24 Stunden: Das NAW-Buch* (S. 101–105). München: Elsevier.

König, F., König, E., & Wolfersdorf, M. (1996).Zur Häufigkeit des psychiatrischen Notfalls im Notarztdienst - Eine Analyse der Einsatzstatistik in Lindau von 1989 bis 1993. *Notarzt, 12*(1), 12–17.

Kropp, S., Andreis, C., te Wildt, B., Reulbach, U., Ohlmeier, M., Auffarth, I., & Ziegenbein, M. (2005). Psychiatric patients turnaround times in the emergency department. *Clinical Practice and Epidemiology in Mental Health, 1*, 27. https://doi.org/10.1186/1745-0179-1-27.

Kropp, S., Andreis, C., te Wildt, B., Sieberer, M., Ziegenbein, M., & Huber, T. J. (2007). Charakteristik psychiatrischer Patienten in der Notaufnahme. *Psychiatrische Praxis, 34*(2), 72–75. https://doi.org/10.1055/s-2005-915330.

Kunen, S., Prejean, C., Gladney, B., Harper, D., & Mandry, C. V. (2006). Disposition of emergency department patients with psychiatric comorbidity: Results from the 2004 National Hospital Ambulatory Medical Care Survey. *Emergency Medicine Journal, 23*(4), 274–275. https://doi.org/10.1136/emj.2005.027367.

Laux, G., & Berzewski, H. (2011). Notfallpsychiatrie (Kap. 82). In H. J. Möller, G. Laux, & H. P. Kapfhammer (Hrsg.), *Psychiatrie, Psychosomatik und Psychotherapie* (Bd. 2, S. 1529–1564). Berlin/Heidelberg: Springer.

Luiz, T. (2008). Der psychosoziale Notfall. *Notfall- und Rettungsmedizin, 11*(8), 547–551. https://doi.org/10.1007/s10049-008-1106-9.

Luiz, T., Huber, T., Schieth, B., & Madler, C. (2000). Einsatzrealität eines städtischen Notarztdienstes: medizinisches Spektrum und lokale Einsatzverteilung. *Anästhesiologie und Intensivmedizin, 41*, 765–773.

Luiz, T., Schmitt, T. K., & Madler, C. (2002). Der Notarzt als Manager sozialer Krisen. *Notfall- und Rettungsmedizin, 5*, 505–511.

Marchesi, C., Brusamonti, E., Borghi, C., Giannini, A., Di Ruvo, R., Minneo, F., … Maggini, C. (2004). Anxiety and depressive disorders in an emergency department ward of a general hospital: A control study. *Emergency Medicine Journal, 21*(2), 175–9.

Marco, C. A., & Vaughan, J. (2005). Emergency management of agitation in schizophrenia. *American Journal of Emergency Medicine, 23*(6), 767–776. https://doi.org/10.1016/j.ajem.2005.02.050.

Pajonk, F. G., & D'Amelio, R. (2008). Erregungszustände, Aggression und gewalttätiges Verhalten im Notarzt- und Rettungsdienst. *Anästhesiologie, Intensivmedizin, Notfallmedizin, Schmerztherapie, 43*(7–8), 514–521. https://doi.org/10.1055/s-0028-1083093.

Pajonk, F.-G., & Messer, T. (2009). *Psychiatrische Notfälle. Psychiatrie und Psychotherapie up2date, 3*(04), 257–276.

Pajonk, F. G., Biberthaler, P., Cordes, O., & Moecke, H. P. (1998). Psychiatrische Notfälle aus der Sicht von Notärzten. *Der Anaesthesist, 47*(7), 588–594.

Pajonk, F. G., Poloczek, S., & Schmitt, T. K. (2000). Der psychiatrische Notfall – Abgrenzung zu Psychotraumatologie und Krise. *Notfall- und Rettungsmedizin, 3*, 363–370.

Pajonk, F. G., Bartels, H. H., Biberthaler, P., Bregenzer, T., & Moecke, H. (2001a). Der psychiatrische Notfall im Rettungsdienst – Häufigkeit, Versorgung und Beurteilung durch Notärzte und Rettungsdienstpersonal. *Der Nervenarzt, 72*(9), 685–692.

Pajonk, F. G., Grünberg, K. A., Paschen, H. R., & Moecke, H. (2001b). Psychiatrische Notfälle im Notarztdienst einer deutschen Großstadt. *Fortschritte der Neurologie-Psychiatrie, 69*(4), 170–174. https://doi.org/10.1055/s-2001-12692.

Pajonk, F. G., Riemenschneider, O., & Moecke, H. (2001c). Evaluation eines Fortbildungsprogramms „Psychiatrie für Notfallmediziner". *Anästhesiologie, Intensivmedizin, Notfallmedizin, Schmerztherapie, 36*(2), 105–109. https://doi.org/10.1055/s-2001-11056.

Pajonk, F. G., Bartels, H. H., Grünberg, K. A. S., & Moecke, H. (2002a). Psychiatrische Notfälle. Häufigkeit und Versorgung im Vergleich einer großstädtischen mit einer ländlichen Region. *Notfall Rettungsmed, 5*, 110–115.

Pajonk, F. G., Gärtner, U., Sittinger, H., von Knobelsdorff, G., Andresen, B., & Moecke, H. (2004a). Psychiatrische Notfälle aus der Sicht von Rettungsdienstmitarbeitern. *Notfall- und Rettungsmedizin, 7*(3), 161–167. https://doi.org/10.1007/s10049-004-0654-x.

Pajonk, F. G., Lubda, J., Sittinger, H., Moecke, H., Andresen, B., & von Knobelsdorff, G. (2004b). Psychiatrische Notfälle aus der Sicht von Notärzten: Eine Reevaluation nach 7 Jahren. *Der Anaesthesist, 53*(8), 709–716. https://doi.org/10.1007/s00101-004-0703-3.

Pajonk, F. G., Schmitt, P., Biedler, A., Richter, J. C., Meyer, W., Luiz, T., & Madler, C. (2008). Psychiatric emergencies in prehospital emergency medical systems: A prospective comparison of two urban settings. *General Hospital Psychiatry, 30*(4), 360–366. https://doi.org/10.1016/j.genhosppsych.2008.03.005.

Pschyrembel – Klinisches Wörterbuch. (2015). Berlin: De Gruyter.

Puffer, E., Messer, T., & Pajonk, F. G. (2012). Psychiatrische Versorgung in der Notaufnahme. *Der Anaesthesist, 61*(3), 215–223. https://doi.org/10.1007/s00101-012-1991-7.

Ruppert, M., & Lackner, C. (2009). Neue Trainingskonzepte in der Akutmedizin. *Akutmedizin - Die ersten 24 Stunden: Das NAW-Buch* (S.39–46). München: Elsevier.

Schmiedel, R., & Behrendt, H. (2011). *Leistungen des Rettungsdienstes 2008/09: Analyse des Leistungsniveaus im Rettungsdienst für die Jahre 2008 und 2009.* Bundesanstalt für Straßenwesen (Hrsg.): Berichte der Bundesanstalt für Straßenwesen. Mensch und Sicherheit, Heft M 217, Bergisch Gladbach, Bremerhaven: Wirtschaftsverlag NW.

Schwerthöffer, D., Beuys, D., Hamann, J., Messer, T., & Pajonk, F. G. (2016). Versorgung psychiatrischer Notfälle in psychiatrischen Kliniken in Deutschland. *Psychiatrische Praxis, 43*(07), 367-373. https://doi.org/10.1055/s-0034-1387644.

Sefrin, P. D., & Ripberger, G. (2008). Stellenwert des Notarztes im Rahmen der Bewältigung psycho-sozialer Probleme. *Intensivmedizin und Notfallmedizin, 45*(2), 55–63. https://doi.org/10.1007/s00390-008-0862-6.

Sonneck, G. (1991). *Krisenintervention und Suizidverhütung* (2. Aufl.). Wien: Facultas Universitätsverlag. http://www.facultas.at/list?isbn=9783825238407.

Statistisches Bundesamt. (2015). Gesundheit. Diagnosedaten der Krankenhäuser (Eckdaten der vollstationären Patienten und Patientinnen). http://www.gbe-bund.de. Zugegriffen am 15.10.2017.

Stebbins, L. A., & Hardman, G. L. (1993). A survey of psychiatric consultations at a suburban emergency room. *General Hospital Psychiatry, 15*(4), 234–242.

Suominen, K. H., Isometsä, E., Henriksson, M., Ostamo, A., & Lönnqvist, J. (2004a). Patients' evaluation of their psychiatric consultation after attempted suicide. *Nordic Journal of Psychiatry, 58*(1), 55–59. https://doi.org/10.1080/08039480310000806.

Suominen, K. H., Isometsä, E. T., & Lönnqvist, J. K. (2004b). Attempted suicide and psychiatric consultation. *European Psychiatry: The Journal of the Association of European Psychiatrists, 19*(3), 140–145. https://doi.org/10.1016/j.eurpsy.2003.12.004.

Tonn, P., Gerlach, N., Reuter, S., Friedrich, B., & Dahmen, N. (2006a). Häufigkeit von psychiatrischen Diagnosen in der retrospektiven Untersuchung von Notarztpatienten. *Intensivmedizin und Notfallmedizin, 43*(2), 123–129. https://doi.org/10.1007/s00390-006-0650-0.

Tonn, P., Reuter, S., Weilert, A., Rupp, S., Friedrich, B., Dahmen, N., & Gerlach, N. (2006b). Zwangseinweisung und Zwangsbehandlung bei psychiatrischen Patienten als notärztliche Aufgabe. *Der Anaesthesist, 55*(3), 270–278. https://doi.org/10.1007/s00101-005-0960-9.

Tonn, P., Reuter, S., Gerlach, N., Dahmen, N., & Pajonk, F. G. (2008). Psychiatrische Patienten in der Notaufnahme. *Notfall Rettungsmed, 11*, 537–546.

Villari, V., Rocca, P., & Bogetto, F. (2007). Emergency psychiatry. *Minerva Medica, 98*(5), 525–541.

te Wildt, B. T., Andreis, C., Auffahrt, I., Tettenborn, C., Kropp, S., & Ohlmeier, M. (2006). Alcohol related conditions represent a major psychiatric problem in emergency departments. *Emergency Medicine Journal, 23*(6), 428–430. https://doi.org/10.1136/emj.2005.028415.

Ziegenbein, M., Anreis, C., Bruggen, B., Ohlmeier, M., & Kropp, S. (2006). Possible criteria for inpatient psychiatric admissions: Which patients are transferred from emergency services to inpatient psychiatric treatment? *BMC Health Services Research, 6*, 150. https://doi.org/10.1186/1472-6963-6-150.

Zimmermann, M., Brokmann, J. C., Gräff, I., Kumle, B., Wilke, P., & Gries, A. (2016). Zentrale Notaufnahme–Update 2016. *Der Anaesthesist, 65*(4), 243–249.

Inhaltsverzeichnis

2.1 Definition und Aufgaben von Leitlinien

Der Begriff „Leitlinie" wird in keinem Gesetz legal definiert. Leitlinien können verstanden werden als in einem systematischen Konsensfindungsverfahren entwickelte Orientierungshilfe für eine angemessene medizinische Vorgehensweise bei bestimmten diagnostischen und therapeutischen Maßnahmen (Deutsche Gesellschaft für Medizinrecht e. V., MedR 2003, 711). Die AWMF definiert Leitlinien als systematisch entwickelte Aussagen, die den gegenwärtigen Kenntnisstand wiedergeben, um die Entscheidungsfindung von Ärzten und Patienten für eine angemessene Versorgung bei spezifischen Gesundheitsproblemen zu unterstützen (http://www.awmf.org/leitlinien/awmf/regelwerk/einführung.html [zuletzt abgerufen am 14.11.2016]).

Anhand der dargestellten Definitionen wird ersichtlich, dass dem Begriff der ärztlichen Leitlinie vier wesentliche Merkmale anhaften:

© Springer-Verlag GmbH Deutschland, ein Teil von Springer Nature 2020   17
F.-G. Pajonk et al. (Hrsg.), *S2k-Leitlinie Notfallpsychiatrie*,
https://doi.org/10.1007/978-3-662-61174-6_2

- Ihre systematische Entwicklung
- Ihr unterstützender Charakter bei der Orientierung und Entscheidungsfindung bzgl. der Behandlung
- Behandlung einer speziellen Krankheit oder Gruppe von Störungen oder Krankheiten
- Darstellung in einer ärztlich angemessenen Art und Weise

Leitlinien sind nicht als Gebote, Richtlinien oder Gesetze formuliert. Die AWMF selbst stellt heraus, dass eine Abweichung von Leitlinien notwendig sei, wenn die Befolgung aufgrund der individuellen Situation des Patienten oder der zur Verfügung stehenden Mittel dem Arzt nicht möglich erscheint (AWMF online, methodische Empfehlungen, Seite 6 Verfügbar unter: www.awmf.org/fileadmin/user_upload/Leitlinien/Werkzeuge/Publikationen/methoden.pdf [zuletzt abgerufen am 14.11.2016]). Die Entwicklung von Leitlinien verfolgt das Ziel, die Qualitätssicherung ärztlichen Handelns zu optimieren. Durch die Befolgung einer Leitlinie wahrt der Arzt den medizinischen Standard; er handelt somit mit der verkehrserforderlichen Sorgfalt und begeht keinen Behandlungsfehler.

2.2   Auftraggeber

Auftraggeber der S2k-Leitlinie „Notfallpsychiatrie" ist die Deutsche Gesellschaft für Psychiatrie und Psychotherapie, Psychosomatik und Nervenheilkunde (DGPPN). Sie beauftragte das Referat „Notfallpsychiatrie" der DGPPN und seine Mitglieder mit der Erstellung der Leitlinie.

2.3   Autorengruppe

Die federführenden Autoren der Leitlinie sind:

Name	Vorname	Titel	Berufsbezeichnung	Fachgesellschaft
Pajonk	Frank-Gerald	Prof. Dr. med.	Facharzt für Psychiatrie und Psychotherapie	DGPPN
Messer	Thomas	Prof. Dr. med.	Facharzt für Psychiatrie und Psychotherapie	DGPPN
Berzewski	Horst	Prof. Dr. med.	Facharzt für Psychiatrie und Psychotherapie	DGPPN

Weitere Autoren:

Name	Vorname	Titel	Berufsbezeichnung	Fachgesellschaft
Barth	Thomas	Dr. med.	Facharzt für Psychiatrie und Psychotherapie	DGPPN
Biesold	Karl-Heinz	Dr. med.	Facharzt für Psychiatrie und Psychotherapie	DGPPN

Name	Vorname	Titel	Berufsbezeichnung	Fachgesellschaft
Birkenheier	Claudia	Dr. med.	Fachärztin für Psychiatrie und Psychotherapie	DGPPN
Freudenmann	Roland	Prof. Dr. med.	Facharzt für Psychiatrie und Psychotherapie	DGPPN
Gaese	Franziska	Dr. med.	Fachärztin für Psychiatrie und Psychotherapie	DGPPN
Hummes	Jörg		Facharzt für Psychiatrie und Psychotherapie	DGPPN
Juckel	Georg	Prof. Dr. med.	Facharzt für Psychiatrie und Psychotherapie	DGPPN
Müller	Matthias J.	Prof. Dr. med. Dr. rer. nat.	Facharzt für Psychiatrie und Psychotherapie	DGPPN
Neu	Peter	PD Dr. med.	Facharzt für Psychiatrie und Psychotherapie	DGPPN
Nyhuis	Peter	Dr. med.	Facharzt für Psychiatrie und Psychotherapie	DGPPN
Reuschel	Beate	Dr. med.	Fachärztin für Psychiatrie und Psychotherapie	DGPPN
Schöne	Wilfried	Dr. med.	Facharzt für Psychiatrie und Psychotherapie	DGPPN
Schönfeldt-Lecuona	Carlos	Prof. Dr. med.	Facharzt für Psychiatrie und Psychotherapie	DGPPN
Schouler-Ocak	Meryam	Prof. Dr. med.	Fachärztin für Psychiatrie und Psychotherapie	DGPPN
Thode	Eltje		Fachärztin für Psychiatrie und Psychotherapie	DGPPN
Tonn	Peter	Dr. med.	Facharzt für Psychiatrie und Psychotherapie	DGPPN
Westendarp	Herrmann	Dr. med.	Facharzt für Psychiatrie und Psychotherapie	DGPPN

Die Autoren der Leitlinie sind bis auf zwei Ausnahmen Mitglieder des Referats Notfallpsychiatrie der DGPPN. Drei Autoren verfügen über die Zusatzbezeichnung Notfallmedizin (Pajonk, Biesold, Westendarp). Im Kap. 7 haben Autoren mit spezifischer Expertise im jeweiligen Bereich mitgewirkt, nämlich:

Kapitel	Autor	Qualifikation
Alte Menschen	Pajonk	Zusatzbezeichnung Geriatrie, Zertifikat Gerontopsychiatrie, -psychotherapie und -psychosomatik der DGPPN, Mitglied der Deutschen Gesellschaft für Gerontopsychiatrie und -psychotherapie (DGGPP)
Patienten mit Migrationshintergrund	Schouler-Ocak	Leiterin des Referats Interkulturelle Psychiatrie und Psychotherapie, Migration der DGPPN

Kapitel	Autor	Qualifikation
Menschen mit Intelligenzminderung	Gaese	Mitglied des Referats Psychische Störungen bei Menschen mit geistiger Behinderung der DGPPN

2.4   Konsentierende Fachgesellschaften

Zur Konsentierung der S2k-Leitlinie „Notfallpsychiatrie" wurden die folgenden Fachgesellschaften eingeladen:

- Deutsche Gesellschaft Interdisziplinäre Notfall- und Akutmedizin (DGINA)
- Deutsche Gesellschaft für Anästhesiologie und Intensivmedizin (DGAI)
- Deutsche Interdisziplinäre Vereinigung für Intensiv- und Notfallmedizin (DIVI)

Am Konsentierungsprozess beteiligten sich aktiv die folgenden Fachgesellschaften:

- Deutsche Gesellschaft Interdisziplinäre Notfall- und Akutmedizin (DGINA)
- Deutsche Interdisziplinäre Vereinigung für Intensiv- und Notfallmedizin (DIVI)

Die DGAI erklärte, dass sie aus Zeitgründen nicht in der Lage sei, an der Konsentierung der Leitlinie mitzuwirken.

Am Beratungsprozess der DGINA waren folgende Personen beteiligt:

Margot Dietz-Wittstock, Krankenschwester

Prof. Dr. med. Christoph Dodt, Facharzt für Innere Medizin

Prof. Dr. med. Harald Dorman, Facharzt für Innere Medizin

Dr. med. Martin Fandler, Facharzt für Innere Medizin

Dr. med. Daniel Kiefl, Facharzt für Innere Medizin

Dr. med. Ranka Marohl, Fachärztin für Innere Medizin

Martin Pin, Facharzt für Innere Medizin

Dipl.-Med. Raik Schäfer, Facharzt für Chirurgie und Unfallchirurgie

Prof. Dr. med. Rajan Somasundaram, Facharzt für Innere Medizin

Prof. Dr. med. Christian Wrede, Facharzt für Innere Medizin

Dr. med. Michael Wünning, Facharzt für Allgemeinchirurgie

Von Seiten der DIVI erklärte deren Geschäftsführer, Volker Parvu, mit Schreiben vom 25.04.2018, dass das Präsidium der DIVI die Leitlinie beraten habe und dieser ausdrücklich zustimme.

2.5 Methodik der Leitlinienerstellung (Formale Konsenstechniken)

Das Ziel sind manipulationsfreie und reproduzierbare Ergebnisse durch eine strukturierte Interaktion, in deren Rahmen individuelle Beiträge der Teilnehmer systematisch erfasst, transparent gemacht und zusammengeführt werden.

Die hier vorgelegte S2k-Leitlinie wurde in einem nominalen Gruppenprozess erarbeitet. Es wurden in regelmäßigen Sitzungen der Leitliniengruppe, die sich im Wesentlichen aus Mitgliedern des DGPPN-Referats Notfallpsychiatrie zusammensetzt, zunächst Ziele, Vorgehensweise und Abstimmungsverfahren festgelegt und im weiteren Verlauf ein Leitlinien-Manuskript mit den entsprechenden Empfehlungen erarbeitet. Über die Empfehlungen bzw. Empfehlungsgrade stimmten die federführenden Autoren mit einfacher Mehrheit ab, das Ergebnis wurde allen Teilnehmern der Leitliniengruppe vorgestellt, so dass am Ende jede formulierte Empfehlung von allen Mitgliedern der Leitliniengruppe mitgetragen wurde.

Das finale Manuskript wurde schließlich drei Fachgesellschaften (Deutsche Gesellschaft für Anästhesiologie und Intensivmedizin (DGAI), Deutsche Interdisziplinären Vereinigung für Intensiv- und Notfallmedizin (DIVI) und Deutsche Gesellschaft interdisziplinäre Notfall- und Akutmedizin e.V. (DGINA)) im Sinne eines schriftlichen Delphi-Verfahrens mit der Bitte um Beurteilung der Inhalte und Empfehlungen vorgelegt. Die Einwände, Verbesserungsvorschläge und Empfehlungen dieser Fachgesellschaften wurden gesammelt und durch die federführenden Autoren der Leitlinie bewertet. Im Fall von Kontroversen wurde ein gemeinsamer Kompromiss erarbeitet. Im Fall von Veränderungen am Text und den Empfehlungen der Leitlinie durchliefen diese erneut so lange schriftlich den Konsentierungsprozess mit den Autoren und beteiligten Fachgesellschaften bis zu einer Einigung und wurden so schließlich in die Leitlinie eingearbeitet.

2.6 Beteiligung von Patienten und Angehörigen

Im Vorfeld der Leitlinie wurde im Rahmen eines Symposiums auf dem DGPPN-Kongress der Deutschen Gesellschaft für Psychiatrie und Psychotherapie, Psychosomatik und Nervenheilkunde im Jahr 2011 das Vorhaben und die Ziele der Leitlinie auch den Patienten- und Angehörigenverbänden psychisch Kranker vorgestellt. Daran nahm unter anderem der Bundesverband Psychiatrie-Erfahrener (BPE) und der Bundesverband der Angehörigen psychisch Kranker (BApK) teil. Diese konnten vor Erstellung der Leitlinie ihre Erwartungen äußern und für sie relevante Themen benennen, die in die Entwicklung der Leitlinie einfließen sollten.

2.7　Interessenkonflikte

Die Interessenkonflikte der Mitglieder der Leitliniengruppe wurden mit dem AWMF-Formblatt erhoben. Eine Zusammenfassung der Interessenkonflikte für die Jahre 2016 bis 2018 findet sich in Anhang 12.2. Es fand eine interne kritische Bewertung möglicher Interessenkonflikte statt mit dem Ergebnis, dass die genannten Industriebeziehungen keinen relevanten Einfluss auf die vorgelegte Leitlinie haben.

Es wurden Empfehlungen zu Behandlungsverfahren gegeben, u. a. auch zu Medikamenten. Bis auf ein Medikament (Loxapin) sind alle genannten Medikamente seit vielen Jahren in der Psychiatrie etabliert und nicht spezifisch für Notfallsituationen zugelassen. Allein das Loxapin verfügt über eine Zulassung, die es als Medikament für eine Notfallsituation kennzeichnen kann („Behandlung von akuten Symptomen von leichter bis mittelschwerer Agitiertheit, die bei erwachsenen Patienten mit Schizophrenie oder bipolarer Störung auftreten können"). Für Unternehmen, die dieses Medikament herstellen und vertreiben (Ferrer, Trommsdorff), bestehen Interessenkonflikte bei den Autoren Pajonk, Messer und Juckel.

2.8　Gültigkeitsdauer, Aktualisierung, Ansprechpartner

Die Leitlinie hat eine Gültigkeitsdauer von 5 Jahren. Die nächste Aktualisierung ist zum 17.10.2023 vorgesehen. Ansprechpartner für die Aktualisierung der Leitlinie ist die Geschäftsstelle der DGPPN, Herr Gabriel Gerlinger (Email-Adresse: g.gerlinger@dgpnn.de).

Ansprechpartner für Kommentare und Nachfragen zur Leitlinie:
Prof. Dr. med. Frank-Gerald Bernhard Pajonk
Email: pajonk@psyspi.de

2.9　Finanzierung der vorliegenden Leitlinie

Diese Leitlinie wurde von der Deutschen Gesellschaft für Psychiatrie und Psychotherapie, Psychosomatik und Nervenheilkunde (DGPPN) finanziert.

Inhaltsverzeichnis

3.1 Bewusstseinsstörungen, Verwirrtheitszustände

Eine allgemein akzeptierte Definition von „Bewusstsein" gibt es nicht. Sie ist abhängig von der jeweiligen neurowissenschaftlichen oder philosophischen Betrachtungsweise. Bewusstseinsstörung ist ein Sammelbegriff für die Einschränkung des Bewusstseins, welche durch zahlreiche und unterschiedlichste Mechanismen und Ursachen ausgelöst und in unterschiedlichsten Hirnrealen generiert werden kann. Funktionsstörungen betreffen Wachheit, Aktivität, Klarheit (Eindeutigkeit der eigenen Perzeption und Intention), Zielgerichtetheit in der

© Springer-Verlag GmbH Deutschland, ein Teil von Springer Nature 2020
F.-G. Pajonk et al. (Hrsg.), *S2k-Leitlinie Notfallpsychiatrie*,
https://doi.org/10.1007/978-3-662-61174-6_3

Zuwendung zur Umwelt, Ansprechbarkeit, Fixierbarkeit im Gespräch, Reagibilität auf Umweltreize, Orientierung, Aufmerksamkeit, Auffassungsfähigkeit, Merkfähigkeit, Wahrnehmung und allgemein des Denkens, Wollens und Handelns (Arbeitsgemeinschaft für Methodik und Dokumentation in der Psychiatrie (AMDP) 2007). Bewusstseinsstörungen können vorübergehend, anhaltend, fluktuierend und fortschreitend sein (American Psychiatric Association 2000, 2003; Christ et al. 2010; Möller et al. 2011; Weltgesundheitsorganisation (WHO) 2016).

Bewusstseinsstörungen werden in quantitative und qualitative Bewusstseinsstörungen unterschieden. Unter quantitativen Bewusstseinsstörungen werden Störungen der Vigilanz verstanden. Qualitative Bewusstseinsstörungen bezeichnen ein „verändertes" Bewusstsein; Beispiele sind Verwirrtheit, Delir, amnestisches Syndrom und Dämmerzustand.

Quantitative Bewusstseinsstörungen
Quantitative Bewusstseinsstörungen sind charakterisiert durch alle Abstufungen von leichter Benommenheit bis zu voller Bewusstlosigkeit. Üblicherweise werden folgende Abstufungen verwendet: wach, benommen, somnolent, soporös, komatös.

Qualitative Bewusstseinsstörungen
Es werden Bewusstseinstrübung, Bewusstseinseinengung, Bewusstseinsverschiebung und Bewusstseinserweiterung unterschieden. Die Patienten sind meist in der Lage, einen Gesprächskontakt aufzunehmen und einfache Handlungen durchzuführen. Meist oder zeitweise besteht auch eine Verkennung oder nicht realitätsgerechte Einschätzung des Alltags, der Umgebung oder der Identität. Der Verlauf ist typischerweise gekennzeichnet durch starke Fluktuationen. In seltenen Fällen können Schlafentzug, Hypnose und Meditation qualitative Bewusstseinsstörungen auslösen.

Einfacher Verwirrtheitszustand
Der einfache Verwirrtheitszustand ist gekennzeichnet durch assoziativ gelockertes, z. T. verwirrt wirkendes Denken und Sprechen. Die Patienten sind häufig unscharf orientiert, es bestehen Konzentrations- und Merkfähigkeitsstörungen. Die Kritik- und Urteilsfähigkeit sind vermindert. Die Affektlage ist labil, manchmal besteht auch Affektinkontinenz. Im Kontakt mit anderen fluktuiert die Zuwendung teils stark. Nicht selten besteht eine psychomotorische Unruhe mit „Wandertrieb" oder „Bettflüchtigkeit" (Kardels et al. 2008b).

Vom einfachen Verwirrtheitszustand sind das Delir, der Dämmerzustand und das amnestische Syndrom abzugrenzen.

Orientierungsstörungen
Es werden Orientierungsstörungen zu Zeit, Ort, Person und Situation unterschieden.

Ursachen
Bekannte Ursachen für quantitative und qualitative Bewusstseinsstörungen sowie Störungen der Orientierung sind:

- Störungen der Hirndurchblutung (Schlaganfälle, Blutungen)
- Hirndruckerhöhung
- Schädel-Hirn-Trauma
- Zerebrale Krampfanfälle
- Degenerative Hirnerkrankungen (z. B. im Rahmen einer Alzheimer Demenz)
- Tumorbedingte Hirnschädigung durch Verdrängung oder Infiltration
- Kardiale Funktionsstörungen (Synkopen, Herzrhythmusstörungen, Herzstillstand)
- Entzündungen, lokal (z. B. Meningoenzephalitis) und systemisch (z. B. im Rahmen einer Sepsis)
- Störungen des Flüssigkeits- und Elektrolythaushalts
- Metabolische Störungen (z. B. Hypo- oder Hyperglykämie, Nieren- und Leberfunktionsstörungen)
- Operationen und diagnostische Eingriffe
- Intoxikationen durch Drogen und Medikamente
- Entzug von psychotropen Stoffen
- Indizierte medikamentöse Therapie in adäquater Dosierung
- Störungen als Folge von Belastungen und Traumatisierung
- Dissoziative Störungen

3.2 Delir

Ein delirantes Syndrom ist eine schwere, unspezifische, meist akute, organische psychische Reaktionsform. Typische Symptome bestehen aus fluktuierenden Aufmerksamkeitsstörungen, Wahrnehmungsstörungen, kognitiven Defiziten und Orientierungsstörungen (Kornhuber und Weih 2011). Als veraltete oder unpräzise Begriffe für ein Delir sind z. B. Hirnorganisches Psychosyndrom (HOPS), Intensive Care Unit (ICU)-Psychose oder akuter Verwirrtheitszustand bekannt. Diese sollten vermieden werden.

Die Symptome sind in ICD-10 und DSM-5 unterschiedlich gewichtet. Typische neuropsychiatrische Symptome des Delirs sind darüber hinaus optische Halluzinationen, erhöhte Suggestibilität und verminderte Schmerzempfindlichkeit. Die Orientiertheit zur Person ist typischerweise häufiger bzw. länger als zu anderen Bereichen erhalten (Tab. 3.1).

Die Ursachen für ein Delir sind vielfältig. Oft finden sich chronische Erkrankungen wie eine Demenz oder eine Suchterkrankung; auslösende Faktoren sind oft akute Störungen, wie Operation, Fieber oder medikamentöse Ursachen. Eine Sonderform des Delirs ist das Delirium tremens, das beim Alkoholentzug auftreten kann. Zur detaillierten Beschreibung der prädisponierenden und präzipitierenden Faktoren sowie der pathophysiologischen Entstehungsmechanismen wird auf die einschlägigen Lehrbücher und die vorhandenen Leitlinien verwiesen (Kornhuber und Weih 2011; S3-Leitlinie Screening, Diagnose und Behandlung alkoholbezogener Störungen, 2015) .

Wichtigste Risikofaktoren für die Entstehung eines Delirs sind Alter, das Vorbestehen einer kognitiven Störung, eine reduzierte zerebrale Durchblutung und spezifische opera-

Tab. 3.1 Symptome des Delirs nach ICD-10 und DSM-5

ICD-10	DSM-5
Störung von Bewusstsein und Aufmerksamkeit	Störung von Bewusstsein und Aufmerksamkeit
Störung des Denkens, der Wahrnehmung und des Gedächtnisses	Zusätzliche Beeinträchtigung kognitiver Funktionen (z. B. Gedächtnis, Desorientiertheit, Sprachgebrauch, visuell-räumliche Fähigkeiten, Wahrnehmung)
Störung von Emotionalität, Psychomotorik und des Schlaf-Wach-Rhythmus	Entwicklung innerhalb eines kurzen Zeitraums, Veränderung des ursprünglichen Aufmerksamkeits- und Bewusstseinszustands, Fluktuation im Tagesverlauf
	Die o. g. Störungen können nicht besser durch eine andere neurokognitive Störung erklärt werden und treten nicht im Kontext einer stark reduzierten oder fehlenden Wachheit auf
Ätiologisch unspezifisch	Anamnese, Untersuchung und Laborbefunde weisen auf einen medizinischen Krankheitsfaktor, Substanzintoxikation, Substanzentzug oder Folge einer Exposition gegenüber einem Toxin bzw. eine multiple Ätiologie hin

Tab. 3.2 Wichtige Risikofaktoren für ein Delir (Wolf und Pajonk 2012a)

- Kognitive Einschränkung
- Fortgeschrittenes Lebensalter
- Funktionelle Einschränkung (gemessen am Barthel-Index)
- Sensorische Einschränkung (Brille, Hörgerät)
- Depression
- Psychopathologische Symptome
- Altersheimbewohner
- Schwerwiegende Vorerkrankungen
- psychotrope Substanzen (z. B. Prämedikation mit Benzodiazepinen)

tive Eingriffe (z. B. kardiochirurgische Eingriffe) (Ely et al. 2001; Inouye 1998, 1999) (s. Tab. 3.2). Besonders zu erwähnen sind die Gestaltung von Umgebungsfaktoren, die für die Prävention und die Behandlung eines Delirs von Bedeutung sind (unruhige oder reizarme Umgebung, Beleuchtung, vielfältige akustische und optische Reize, das Fehlen von erforderlichen Seh- oder Hörhilfen, Immobilisation und Fixierung) (McCusker et al. 2001) sowie Störungen des Schlaf-Wachrhythmus.

Ein Delir kann sich innerhalb kürzester Zeit entwickeln, kann auch langsamer über Tage entstehen und ist in der Regel vorübergehend und reversibel. Vor allem bei ausbleibender oder nicht ausreichender Behandlung können kognitive Störungen und andere psychopathologische Symptome persistieren und gerade bei älteren Menschen eine demenzielle Symptomatik einleiten (McAvay et al. 2006). Das Auftreten eines Delirs verlängert eine Krankenhausbehandlung signifikant. Die Mortalität liegt unbehandelt bei ca. 30 %, behandelt bei 1–2 %.

Je nach dominierender Symptomatik wird ein hyperaktives, ein hypoaktives oder ein gemischt hyper-hypoaktives Delir unterschieden. Gerade das hypoaktive Delir kann deutliche diagnostische Schwierigkeiten verursachen.

Häufigkeit
Die Prävalenz des Delirs wird allgemein mit 1–2 % angegeben, 70 % der Betroffenen sind älter als 65 Jahre (Siddiqi et al. 2006). Studien ermittelten ein Delir als Grund für eine Krankenhausbehandlung in 14–24 %. Während einer Behandlung im Krankenhaus entwickeln 6–56 % der Patienten ein Delir, in Abhängigkeit von der Spezialisierung des Krankenhauses oder der Abteilung. 15–53 % der Patienten über 65 Jahre entwickeln postoperativ ein Delir, 70–87 % der auf einer Intensivstation behandelten über 65-Jährigen (Burns et al. 2004; Inouye 2006; Polderman 2007).

Die Inzidenz pro Jahr für ein Alkoholentzugsdelir (Delirium tremens) liegt bei etwa 1–3 % aller Alkoholabhängigen (Soyka 2008).

Weitere Anmerkungen
Zur Diagnostik und Therapie des Delirs sind spezifische Leitlinien publiziert worden. Weitere Informationen finden sich dort. Die Feststellungen dieser im Folgenden aufgeführten Leitlinien wurden bei der Erstellung dieser Leitlinie berücksichtigt.

- S3-Leitlinie Analgesie Sedierung und Delirmanagement in der Intensivmedizin
- NICE Guidelines: Delirium: Diagnosis, prevention and management, 2010
- S1-Leitlinie Alkoholdelir und Verwirrtheitszustände, 2012
- S3-Leitlinie Screening, Diagnose und Behandlung alkoholbezogener Störungen, 2015

3.3 Psychische und Verhaltensstörungen durch psychotrope Substanzen

3.3.1 Intoxikationen und Räusche

Als akute Intoxikation oder Rausch wird ein Zustand bezeichnet, der in einem direkten Zusammenhang mit den akuten pharmakologischen Wirkungen der eingenommenen Substanz steht, der in der Regel vorübergehend ist und bis zur vollständigen Wiederherstellung mit der Zeit abnimmt. Typischerweise sind Bewusstsein, kognitive Fähigkeiten, Wahrnehmung, Affekt und Verhalten oder andere psychophysiologische Funktionen und Reaktionen beeinträchtigt. Als Folge einer Intoxikation können medizinische Komplikationen wie z. B. Trauma, Aspiration, Delir, Koma, Krampfanfälle oder eine Enzephalopathie auftreten. Diese hängen u. a. von den pharmakologischen Eigenschaften der Substanz und der Aufnahmeart ab (Weltgesundheitsorganisation (WHO) 2016).

Genaue klinische Kenntnisse und eine exakte Untersuchung und Beobachtung sind unbedingt notwendig, um die Schwere und den Verlauf von Intoxikationen einzuschätzen. Bei der Beurteilung einer Intoxikation und möglicher Komplikationen sind folgende Faktoren zu beachten:

- Mischintoxikationen mit unklaren Toxidromen und mehrgipfligen Verläufen sind häufig.
- Individuelle Faktoren beeinflussen die Symptomschwere (z. B. regelmäßiger Substanzkonsum führt zu Toleranzentwicklung, zwischenzeitliche Abstinenz zur Verstärkung von Intoxikationszeichen auch bei geringerer Dosierung).
- Für neue Substanzen (z. B. Badesalze, Spices, Flakka) oder Substanzen, die neu missbräuchlich eingenommen werden (z. B. Dextrometorphan) sind Intoxikationszeichen unbekannt oder nicht geläufig.
- Für bestimmte Drogen gibt es aufgrund ihrer größeren Verfügbarkeit regionale Schwerpunkte (z. B. Methamphetamin [„Crystal Meth"], vor allem in Sachsen und Niederbayern).
- Die Konzentration oder „Reinheit" der eingenommenen Substanz variiert stark.
- Neue Applikationswege (z. B. Slimming, Eye-Balling) führen zu anderen Verläufen und Komplikationen.
- Zeitliche Faktoren (z. B. Nachresorption)
- Umgebungsfaktoren (z. B. kalte Umgebung führt zu Auskühlung)
- Möglicher Verlust der Schutzreflexe

Deshalb muss jede Intoxikationssituation individuell beurteilt werden. Die Konzentration einer Substanz in Blut oder Urin allein ist kein valider Parameter für die Einschätzung der Schwere einer Intoxikation und der Notwendigkeit einer Akuttherapie (Erbe 2008). Veränderungen des Zustandsbildes erfordern rasche Änderungen in der Versorgung.

Eine Intoxikation kann akzidentiell, suizidal beabsichtigt, oder durch Dritte hervorgerufen entstehen. So werden z. B. über 30 % aller Suizide unter Beteiligung oder durch Alkohol verübt (Roizen 1993; Wirth und Strauch 2007). Alkoholintoxikationen stehen daher oft im direkten Zusammenhang mit Suizidversuchen (Murphy und Wetzel 1990) und bergen ein besonderes Risiko für impulshafte, ungeplante Suizidversuche (Wojnar et al. 2009). Die Suizidhäufigkeit bei Suchtkranken liegt ca. 22-fach höher, bei alkoholabhängigen Menschen sogar 60–120 fach höher als in der Normalbevölkerung (Backmund 1999; Murphy und Wetzel 1990). Etwa 10–12 % der Alkoholiker versterben durch Suizid (Inskip et al. 1998; Laux und Berzewski 2011; Tandon und Jibson 2003), über 40 % verüben einen Suizidversuch (Wojnar et al. 2009).

Bei bestehender Polytoxikomanie ist die Suizidrate am höchsten. Bei Drogentoten ist von einer hohen Dunkelziffer an Suiziden auszugehen (Bronisch und Hegerl 2011). In einer Studie bei Jugendlichen in 16 europäischen Ländern fanden sich die stärksten Prädiktoren für einen Suizidversuch im Lebenszeitkonsum von Tanquilisern oder Sedativa

(OR: 3,34), im Lebenszeitkonsum von illegalen Drogen außer Cannabis (OR: 2,41), in einem regelmäßigen 30-Tageskonsum von Tabak (OR: 2,02), in einem regelmäßigen 30-Tageskonsum von Alkohol (OR: 1,47) und in einem Konsum von Cannabis innerhalb der letzten 30 Tage (OR: 1,37) (Kokkevi et al. 2012). Durch die kombinierte Einnahme von Alkohol, Medikamenten und illegalen Drogen in suizidaler Absicht können für den Arzt schwer zu beherrschende Intoxikationen mit teilweise mehrgipfligen Verläufen entstehen.

Deshalb soll nach Abklingen der Intoxikation eine Exploration, insbesondere eine Abklärung von Suizidalität erfolgen.

Eine seltene Sonderform des Rauschs ist der pathologische Rausch. Vor allem bei Patienten mit einer vorbestehenden Hirnschädigung (z. B. Schädel-Hirn-Trauma, Enzephalitis, Anfallsleiden) tritt der pathologische Rausch schon nach geringen Mengen konsumierten Alkohols auf. Im pathologischen Rausch zeigen die Patienten eine ausgeprägte psychopathologische Symptomatik mit intensiven Bewusstseinsstörungen, multiplen Verhaltensauffälligkeiten, paranoidem Erleben, Sinnestäuschungen und Erregungszuständen mit ungezügelter Gewalttätigkeit und persönlichkeitsfremden Handlungen (Kinn et al. 2008). Die Symptome treten meist kurz nach dem Alkoholgenuss auf und lassen die typischen Trunkenheitssymptome oftmals vermissen. Der pathologische Rausch endet häufig unvermittelt in einem Terminalschlaf mit anschließender partieller oder vollständiger retrograder Amnesie.

Die Tab. 3.3, 3.4, 3.5, 3.6, 3.7 und 3.8 (nach Flüchter und Pajonk 2015) zeigen einen Überblick über die Intoxikationszeichen einiger Substanzen. Immer häufiger liegen Mischintoxikationen vor, sodass die für verschiedene Drogen typischen klinischen Symptome oft nicht erkennbar sind.

Tab. 3.3 Intoxikationssymptome von Opiaten (z. B. Heroin, Tilidin, Tramadol, Morphin, Codein, Oxycodon, Hydromorphon, Fentanyl, Methadon, Buprenorphin)

System	Effekte
ZNS	Antriebsminderung, Lethargie, affektive Auffälligkeiten Somnolenz, Hyporeflexie, Ataxie, tiefes Koma, Hirnödem, epileptische Krampfanfälle bis zum Status epilepticus
Herz-Kreislauf	Bradykardie, Schock
Magen-Darm	Übelkeit, Erbrechen
Renal	Rhabdomyolyse mit Nierenversagen
Pulmonal	Respiratorische Insuffizienz: oberflächliche Atmung, Zyanose, (toxisches) Lungenödem, Cheyne-Stokes-Atmung
Vegetativ	Hypothermie
Ophthalmologisch	Extreme Miosis (Stecknadelkopf große Pupillen)
Andere	Harnverhalt

Tab. 3.4 Intoxikationssymptome durch (synthetische) Cannabinoide

System	Effekte
ZNS	Unruhe, Angst, Reizbarkeit, Sedierung, Verwirrtheit, psychotische Symptome (Wahn, Halluzinationen, Ich-Störungen), assoziative Lockerung und Weitschweifigkeit, psychomotorische Verlangsamung Krampfanfälle
Herz-Kreislauf	Tachykardie, Herzrhythmusstörungen, Brustschmerzen, Herzinfarkt, Hypertonie
Magen-Darm	Übelkeit, Erbrechen
Renal	Akute Nierenschädigung
Metabolisch	Hypokaliämie, Hyperglykämie
Vegetativ	Hyperthermie
Ophthalmologisch	Mydriasis, Bindehautentzündung
Andere	Hyperakusis, Appetitzunahme

Tab. 3.5 Intoxikationssymptome durch Kokain

System	Effekte
ZNS	Verwirrtheit, Unruhe bis zur psychomotorischen Erregung, Hypervigilanz, Angst, Enthemmung, psychotische Symptome (Wahn, Halluzination) Hyperreflexie, zerebrale Krampfanfälle bis zum Status epilepticus, Dyskinesien, Dystonien, Hyperpyrexien mit Koma. Zerebrale Minderdurchblutung durch Vasokonstriktion mit ischämischen Läsionen sowie Parenchym- und Subarachnoidalblutungen
Herz-Kreislauf	Tachykardie, Kardiale Arrythmien, Vasospasmen, Hypertonie bis zur hypertensiven Krise, Myokardinfarkt
Magen-Darm	Gastrointestinale Ischämien mit gastroduodenalen Ulcera
Renal	Niereninsuffizienz mit Rhabdomyolyse
Pulmonal	Tachypnoe, Dyspnoe, Atemdepressionen, alveoläre Blutungen („Crack-Lunge"), Pneumothorax und spontanes Pneumomediastinum
Vegetativ	Adrenerges Toxidrom, maligne Hyperthermie
Ophthalmologisch	Mydriasis
Andere	Hyperhidrosis, Priapismus und Penisnekrosen

Tab. 3.6 Intoxikationssymptome durch Stimulanzien (z. B. Amphetamine, Ecstasy (MDMA (3,4 Methylendioxy-N-methamphetamin)); MDE (3,4 Methylendioxy-N-ethylamphetamin); MBDB (N-Methyl-1-[1,3-benzodioxol-5-yl]-2-butanamin); MDA (3,4-Methylendioxyamphetamin), Speed, Crystal-Meth)

System	Effekte
ZNS	Agitation, Aggression, Verwirrtheit, Angst, Hypervigilanz mit Schlaflosigkeit, Dysphorie, psychotische Symptome (Halluzinationen, Wahn, Ich-Störungen) Bewusstseinsstörungen, Hyperreflexie, Nystagmus, Tremor, Krampfanfälle
Herz-Kreislauf	Tachykardie, Arrhythmien, Palpitationen, Hypertensive Krisen mit intrazerebralen Mikro- und Makrohämorrhagien, Herzmuskelentzündung, Schmerzen in der Brust, Myokardinfarkt, Kammerflimmern und Asystolie
Magen-Darm	Bauchschmerzen, Übelkeit, Erbrechen, Mundtrockenheit
Renal	Akutes Nierenversagen
Metabolisch	Hyponatriämie, Azidose
Vegetativ	Adrenerges Toxidrom, Hyperthermie
Ophthalmologisch	Mydriasis, Sehstörungen
Andere	Trismus, Bruxismus, Nasenbluten, Rhabdomyolyse, disseminierte intravasale Gerinnungsstörungen

Tab. 3.7 Intoxikationssymptome durch Halluzinogene (Lysergsäure-diäthylamid [LSD], Psilocybin, Mescalin, Engelstrompete, Stechapfel, Fliegenpilz)

System	Effekte
ZNS	Halluzinationen, wahnhaftes Erleben mit Angst und Agitation („Horror-Trips"), Depressionen, Verwirrtheit, Euphorie, Erregung, psychotische Symptome (Halluzinationen, Wahn, Ich-Störungen) Kopfschmerzen, Krampfanfälle
Herz-Kreislauf	Tachykardie, Herzinfarkt
Magen-Darm	Übelkeit, Erbrechen
Vegetativ	Hyperthermie
Ophthalmologisch	Mydriasis, Sehstörungen
Andere	Gliederschmerzen, möglich auch Serotonin-Syndrom

Tab. 3.8 Intoxikationssymptome durch Inhalanzien

System	Effekte
ZNS	Halluzinationen, Verwirrtheit, Erregung, Paranoia Schwindel, Nystagmus, Koordinationsstörungen, eine verwaschene Sprache, Gangunsicherheit, Tremor, Hyporeflexie, Stupor bis Koma
Herz-Kreislauf	Hypertonie
Magen-Darm	Übelkeit, Erbrechen
Vegetativ	Hyperthermie
Pulmonal	Asthmaanfälle, Lungenödem, direkte Lähmung des Atemzentrums
Ophthalmologisch	Verschwommenes Sehen und Doppelbilder
Andere	Muskelschwäche

3.3.2 Entzug

Entzugssymptome treten nach Reduktion (relativer Entzug) oder gänzlicher Nichtmehreinnahme (absoluter Entzug) einer psychotropen Substanz auf, die zuvor anhaltend konsumiert worden ist und für die sich eine körperliche oder psychische Gewöhnung eingestellt hat. Es handelt sich um variable Symptome in unterschiedlichen Ausprägungsgraden. Die Symptome treten in Beginn und Verlauf zeitlich begrenzt auf und sind abhängig von der Substanz und der Dosis, die unmittelbar vor der Beendigung oder Reduktion konsumiert worden sind sowie der Schwere und Dauer einer Abhängigkeit. Entzüge sind in der Regel subjektiv sehr unangenehm, aber keine medizinischen Notfälle. Zum Notfall werden sie meist durch ihre Komplikationen. Als Komplikationen können typischerweise Krampfanfälle oder Delirien, am häufigsten nach Entzug von Alkohol oder Benzodiazepinen, auftreten, vor allem bei Patienten mit zerebraler Vorschädigung oder Krampfanfällen oder Delirien in der Vorgeschichte. Zur Symptomatik des Delirs siehe Abschn. 3.2, zur Therapie siehe Abschn. 6.2.

3.3.3 Missbrauch und Abhängigkeit

Missbrauch und Abhängigkeit von psychotropen Drogen sind selbst keine Notfallsituationen. Diese Erkrankungen bergen jedoch ein deutlich erhöhtes Risiko für Notfallsituationen wie Intoxikationen und Entzugssyndromen. Darüber hinaus entstehen daraus eine Vielzahl somatischer Erkrankungen, Komplikationen oder Verletzungen, die ihrerseits zu einem Notfall führen können.

Als psychiatrische Notfallsituationen als Folge von Missbrauch und Abhängigkeit sind Suizidalität, psychotische Störungen (z. B. Alkoholhalluzinose) und amnestische Störungen (Wernicke-Korsakow-Syndrom) bekannt.

Die Alkoholhalluzinose ist gekennzeichnet durch akustische Halluzinationen, Angst und gegebenenfalls Verfolgungswahn bei fehlenden Bewusstseins- und Orientierungsstörungen. Es besteht eine nicht zu unterschätzende Gefahr für eigen- oder fremdgefährdendes Handeln (Soyka 2006).

Bei der Wernicke-Enzephalopathie liegt ätiologisch eine Malnutrition und insbesondere ein Thiaminmangel vor. Charakteristisch ist die Symptomtrias Ophthalmoplegie, Ataxie und Bewusstseinsstörung. Aufgrund vegetativer Symptome (z. B. Hypothermie, Hypotension, Tachykardie, Hyperhidrosis) ist die Wernicke Enzephalopathie akut vital bedrohlich. Chronifiziert die Wernicke-Enzephalopathie, so mündet sie häufig in ein Korsakow-Syndrom.

Beim Korsakow-Syndrom stehen ein weitgehender Verlust des Altzeitgedächtnisses, schwerere Merkfähigkeitsstörungen, eine verminderte Auffassungsgabe, Konzentrations- und Antriebsstörungen, die Unfähigkeit neue Gedächtnisinhalte zu speichern sowie Sprach- und Artikulationsstörungen im Vordergrund. Diese dementiellen Veränderungen sind das klinische Korrelat substanzinduzierter Schäden vor allem am Frontalhirn, an den Corpora mammilaria und am Dienzephalon (Kiefer und Mann 2011).

Häufig finden sich bei Missbrauch und Abhängigkeit depressive und Angstsymptome, die nach einigen Wochen totaler Abstinenz abklingen (Stetter 1996). Sollten Sie nicht abklingen, ist zu prüfen, ob es sich um komorbide Störungen handelt, die einen Missbrauch oder eine Abhängigkeit von psychotropen Substanzen gebahnt haben. Viele psychische Störungen sind mit komorbidem Substanzmissbrauch oder komorbider Substanzabhängigkeit verbunden.

Es gibt keine genauen Zahlen, bei wie vielen Patienten, die sich mit psychiatrischen oder anderen Notfällen in den unterschiedlichen Versorgungssektoren vorstellen, Substanzmissbrauch oder -abhängigkeit vorliegen. Bei ca. 1,8 Millionen alkoholabhängigen Menschen, 1,4 Millionen Abhängigen von Medikamenten und ca. 450.000 Abhängigen von illegalen Drogen in Deutschland ist der vermutliche Anteil in Notfallsituationen aber sehr hoch (Die Drogenbeauftragte der Bundesregierung 2014; Schneider 2012). Im Notarzt- und Rettungsdienst wird davon ausgegangen, dass etwa die Hälfte der Patienten, die wegen eines psychiatrischen Notfalls versorgt werden, einen kritischen Konsum, einen Missbrauch oder eine Abhängigkeit von Alkohol aufweisen (Pajonk et al. 2008).

Weitere Anmerkungen
Zur Diagnostik und Therapie psychischer und Verhaltensstörungen durch psychotrope Substanzen sind spezifische Leitlinien publiziert worden. Weitere Informationen finden sich dort. Die Feststellungen dieser im Folgenden aufgeführten Leitlinien wurden bei der Erstellung dieser Leitlinie berücksichtigt.

- S1-Leitlinie Alkoholdelir und Verwirrtheitszustände (2012)
- S3-Leitlinie Screening, Diagnose und Behandlung alkoholbezogener Störungen (2015)
- S3-Leitlinie Metamphetaminbezogene Störungen – Therapie, AWMF-Anmeldung 2016

3.4 Angstsyndrome

Angststörungen sind zunächst keine vital bedrohlichen Störungen und stellen im engen Sinn daher keine Notfallsituation dar. Subjektiv können der Patient und seine Angehörigen aber überzeugt sein, lebensbedrohlich erkrankt zu sein, womit die aktuelle Definition europäischer Fachgesellschaften für Notfallmedizin, was als Notfall und wer als Notfallpatient zu verstehen ist, erfüllt ist (s. Abschn. 1.1.1) (Behringer et al. 2013). Darüber hinaus kann Angst tatsächlich Leitsymptom einer gravierenden körperlichen Erkrankung (z. B. Myokardinfarkt) sein. Deshalb werden Einrichtungen der Notfallversorgung häufig wegen Angststörungen, insbesondere Panikattacken, in Anspruch genommen (Roy-Byrne 1999).

Angst kann als ein Affektzustand beschrieben werden, der durch die Wahrnehmung von Gefahr oder Bedrohung in der Umwelt oder im Individuum ausgelöst wird. Zu unterscheiden ist zwischen „normaler" und „pathologischer" Angst. Die pathologische Angst ist charakterisiert durch eine der Situation unangemessene und überdauernde Angstreaktion, für die der Patient keine Möglichkeit der Erklärung, der Reduktion und der Bewältigung hat und die zu einer Beeinträchtigung der Lebensqualität führt. Bei ausgeprägten Angststörungen bestehen klinisch in der Regel katastrophisierende Gedanken und Wahrnehmungsverzerrungen. Die Betroffenen verhalten sich dann ziel- und planlos, sind schreckhaft, unruhig und erregt, weisen einen ziellosen Handlungs- und Bewegungsdrang auf und können Anweisungen nicht Folge leisten.

Folgende Störungen werden unterschieden:

- Phobie („gerichtete Angst"): irrationale Furcht vor bestimmten Objekten, Situationen und Orten mit Vermeidungsverhalten (z. B. Angst vor Menschenansammlungen, vor dem Fliegen, Operationen, Anblick von Blut, Injektionen).
- Frei flottierende Angst: Ängste treten ohne äußeren Anlass, ohne eine Belastungssituation und ohne einen Stimulus auf.
- Panik: abrupt beginnende Episoden intensiver Angst, die innerhalb von 5 bis 10 Minuten ihr Maximum erreichen und 10–20 Minuten dauern („Panikattacke"). Es bestehen vielfältige körperliche Symptome, z. B. Tachykardie, Hypertonie, Tremor, Hyperhidrosis, Atemnot, Gefühl der Enge in der Brust, Schwindel, Übelkeit, Erbrechen. Psychisch finden sich häufig die Überzeugung zu sterben oder verrückt zu werden, oft auch ein Derealisations- und Depersonalisationserleben. Panik ist oft mit Agoraphobie verbunden – der Angst, eine Panikattacke in Gegenwart anderer Menschen und in Situationen, in denen der Patient nicht entfliehen kann oder in denen er keine Hilfe erhalten kann, zu erleiden, z. B. in großen Menschenmengen, Kaufhäusern, öffentlichen Verkehrsmitteln, Fahrstühlen.

Angstsyndrome gehören mit einer Lebenszeitprävalenz von 13 bis 25 % in der Allgemeinbevölkerung zu den häufigsten psychischen Störungen (Kapfhammer 2011; Kessler et al. 1994; Regier et al. 1988; Somers et al. 2006). Die Lebenszeitprävalenz beträgt bei der Panikstörung mit oder ohne Agoraphobie 3,5–3,8 %, bei der Agoraphobie ohne Panik 3,8–5,3 %, bei der generalisierten Angststörung 2,5–8,5 % und bei den spezifischen Phobien 13,2 % (Wittchen und Jacobi 2005). Angstsyndrome können im Rahmen anderer psychiatrischer Störungen auftreten – in erster Linie bei Depressionen, Abhängigkeitserkrankungen oder Psychosen. Angstsyndrome kommen ferner als Leit- oder Begleitsymptome einer somatischen Erkrankung oder substanzinduziert vor (Tab. 3.9). In diesem Fall kann Angst das Leitsymptom für einen somatischen Notfall sein.

Darüber hinaus findet sich eine Angstsymptomatik bei Intoxikationen und Entzug psychotroper Substanzen und einer Reihe von Medikamenten (s. Abschn. 3.3 und 7.4).

Die Inanspruchnahme von Notdiensten ist hoch und steht im Widerspruch zu der objektiv bedrohenden Situation. Gerade im Notarzt- und Rettungsdienst oder in Notaufnahmen finden sich häufig Patienten mit berichteter kardialer Symptomatik, denen eine Angststörung zugrunde liegt. Patienten, die primär mit Brustschmerzen eine Notaufnahme aufsu-

Tab. 3.9 Erkrankungen, bei denen Angst Leit- oder Begleitsymptom sein kann (Bandelow 2001; Hudson 1988; Walker 1983)

Kardiovaskuläre Erkrankungen	Pulmonale Erkrankungen	Neurologische Erkrankungen	Endokrine und metabolische Störungen	Andere Erkrankungen	Gastrointestinale Erkrankungen
Mitralklappenprolaps	Lungenembolie	Epilepsie	Hyperthyreose	Porphyrie	Kolitis ulcerosa
Arrythmien	Pneumothorax	Hirnkontusion	Phäochromozytom	Autoimmunerkrankungen, z. B. Lupus erythematodes	Kolon irritabile
Herzinfarkt	Asthma bronchiale	Enzephalitis	Hypoglykämie	Innere Blutungen	Morbus Crohn
Angina pectoris	Emphysem	Vaskuläre Demenz	Hypokalzämie	Akutes Fieber	
Myokarditis	spastische Bronchitis	Multiple Sklerose	Hypokaliämie	Paroxysmaler Lagerungsschwindel	
Kardiomyopathien	Lungenödem	Tumore	Morbus Cushing		
Arterielle Hypertension		Transitorische ischämische Attacke (TIA)	Nebenniereninsuffizienz		
		Zerebrale Manifestation von AIDS	Insulinom		
		Periphere Vestibularisstörung	Karzinoid-Syndrom		

chen, leiden oft (ca. 25 %) unter einer Panikstörung (Deacon et al. 2008; Fleet et al. 1997; Pelland et al. 2010). Weitere häufige Notfallsituationen, die sich in der Regel auf Angststörungen zurückführen lassen, sind Hyperventilationen.

Unter Umständen kann es zu Erregungszuständen oder Suizidalität, insbesondere bei Panikattacken, kommen (Bolton et al. 2008; Kapfhammer 2011).

Angststörungen können auch die Versorgung von Patienten in Notfallsituationen erheblich beeinträchtigen, durch mangelnde Kooperation oder panikartige Verhaltensweisen wie z. B. Schreien, Schlagen, Weglaufen oder Herausreißen von Infusionen oder Kathetern.

3.5   Erregungszustände

Erregungszustände können, je nach Intensität, einen psychiatrischen Notfall darstellen, weil sich aus ihnen unkontrollierte Aggression und daraus resultierende Eigen- und Fremdgefährdung entwickeln können. Andere Begriffe, wie z. B. Agitation, Agitiertheit oder Unruhezustände, werden weitgehend gleichbedeutend mit Erregungszustand verwendet. Ihre Abgrenzung voneinander ist definitorisch unscharf. Die Definition von Erregungszuständen ist heterogen und unterliegt auch kulturellen Besonderheiten (Allen 2000; Battaglia 2005; Kaplan und Sadock 1995; Lindenmayer 2000; Marder 2006).

Die klinische Symptomatik besteht aus innerer Gespanntheit und innerer Unruhe, einer ängstlich-misstrauischen Grundstimmung und einer Steigerung des Antriebes und der Psychomotorik. Begleitend sind meist vegetative Symptome im Sinne einer sympathikotonen Stimulation (z. B. Erhöhung von Blutdruck und Puls, Schwitzen) vorhanden. Im Rahmen von Erregungszuständen kann das Schmerzempfinden deutlich reduziert sein. Die Patienten können unerwartete körperliche Kräfte entwickeln. Darüber hinaus finden sich häufig eine verminderte Impulskontrolle, Störungen der Wahrnehmung, eine reduzierte Aufmerksamkeit, ein Verhaftetsein in eigenen Vorstellungen und daraus resultierend eine verminderte kognitive Flexibilität und reduzierte oder fluktuierende Fähigkeit zur Compliance.

Erregungszustände lassen sich in vier Phasen einteilen:

1. Phase der Gespanntheit oder Prodromalphase
   Der Patient wirkt gespannt und misstrauisch, vermeidet Blickkontakt, reagiert gar nicht oder nur noch unzureichend auf Fragen und ist nicht mehr kontaktfähig. Möglicherweise wird bereits eine drohende Haltung eingenommen.
2. Phase verbaler Aggression
   Neben der Unruhe kommt es jetzt zu aggressiven Äußerungen, die Stimme wird lauter, der Patient reagiert nicht mehr adäquat auf Ansprache.
3. Phase motorischer Aggression
   Der Patient zerstört Gegenstände oder verhält sich klar bedrohlich gegenüber Anderen oder greift diese an.

4. Erregungssturm
   Ein Erregungssturm kann mit völlig unkontrollierter und ungezügelter Gewalttätigkeit
   einhergehen, bei der körperliche Kräfte freigesetzt werden, die das übliche Maß um ein
   Vielfaches übersteigen können.

Ein Erregungszustand kann auch raptusartig ohne Prodromalphase auftreten. Spätes-
tens ab Phase 3 ist von einem psychiatrischen Notfall auszugehen, sofern der Störung
eine Erkrankung zugrunde liegt. Die Intensität und das Ausmaß der Erregung müssen
nicht zwangsläufig mit einer möglichen Fremdgefährdung korrelieren (Pajonk und
D'Amelio 2008).

Als pathophysiologische Genese werden u. a. Veränderungen der Neurotransmission
postuliert, insbesondere eine Erhöhung der Dopaminausschüttung bei Psychosen, Manien
und Substanzmissbrauch, einer Erhöhung der Noradrenalinausschüttung bei Angst- und
Panikstörungen und eine verminderte GABAerge Transmission, z. B. bei Demenzen, Depressionen und Angststörungen (Lindenmayer 2000; Sachs 2006).

Ursachen von Erregungszuständen können sein (Nordstrom et al. 2012):

- Fast jede psychiatrische Erkrankung, besonders im Rahmen schizophrener Psychosen,
  Manien, Panikattacken, Traumafolgestörungen und Persönlichkeitsstörungen (Stowell
  et al. 2012)
- Intoxikationen mit Alkohol oder Drogen
- Entzug psychotroper Substanzen, mit oder ohne Delir
- Neuropsychiatrische Erkrankungen wie Demenzen oder Intelligenzminderung
- Neurologische Erkrankungen wie Tumore, Enzephalitis, Epilepsien, Schlaganfälle und
  Schädel-Hirn Trauma, Chorea Huntington
- Internistische Erkrankungen, z. B. Hyperthyreose, Störungen des Glukosestoffwech-
  sels, akutes Koronarsyndrom, Autoimmunerkrankungen
- Pharmakologisch bedingt, z. B. durch anticholinerg wirksame Psychopharmaka, Korti-
  kosteroide, Antibiotika und Antihypertensiva, als paradoxe Reaktionen bei Benzodiazepinen und anderen Hypnotika und Sedativa, bei Akathisie im Rahmen einer antipsychotischen Behandlung

Die Inzidenz von Erregungszuständen bei den genannten unterschiedlichen Erkrankungen ist oft nicht genau bekannt. Hinsichtlich psychiatrischer Erkrankungen finden sich
folgende Angaben (Pacciardi et al. 2013; Serretti und Olgiati 2005; Swanson et al. 1990):

- Schizophrenien 11–13 %
- Bipolare Störungen 52–88 %
- Alkoholabhängigkeit 25 %
- Drogenmissbrauch 35 %
- Demenzen 24–45 %
- Angststörungen 20–30 %

Bei ca. 62 % der Patienten, die wegen einer Schizophrenie stationär aufgenommen werden, liegt ein Erregungszustand vor (Orta et al. 2007).

Trotz der Häufigkeit und Relevanz von Erregungszuständen gibt es praktisch keine systematischen epidemiologischen Untersuchungen. Verbale Aggressionen kommen bei Erregten in ca. 50 % der Fälle vor. Die Prävalenz von Gewalthandlungen bei erregten Patienten beträgt zwischen 18 und 31 %. In der internationalen Literatur wird die Häufigkeit von Erregungszuständen mit oder ohne Aggression und Gewalt in notfallpsychiatrischen Versorgungseinrichtungen auf ca. 10 % geschätzt (Tardiff und Sweillam 1982).

Im deutschen Notarztdienst stellen Erregungszustände mit 15–25 % aller psychiatrischen Einsätze nach den Intoxikationen die zweithäufigste Notfallsituation dar (Pajonk et al. 2008). Etwa zwei Drittel der Patienten weisen zumindest milde Agitation oder Erregtheit auf (Biedler et al. 2012).

Zur Häufigkeit von Erregungszuständen in allgemeinen und interdisziplinären Notaufnahmen liegen nur wenige Zahlen vor. Aus Frankreich wird eine Häufigkeit von 1,22 % berichtet (Bourdinaud und Pochard 2003). In Deutschland wird die Zahl verletzter Mitarbeiter aufgrund von Erregungszuständen in allgemeinen und interdisziplinären Notaufnahmen auf 2,5 pro Jahr geschätzt (Puffer et al. 2012).

Tätliche Verletzungen von Ärzten wurden in 11 % der Fälle beschrieben. Bis zu 21 % der Ärzte werden durch aggressives Verhalten verletzt (Püschel und Cordes 2001). Nach einer neueren Untersuchung gaben 91 % der Hausärzte an, im Verlauf ihrer Tätigkeit mit aggressivem Verhalten konfrontiert gewesen zu sein, in den letzten 12 Monaten waren es 73 %. Schwerwiegende Aggression oder Gewalt gaben 23 % an erlebt zu haben, in den letzten 12 Monaten 11 % (Vorderwülbecke et al. 2015). Unter den Medizinern sind Psychiater in fast der Hälfte der Gewaltverbrechen die Opfer (Behnam et al. 2011; Püschel und Cordes 2001).

Aus dem Notarzt- und Rettungsdienst gibt es hinsichtlich der Gewalterfahrung nur wenige Untersuchungen. Bei einer Befragung von 150 Rettungsdienstassistenten und -sanitätern bezeichneten sich zwei Drittel als Opfer von Gewalt innerhalb eines Jahres; über 50 % berichteten über mehr als eine Gewalterfahrung. 15 % gaben an eine körperliche Schädigung erlitten zu haben (Lenk 2008). In einer größeren Stichprobe berichteten 98 % der Rettungskräfte innerhalb von 12 Monaten verbale Gewalt erlebt zu haben, 59 % einen gewalttätigen Übergriff (inklusive Schubsen und Anspucken) und 27 % ein strafrechtlich relevantes Delikt gegen die körperliche Integrität. Typische Täter sind danach männlich, zwischen 20 und 39 Jahre alt, ohne erkennbaren Migrationshintergrund und unter Alkoholeinfluss stehend. 49 % der gewalttätigen Übergriffe seien völlig unerwartet geschehen (Schmidt und Feltes 2012).

Weitere Anmerkungen

Zur Diagnostik und Therapie aggressiven Verhaltens sind spezifische Leitlinien publiziert worden. Weitere Informationen finden sich dort. Die Feststellungen dieser im Folgenden aufgeführten Leitlinien wurden bei der Erstellung dieser Leitlinie berücksichtigt.

- S2-Leitlinie Therapeutische Maßnahmen bei aggressivem Verhalten in der Psychiatrie und Psychotherapie (2010)
- Assessment and Management of Agitation in Psychiatry: Expert consensus (2016)
- S3-Leitlinie Verhinderung von Zwang: Prävention und Therapie aggressiven Verhaltens bei Erwachsenen (2018)

3.6 Suizidalität

Eine einheitliche, umfassend gültige Definition von Suizidalität gibt es nicht. Suizidalität bzw. ein suizidales Syndrom umfasst die Summe aller Denk- und Verhaltensweisen eines Menschen oder auch von Gruppen von Menschen, die in Gedanken, durch aktives Handeln, Handeln lassen oder passives Unterlassen den eigenen Tod anstreben bzw. in Kauf nehmen (Berzewski und Pajonk 2012; Wolfersdorf 2008). Der Suizid ist dabei die suizidale Handlung mit letalem Ausgang. Der Suizidversuch ist nach WHO-Definition „jede Handlung mit nichttödlichem Ausgang, bei der das Individuum entweder gezielt ein nicht habituelles Verhalten zeigt, das ohne Intervention von dritter Seite eine Selbstschädigung bewirken würde, oder absichtlich eine Substanz in einer Dosis einnimmt, die über die verschriebene oder im Allgemeinen als therapeutisch angesehene Dosis hinausgeht und die zum Ziel hat, durch die aktuellen oder erwarteten Konsequenzen Veränderungen zu bewirken" (Bronisch 1998; Platt et al. 1992). Ein häufig hierzu synonym benutzter Begriff ist der Parasuizid. Zur Suizidalität gehören sowohl aktive als auch passive („vermeidende") Verhaltensweisen, wobei die Abgrenzung von nicht suizidal motiviertem Verhalten oft schwierig sein kann. Die Person, die einen Suizid begeht, wird üblicherweise als Suizident bezeichnet. Ein erweiterter Suizid liegt vor, wenn der Suizident weitere Personen (in der Regel nahe Angehörige) mit in den Tod nimmt.

Laut WHO liegt die globale Suizidrate bei etwa 16 pro 100.000 Einwohner (World Health Organization (WHO) 2014). Diese differiert von Region zu Region erheblich. So liegen die aktuellen Zahlen für Deutschland bei etwa 13,5 (Männer 20,5, Frauen 7,0). In Deutschland suizidieren sich, im Mittelwert der letzten 10 Jahre, ca. 10.000 Menschen pro Jahr. Dies sind etwa drei Mal mehr als Verkehrstote und 10 Mal mehr als tödliche Arbeitsunfälle. Es ist von einer hohen Dunkelziffer auszugehen. Wie viele Suizide sich unter den Verkehrs- und Drogentoten, akzidentiellen Intoxikationen und anderen scheinbar natürlichen Todesfällen verbergen, kann nicht sicher festgestellt werden.

Da für Suizidversuche keine Meldepflicht besteht, kann deren Prävalenz nur geschätzt werden. Es wird davon ausgegangen, dass die Rate an Suizidversuchen etwa 10–15 Mal höher als die der Suizide ist. In zwei deutschen Modellregionen (Würzburg, Nürnberg) wurden Suizidversuche erfasst. Die Ergebnisse beider Modellregionen stimmen recht gut überein und lassen davon ausgehen, dass die Rate der Suizidversuche in den Jahren 2000/2001 bei etwa 115 pro 100.000 Einwohner lag (Lehfeld et al. 2004; Weinacker et al. 2003).

Suizidversuche werden immer wieder als Unfälle verkannt. Daten aus Island belegen, dass 4 % der Einweisungen auf eine Intensivstation Folge eines Suizidversuchs waren (Sverrisson et al. 2010). Eine Untersuchung aus Deutschland identifizierte aus 539 Patienten, die in den Jahren 1982 bis 1995 aufgrund von Mehrfachverletzungen auf eine Intensivstation aufgenommen wurden, 65 parasuizidale Patienten (12 %) (Ruchholtz et al. 1999).

Suizidalität stellt für sich selbst keine Diagnose dar (Durkheim 1983; Felber und Reimer 1991), sondern entsteht ganz überwiegend im Gefolge psychiatrischer Erkrankungen oder akuter Krisen (Lebensveränderungs- und traumatischen Krisen) (s. Abschn. 3.11) (Harris und Barraclough 1998). Bei 84–100 % von an Suizid verstorbenen Patienten ließen sich in neun Studien eine psychiatrische Diagnose verifizieren (Bronisch und Hegerl 2011). Eine seltene Ausnahme stellt z. B. der Bilanzsuizid von Menschen im Terminalstadium einer tödlich verlaufenden Erkrankung dar. Die häufigsten psychiatrischen Diagnosen, die mit Suizidalität einhergehen, sind bipolare Störungen, schwere depressive Erkrankungen, Missbrauch und Abhängigkeit von Alkohol und Drogen, bestimmte Persönlichkeitsstörungen und Schizophrenien. Eine Komorbidität der genannten Erkrankungen potenziert diese Gefahr (Wolfersdorf und Franke 2006). Insgesamt gehen 40–70 % aller Suizide auf eine Depression zurück (Lönnquist 2000; Wulsin et al. 1999). Die Suizidhäufigkeit bei Suchtkranken ist ca. um den Faktor 22 im Vergleich zu einer vergleichbaren Altersgruppe der Normalbevölkerung erhöht (ausführlichere Darstellung des Themas Suizidalität im Kontext von Intoxikationen, siehe Abschn. 3.3) (Backmund 1999; Murphy und Wetzel 1990). Daneben gibt es körperliche Leiden, bei denen ein leicht erhöhtes Suizidrisiko besteht, z. B. Epilepsie, Diabetes mellitus, Aids, Tumorerkrankungen und eine dialysepflichtige Niereninsuffizienz (Lauterbach und Kienast 2009).

Ätiopathogenetisch werden biologische, biografisch-lerngeschichtliche und soziologische Hypothesen unterschieden (Felber 1999; Wolfersdorf 2008). In der Regel ist die Entstehung von Suizidalität multifaktoriell und bezieht vorausgegangene Lebenserfahrungen, Persönlichkeit, aktuelle Erkrankungen und biologisch-genetische Faktoren mit ein. Kennzeichnend ist eine zunehmende kognitive und emotionale Einengung, in der sich die Hilflosigkeit bei der Lösung aktueller Konflikte und Krisen als Aggression gegen die eigene Person wendet und am Ende auf die Selbsttötung reduziert (Pöldinger 1968; Ringel 1953).

Am häufigsten suizidieren sich Männer im höheren Lebensalter. In den letzten Jahren konnte aber ein deutlicher Anstieg von Suiziden in der Altersgruppe der 15- bis 35-jährigen beobachtet werden (Diekstra 1996). Suizidversuche finden sich statistisch am häufigsten bei Jugendlichen, jungen Erwachsenen und beim weiblichen Geschlecht (Bronisch 1998; Hegerl 2005; Wolfersdorf 2008; Yoshimasu et al. 2008). Folgende Personengruppen unterliegen einem erhöhten Risiko für Suizidalität (Bronisch und Hegerl 2011; Inskip et al. 1998; Wolfersdorf und Kaschka 1995):

- Personen mit mindestens einem Suizidversuch in der Vorgeschichte
- Menschen mit psychischen Erkrankungen
- Menschen mit chronischen Schmerzen
- Menschen mit lang anhaltenden Schlafstörungen

- Alte Menschen
- Vereinsamte und isolierte Menschen, Fehlen mitmenschlicher Kontakte (z. B. bei Scheidung, Verwitwung, Entwurzelung)
- Kinder und Jugendliche aus Broken-home Verhältnissen
- Menschen in Medizinal- und Helferberufen

Ein vorausgegangener Suizidversuch ist der wichtigste Risikofaktor. Gerontopsychiatrische Patienten sind ebenfalls hoch gefährdet, suizidale Handlungen zu begehen. Hier spielen kognitive Einbußen, Demenzen, zunehmende Vereinsamung, chronische somatische Erkrankungen – speziell mit Bewegungseinschränkung und chronischen Schmerzen – eine suizidfördernde Rolle (Schmidtke et al. 2008).

Die Gesamtheit aller suizidalen Handlungen wird auch z. B. von gesellschaftspolitischen, sozioökonomischen, kulturellen und religiösen Faktoren beeinflusst. Ungünstige Lebensumstände, schlechte sozioökonomische Faktoren und kritische Ereignisse erhöhen das Risiko für Suizidalität (Berzewski 2009; Bronisch 1998; Hegerl 2005; Laux und Berzewski 2011; Wolfersdorf und Kaschka 1995). Hierzu zählen:

- (Langzeit-) Arbeitslosigkeit
- Finanzielle Probleme
- Zugehörigkeit zu Randgruppen in der Gesellschaft mit besonders hoher Hoffnungs- und Perspektivlosigkeit
- Lebensveränderungskrisen (biografische Wendepunkte) und traumatische Krisen (Katastrophen, Schicksalsschläge, z. B. Verlust eines Angehörigen), die als existenzbedrohend erlebt oder mit dem Gefühl des Ausgeliefertseins oder eines bevorstehenden Untergangs verbunden sind
- Gewalttätigkeit in der Familie oder durch Partner
- Feindliches, durch chronische Belastungen und Auseinandersetzungen geprägtes Familienmilieu
- Anstehende Strafverfahren

Unter den Suizidmethoden werden häufig solche mit hoher Letalität, sog. „harte" Methoden (z. B. Erhängen, Erschießen, Sprung aus großer Höhe) von solchen mit geringer Letalität, sog. „weiche" Methoden (z. B. Selbstvergiftung, Verletzung durch scharfen Gegenstand) unterschieden (Felber und Reimer 1991; Wittchen und Hoyer 2006). Studien konnten zeigen, dass die international fast einheitlich gefundenen Geschlechterunterschiede – Männer suizidieren sich häufiger, Frauen begehen mehr Suizidversuche – mit der Wahl der Methode korrelieren. Neben dem Geschlecht gibt es weitere Variablen, die bei vollendeten Suiziden und nichtletalen Suizidversuchen unterschiedlich ausgeprägt sind, z. B. das Alter: die Letalität von Suizidversuchen ist bei älteren Menschen höher (Felber und Reimer 1991; Fiedler 2007).

Es wird allgemein davon ausgegangen, dass die meisten der späteren Suizidenten unmittelbar vor ihrem Suizid Hinweise auf ihr Vorhaben an ihr soziales Umfeld, Ärzte oder psychosoziale Notdienste als Ausdruck ihres ambivalenten Schwankens zwischen Todeswunsch und Hoffnung senden. In einer Metaanalyse von über 150 Untersuchungen und Berichten wird die Häufigkeit mit 50–66 % angegeben (Cavanagh et al. 2003). In einem umfassenden Review wurde dargestellt, dass im Durchschnitt 45 % der späteren Suizidenten noch einen Monat zuvor ihren Arzt aufgesucht hatten (Luoma et al. 2002). Es bedarf hoher Aufmerksamkeit, diese Botschaften zu verstehen und die Bereitschaft, diese Ernst zu nehmen. Suizidale Patienten berichten meist von körperlichen, sozialen oder unspezifischen psychischen Beschwerden. Aus Angst vor Verurteilung, Ausgrenzung, Belastung des Umfelds, oder vor einer „Zwangseinweisung", aber vor allem aus Scham sprechen sie ihre Todeswünsche selbst oft nicht direkt an. Die Ergebnisse einer neueren Studie zeigen, dass häufig die Akuität von Suizidalität auch von Mitarbeitern im Gesundheitswesen unterschätzt wird. Eine Suizidankündigung ist als Risikofaktor für einen bald zu erwartenden Suizidversuch anzusehen (Appleby et al. 1999a, b). Der zentrale Aspekt der Diagnostik der Suizidalität liegt also darin, an sie zu denken: Die Aktivität muss vom Adressaten der Botschaft ausgehen (Flüchter 2011).

Suizidalität, Suizidversuche und Suizide in der Notfallmedizin
Suizidalität ist im Notarztdienst und in Notaufnahmen von hoher Relevanz. Für die präklinische Notfallversorgung in Deutschland zeigen die vorliegenden Untersuchungen, dass suizidale Patienten mit 25–30 % unter den psychiatrischen Notfällen im Notarztdienst eine große Rolle spielen (Pajonk et al. 2001a, 2002b, 2008). Anders als allgemein gültig und oben dargestellt, werden Notärzte überwiegend zu Suizidversuchen von jungen Männern gerufen. Die häufigsten Methoden bei Suizidversuchen, die vom Notarztdienst versorgt werden, sind Intoxikationen mit Medikamenten und illegalen Drogen (Pajonk et al. 2002a).

Bisherige Studien weisen darauf hin, dass die Häufigkeit und Relevanz eines Suizidversuchs vom Personal der Notaufnahme unterschätzt wird und Suizidalität oft unentdeckt und unbehandelt bleibt (Suokas und Lönnqvist 1989). Eine Studie berichtete über 11,6 % der Patienten mit Suizidgedanken und über 2 % mit konkreten Suizidplänen. Etwa 80 % der Patienten mit konkreten Suizidplänen wurden in der Notaufnahme nicht als akut suizidal erkannt (Claassen und Larkin 2005). In einer Untersuchung der medizinischen Notaufnahme der Medizinischen Hochschule Hannover waren 12,1 % der dort vorstellig gewordenen psychiatrischen Patienten suizidal (Kropp et al. 2007).

In einer deutschen Befragung von Notaufnahmen gaben diese an, dass dort etwa 2 % aller Notaufnahmepatienten mit Z.n. Suizidversuch vorstellig wurden (Puffer et al. 2012).

In Finnland wurde etwa die Hälfte aller Patienten nach Suizidversuch aus einer Notaufnahme ohne weitere Behandlung entlassen (Suokas und Lönnqvist 1991; Suominen et al. 2004a, b). Entsprechende Zahlen aus Deutschland fehlen. Eine andere Untersuchung aus dem Jahr 2010 stellte dar, dass von 286 Suizidtoten sich 124 im Jahr zuvor in einer Notaufnahme vorgestellt hatten, 35 sogar mindestens dreimal (Da Cruz et al. 2011). Eine – auch kurze – psychiatrische Intervention suizidaler Patienten in der Notaufnahme kann bereits das Risiko für einen erneuten Suizidversuch um etwa die Hälfte reduzieren (Hickey et al. 2001).

3.7 Paranoid-halluzinatorische Syndrome

Kennzeichnendes Merkmal dieser ätiologisch uneinheitlichen Krankheitsgruppe sind wahnhafte bzw. paranoide Symptome sowie halluzinatorisches Erleben. Paranoide und halluzinatorische Symptome können sich isoliert oder in Kombination manifestieren. Beiden Formen der Wahrnehmungsstörung ist ein fehlender Realitätsbezug gemeinsam. Häufig sind hierdurch auch die Einsichts- und Steuerungsfähigkeit des Erkrankten alteriert.

Beim Wahn handelt es ich um eine Fehlbeurteilung tatsächlich real existierender Wahrnehmungen oder Ideen. Die Patienten sind in ihrer Überzeugung unkorrigierbar und durch nichts von ihrer Deutung abzubringen. Wahnwahrnehmungen oder Wahnideen sind oft entsprechend der Grunderkrankung thematisch geprägt (z. B. Größenwahn bei Manien, Verarmungs-, Verschuldungs-, Versündigungs- oder hypochondrischer Wahn bei Depressionen, Verfolgungs-, Beziehungs- und Beeinträchtigungswahn bei schizophrenen Psychosen).

Halluzinationen beschreiben Wahrnehmungserlebnisse ohne physikalische Reizquelle, die auf jedem Sinnesgebiet (akustisch, optisch, gustatorische, olfaktorische, haptische bzw. coenästhetische), als akustische und optische Halluzinationen aber am häufigsten auftreten (Hewer und Rössler 2007; Kardels et al. 2008b).

Folgende Halluzinationen finden sich bei diesen psychiatrischen Erkrankungen besonders häufig (Tab. 3.10).

Als Ursachen für paranoid-halluzinatorische Syndrome finden sich:

- Neuropsychiatrische Erkrankungen, z. B. schizophrene Psychosen, Manien (siehe Abschn. 3.8), Depressionen, Delirien (siehe Abschn. 3.2)
- Drogenintoxikationen, z. B. durch Cannabis, Halluzinogene, Kokain, Amphetamine (s. Abschn. 3.3),
- Alkoholfolgeerkrankungen (siehe Abschn. 3.3)
- Neurologische Erkrankungen, z. B. systemdegenerative Erkrankungen, Demenzen, Hirntumore, Schlaganfälle, Meningitiden, Epilepsien
- Internistische Erkrankungen, z. B. zahlreiche metabolisch-hormonelle Erkrankungen wie Hyperthyreose, Hyper- und Hypoglykämie, renale und hepatische Enezephalopathien und Funktionsstörungen der Nebenniere, Hypoxie, Hyperkapnie, hohes Fieber, kardiale Erkrankungen mit begleitender zerebraler Hypoperfusion, Autoimmunerkrankungen mit zerebraler Manifestation
- Pharmakologische Ursachen (s. Abschn. 7.4)

Tab. 3.10 typische Halluzinationen bei psychotischen Störungen

Erkrankung	Dominierende Halluzination
Schizophrenie	akustisch (besonders in Form von Stimmenhören mit imperativem, befehlendem oder kommentierendem Charakter)
Alkoholhalluzinose	akustisch
Delir	optisch
Persönlichkeitsstörungen	Pseudohalluzinationen

Eine Übersicht über zahlreiche weitere Ursachen findet sich bei Naumann et al. (2012). Nicht selten finden sich gerade bei psychiatrischen Erkrankungen auch Komorbiditäten. So stellen Substanzmissbrauch und Abhängigkeitserkrankungen die häufigsten Komorbiditäten für schizophrene Psychosen dar (Gouzoulis-Mayfrank 2007; Regier et al. 1990).

Eine Erkrankung mit paranoid-halluzinatorischem Syndrom kann über lange Zeit unentdeckt bleiben (z. B. Schizophrenien) oder sich innerhalb kurzer Zeit entwickeln (z. B. Drogenintoxikation). Zum Notfall wird sie, wenn das Erleben zu großer Angst, Erregung, Unruhe oder Aggressivität führt oder mit gravierendem Fehlverhalten verbunden ist. Erregungszustände treten bei psychotischen Patienten unter Einfluss von Alkohol und Drogen aufgrund reduzierter Impulskontrolle deutlich häufiger auf. Zur Charakteristik von Erregungszuständen s. Abschn. 3.5.

Fehlverhalten kann auch aus anderen affektiven oder psychomotorischen Zuständen resultieren, z. B. Verzückung, Entrückung oder Euphorie (s. Abschn. 3.8), aber auch aus einem mutistischen, stuporösen oder katatonen Zustandsbild (s. Abschn. 3.9).

Häufig besteht bei Patienten mit paranoid-halluzinatorischen Syndromen eine eingeschränkte oder fehlende Krankheitseinsicht, da das psychotische Erleben von ihnen als real wahrgenommen wird. Deshalb fühlen sich die Patienten durch ihre Umwelt häufig nicht ernst genommen oder abgelehnt (Naumann et al. 2012). Dies erschwert Diagnostik und Therapie. Für körperliche Symptome besteht dagegen oft Leidensdruck und Krankheitseinsicht. Die Interpretation somatischer Symptome kann jedoch wahnhaft sein (z. B. können Schmerzen im Rahmen eines Beeinträchtigungswahns als von Dritten hervorgerufen wahrgenommen werden).

Der Anteil psychotischer Patienten in der präklinischen Notfallmedizin ist nicht hoch. Bislang existiert nur eine Untersuchung, in der psychiatrische Patienten, die vom Notarzt gesehen wurden, prospektiv diagnostisch verfolgt wurden. Danach litten 2,8 % der psychiatrischen Patienten unter einer Psychose aus dem schizophrenen Formenkreis. Weitere 5–7 % wiesen eine drogeninduzierte Psychose auf. In ca. 18 % der Patienten, die einen Suizidversuch verübten und nicht näher diagnostisch einschätzbar waren, dürften sich ebenfalls Patienten mit psychotischen Störungen finden. Damit dürften etwa 10–15 % aller Patienten, zu denen der Notarzt wegen einer psychiatrischen Störung gerufen wird, an psychotischen Störungen leiden (Biedler et al. 2012).

Der Anteil von Patienten mit paranoid-halluzinatorischen Syndromen dürfte in Notaufnahmen größer sein. In einer Analyse der psychiatrischen Störungen in der Notaufnahme der Medizinischen Hochschule Hannover fand sich ein Anteil von 22 % für F2-Störungen nach ICD-10 (Schizophrenie, schizotype und wahnhafte Störungen). Hinzu kommen noch eine unbekannte Anzahl psychotischer Störungen durch psychotrope Substanzen und organische psychische Störungen (Kropp et al. 2007).

Es gibt keine Angaben, wie viele Patienten sich mit paranoid-halluzinatorischen Syndromen als Notfall in psychiatrischen Kliniken vorstellen.

3.8 Maniforme Syndrome

Bipolar-affektive (manisch-depressive) Störungen sind psychiatrische Erkrankungen mit einem vielgestaltigen klinischen Bild. Im Gegensatz zur depressiven Episode, die dann eine Notfallintervention erfordert, wenn sich Suizidgedanken oder Suizidimpulse bemerkbar machen, ist es insbesondere das manische Syndrom, welches notfallpsychiatrisch relevant werden kann. Symptome einer Manie können sich aber auch im Zusammenhang mit organischen Erkrankungen manifestieren, z. B. bei Intoxikationen oder einer Hyperthyreose.

Die Manie ist durch eine Konstellation typischer Symptome auf der Kognitions-, Emotions-, Wahrnehmungs- und Verhaltensebene gekennzeichnet. Als Zeitkriterium gilt eine mindestens einwöchige Dauer folgender Symptome:

- Gehobene oder gereizte Stimmung
- Übersteigertes Selbstwertgefühl
- Gesteigerte Betriebsamkeit
- Rededrang (Logorrhoe)
- Ideenflucht
- Vermindertes Schlafbedürfnis
- Erhöhte Ablenkbarkeit
- Aktivitäten mit möglicherweise nachteiligen Konsequenzen

Im Zustand gehobener Stimmung fühlen sich die Betroffenen häufig ausgesprochen wohl, sie sind heiter und können im Verlauf euphorisch, erregt oder auch gereizt werden. Der expansive Charakter wird durch den wahllosen Einbezug von fremden Personen und die Umgebung deutlich. Den graduellen Stimmungswechsel von normaler zu krankhafter Gestimmtheit vermag der Betroffene selbst zunächst gar nicht richtig wahrzunehmen, sondern er wird eher von engen Bezugspersonen darauf aufmerksam gemacht. Häufig lässt sich ein plötzlicher Umschwung von überschwänglich-euphorischer Stimmung in ärgerlich-gereizte Aufgebrachtheit beobachten. Selbst belanglose Bemerkungen können dann eine Erregtheit entfachen und zu Verbalattacken und Injurien führen, selten auch einmal körperliche Übergriffe nach sich ziehen (Assion und Volz 2004).

Ein übersteigertes Selbstwertgefühl kann mit unkritischem Selbstvertrauen, einem großartig-grandiosen Selbsterleben und wahnhafter Verkennung bis zum Größenwahn einhergehen. Gelegentlich finden sich auch Halluzinationen. Der typische Rededrang (Logorrhoe) lässt sich in einer akut-manischen Episode kaum beenden.

Im Notfall ist eine Krankheitseinsicht nicht zu erwarten, so dass therapeutische Maßnahmen in der Regel abgelehnt werden.

Mildere Formen mit abgeschwächter Symptomatik werden als Hypomanie bezeichnet und treten im Rahmen sogenannter Bipolar II Störungen auf. Im Rahmen eines affektiven

Mischzustands können Antriebssteigerung und Erregung gleichzeitig mit depressiver Stimmungslage und Suizidalität vorliegen.

Es gibt praktisch keine Angaben, wie oft sich manische Patienten in Einrichtungen der Notfallversorgung vorstellen. Der Anteil dürfte gering sein. Eine Untersuchung aus dem Notarztdienst fand eine Häufigkeit von 0,15 % (Pajonk et al. 2001b). In einer französischen Notaufnahme fanden sich unter 500 konsekutiv aufgenommenen Patienten 2 Patienten mit einer Manie (Saliou et al. 2005). Dafür sind Einsätze mit solchen Patienten häufig ereignisreich und bleiben daher im Gedächtnis.

Weitere Anmerkungen

- Zur Diagnostik und Therapie bipolarer Störungen sind spezifische Leitlinien publiziert worden. Weitere Informationen finden sich dort. Die Feststellungen dieser im Folgenden aufgeführten Leitlinien wurden bei der Erstellung dieser Leitlinie berücksichtigt (S3-Leitlinie zur Diagnostik und Therapie Bipolarer Störungen, 2012).

3.9   Stupor und Katatonie

Katatone und stuporöse Syndrome sind nosologisch unspezifisch. Ihnen gemeinsam sind psychomotorische, Verhaltens- und Kommunikationsstörungen. Der Stupor kann Symptom der Katatonie sein. Ihre Unterscheidung kann schwierig sein. Beide Störungen können lebensbedrohlich sein.

Stupor

Beim stuporösen Patienten liegt meist keine Bewusstseins- sondern eine Expressions- und Kommunikationsstörung vor. Patienten im Stupor nehmen ihre Umgebung wahr und hören und verstehen auch, was zu ihnen gesagt wird, sie sind jedoch nicht in der Lage zu reagieren. Es handelt sich um einen Zustand fehlender körperlicher Aktivität und äußert sich in mimischer Ausdruckslosigkeit, Aspontaneität, fehlender Reaktion auf Außenreize (einschließlich Schmerzreize) sowie in extremen Antwortlatenzen bis hin zum Mutismus (Saß und Hoff 2011). Trotz äußerer Bewegungs- und Ausdruckslosigkeit ist davon auszugehen, dass die Patienten ausgeprägt erregt, beunruhigt, angespannt oder ängstlich sind. Dies kann sich z. B. in Tachykardien, hypertensiven Krisen oder Hyperhidrosis äußern.

Mögliche Ursachen für einen Stupor sind:

- Psychiatrische Erkrankungen, z. B. Schizophrenien, Depressionen, dissoziative Störungen, Drogenintoxikationen (z. B. Ketamin), Akute Belastungsreaktionen, Posttraumatische Belastungsstörungen
- Internistische Erkrankungen, z. B. metabolische oder endokrine Entgleisungen
- Hirnorganische Erkrankungen, z. B. Meningitis, Enzephalitis, Schlaganfälle, raumfordernde Prozesse
- Pharmakogene Ursachen, z. B. Intoxikationen, Malignes Neuroleptisches Syndrom

Eine hohe notfallmedizinische Relevanz des Stupors entsteht aus einer gravierenden Exsikkose, fehlender Nahrungsaufnahme, Unfähigkeit auch der Verrichtung einfachster Bedürfnisse und Tätigkeiten und allgemeiner Verwahrlosung. Patienten in einem Stupor sind völlig hilflos. Ein Stupor kann tagelang andauern.

Katatonie
Die Katatonie ist durch motorische, affektive und Verhaltensstörungen charakterisiert. Die klinische Symptomatik ist von Hyper- oder Hypophänomenen gekennzeichnet. Dominantes motorisches Symptom der Katatonie ist das Haltungsverharren, welches dem Patienten unbewusst bleibt („motorische Anosognosie") und bei dem die Extremitäten Stunden bis Tage, früher sogar bis zu Jahren, in bizarren Positionen verbleiben. Andererseits bleibt gleichzeitig die Fähigkeit, komplexe Handlungen zu vollziehen, erhalten. Affektive Symptome, die bewusst oder bewusstseinsnah erlebt werden, bestehen z. B. in Form starker Ängste, aber auch unkontrollierbarer Freude oder Begeisterung. Verhaltensauffälligkeiten spiegeln sich u. a. in negativistischem Verhalten oder in Form von Handlungsstereotypien, Perseverationen oder Echolalie/Echopraxie wider (Northoff 2002). Eine Zusammenfassung möglicher Symptome bei Katatonie findet sich in Tab. 3.11.

Gelegentlich lässt sich ein rascher Wechsel („Raptus") zwischen Negativismus und extremer psychomotorischer Erregung beobachten. Diese kann mit massiver, impulsiver und unkontrollierbarer Aggression einhergehen (Erregungssturm, s. Abschn. 3.5).

Ätiopathogenetisch sind vermutlich mehrere Neurotransmittersysteme an der Entstehung katatoner Symptome beteiligt. Es gibt Hinweise für eine Hyperaktivität des dopaminergen Systems (Northoff et al. 1995; Northoff et al. 1996). Da in 60 bis 80 % der GABA-A-Rezeptoragonist Lorazepam therapeutisch wirksam ist, wird darüber hinaus eine Störung des kortikalen GABAergen Systems vermutet (Bush et al. 1996; Northoff et al. 1995; Northoff 2000). Da auch Glutamat-Antagonisten, z. B. Amantadin, bei Lorazepam Non-Respondern erfolgreich eingesetzt werden können, scheint auch das glutamaterge System in den pathophysiologischen Prozess involviert zu sein (Northoff et al. 1997).

Tab. 3.11 Symptome der Katatonie

Hyperphänomene	Hypophänomene
- Psychomotorische Erregung	- Stupor
- Bewegungs- und Sprachstereotypien	- Sperrung
- Manierismen	- Mutismus
- Befehlsautomatie	- Negativismus
- Grimassieren	- Katalepsie
- Echolalie/Echopraxie	- Flexibilitas cerea
	- Haltungsstereotypien/ Haltungsverharren

Eine Katatonie kann Symptom folgender Erkrankungen sein (modifiziert nach Möller et al. 2013):

- Psychiatrische Erkrankungen, z. B. Schizophrenien, Manien, Autismus, Drogenintoxikation (z. B. Kokain, Amphetamine)
- Hirnorganische Erkrankungen, z. B. Meningoenzephalitis, Tumor, Epilepsie, Wernicke Enzephalopathie, hepatische und renale Enzephalopathien, Autoimmunenzephalitiden
- Internistische Erkrankungen, z. B. Neoplasien, Intoxikationen (z. B. Kohlenmonoxid, Strychnin), Infektionen (z. B. Typhus, Tuberkulose, Lues), diabetische Ketoazidose, Morbus Addison, Elektrolytstörungen, Hyperparathyreoidismus, Thyreotoxikose, Lupus erythematodes, Vitamin B 12 Mangel
- Pharmakogene Ursachen, z. B. Malignes Neuroleptisches Syndrom, Medikamentenintoxikation (z. B. Lithium), Glukokortikoide, Antibiotika

Von besonderer notfallmedizinischer Relevanz ist die perniziöse Katatonie. Sie tritt im Rahmen katatoner Schizophrenien auf und ist gekennzeichnet durch Fieber, eine sympathikotone vegetative Entgleisung mit Tachykardie und Hypertonie sowie Elektrolytverschiebungen und Exsikkose. Aufgrund einer exzessiven muskulären Anspannung kann es zu einem Untergang quergestreifter Muskulatur kommen. Hieraus kann sich eine Myoglobinurie mit nachfolgendem akutem Nierenversagen ausbilden. Die perniziöse Katatonie ist unbehandelt mit einer hohen Letalität verbunden.

Differenzialdiagnostisch muss die perniziöse Katatonie vom Malignen Neuroleptischen Syndrom (MNS) abgegrenzt werden, welches als Folge einer Behandlung mit Antipsychotika entsteht (s. Abschn. 7.4). Beide Störungen können ähnliche Symptome aufweisen. Diese Differenzialdiagnose ist deshalb besonders wichtig, weil eine Katatonie mit Antipsychotika behandelt wird; diese sind beim MNS aber kontraindiziert.

Zur Häufigkeit von Stupor und Katatonie im Notarztdienst oder in allgemeinen Notaufnahmen gibt es keine Angaben. Die Fallzahlen dürften sehr gering sein; gleichwohl müssen diese Symptomkonstellationen erkannt werden. Verlässliche Daten aus deutschen psychiatrischen Kliniken fehlen ebenfalls. Nach einer älteren amerikanischen Untersuchung fanden sich bei ca. 9 % aller Aufnahmen katatone Symptome (Rosebush et al. 1990).

3.10 Anorexia nervosa

Die Anorexia nervosa ist eine Essstörung mit notfallpsychiatrischer Relevanz. In ihrer schwersten Form endet sie oft letal (Laakmann et al. 2006; Nielsen 2001). Die Anorexie ist die Erkrankung mit der höchsten Mortalitätsrate bei jungen Erwachsenen. Bis zu 20 % der Patienten versterben daran (Löwe et al. 2001). Ursächlich für lebensbedrohliche Zustandsbilder und das Versterben sind in ca. 50 % kardiale Störungen (z. B. plötzlicher Herztod).

Die Diagnose einer Anorexia nervosa sollte ab einem Body Mass Index (BMI) von 17,5 und weniger gestellt werden, sofern keine somatische Erkrankung zugrunde liegt, die ein niedriges Gewicht erklärt. Abweichend ist der BMI bei Kindern und Jugendlichen zu beurteilen (Herpertz und de Zwaan 2005).

Bei Erwachsenen ist ab einem BMI von weniger als 15 in der Regel eine Krankenhausbehandlung angezeigt (S3-Leitlinie Ess-Störungen, Diagnostik und Therapie, 2010). Bei einem BMI von weniger als 13 liegt ein hochgradiges Untergewicht mit erhöhter Mortalität vor. Diese Patienten haben ohne künstliche Ernährung keine reelle Chance der Zustandsumkehr mehr. Bei einem BMI von weniger als 12 besteht hinsichtlich der Mortalität eine besondere Gefährdung. In einer Untersuchung von Hebebrand et al. zeigte sich unterhalb dieses BMI eine Mortalität von 20 % innerhalb von 9 Jahren (Hebebrand et al. 1999).

Das Untergewicht wird meist herbeigeführt durch Nahrungs- und Flüssigkeitsrestriktion, Laxanzien und Diuretikaabusus sowie exzessive körperliche Aktivität. Hieraus können vital gefährdende Komplikationen entstehen (z. B. als Folge von Störungen des Elektrolyt- und Wasserhaushaltes oder Proteinmangels). In Spätstadien treten ausgeprägte kognitive Störungen mit Beeinträchtigung der freien Willensbildung und Negierung der Bedrohlichkeit des aktuellen körperlichen Zustands auf (Laakmann et al. 2006). Die kognitive Fehlwahrnehmung bewirkt, dass eine Umkehr ohne äußere Einflussnahme kaum möglich ist und ggf. Zwangsmaßnahmen notwendig werden können.

Anorektische Patienten haben massive Angst vor Gewichtszunahme und vor Veränderungen ihres gestörten Körperschemas. Es liegt nicht in ihrer Absicht, sich zu Tode zu hungern.

In der Notfallmedizin stellen sich anorektische Patienten vor allem mit Schwindel, Müdigkeit, Synkopen, Hypoglykämie, Dehydrierung mit hypovolämischem Schock, Nierenversagen, Herzrhythmusstörungen, Perikarderguss bei Hypoproteinämie, Krampfanfällen und Brustschmerz, der wie ein akutes Koronarsyndrom imponieren kann, vor (Mascolo et al. 2012). Beklagt werden darüber hinaus Verstopfung, Völlegefühl und Kälteintoleranz (Stehr et al. 2004).

Bei schweren oder chronischen Verläufen finden sich häufig folgende somatische Erkrankungen:

- Kardiale Störungen: Hypotension, Bradykardie, QT-Verlängerung, erhöhte QT Dispersion und verminderte Herzfrequenzvariabilität (Mehler und Krantz 2005), linksventrikuläre Hypotrophie (de Simone et al. 1994) mit daraus resultierender verminderter Kontraktilität und reduziertem kardialen Output (Romano et al. 2003) sowie einer Mitralklappeninsuffizienz (Rajs et al. 1986) oder einem Mitralklappenprolaps in 30–50 % der Patienten (de Simone et al. 1994). Als Ursache für eine QT-Zeit Verlängerung bestehen häufig eine Hypokaliämie oder Hypomagnesämie oder sie kann medikamenteninduziert, z. B. durch Metoclopramid, sein. Allerdings finden sich auch QT-Verlängerungen ohne Elektrolytstörungen (Lesinskiene et al. 2008). Prädiktoren hierfür sind Gewicht, BMI und die Geschwindigkeit des Gewichtsverlusts (Swenne und Larsson 1999), oder es liegt ein kongenitales Long QT-Syndrom vor (Mascolo et al. 2012).

- Osteoporose (Mehler und MacKenzie 2009)
- Ausgeprägte Leberfunktionsstörungen: verminderte Glukogenese mit der Folge von Krampfanfällen, verminderte Produktion von Gerinnungsfaktoren mit erhöhtem Risiko spontaner Blutungen, Leberversagen als Folge von Zellapoptose (Mascolo et al. 2012)
- Pseudo Schwarz-Bartter Syndrom: chronische Dehydratation oder der Gebrauch von Laxanzien und Diuretika führt zu einem sekundären Hyperaldosteronismus. Als Folge entwickeln sich Hypovolämie, Hypokaliämie und metabolische Alkalose. Nach Beendigung diuretischer Maßnahmen kommt es bei Wasserzufuhr schnell zu Ödemen oder Überlastung des Myokards (Mascolo et al. 2012).
- Erhöhtes Infektionsrisiko, auch in der Frühphase des Ernährungsaufbaus (Webb et al. 2011)
- Erhöhtes Narkoserisiko (Zenker et al. 2010)

Im Labor finden sich häufig eine normochrome normozytäre Anämie, Hypokaliämie, Hyponatriämie, Hypochlorämie, Hypophosphatämie und Hypoglykämie.

Eine weitere lebensbedrohliche Notfallsituation kann zu Beginn der Ernährungsphase schwer anorektischer Patienten durch ein Herz-Kreislaufversagen entwickeln (Refeeding Syndrom). Dieses entsteht im Rahmen der nutritiv bedingten vermehrten Glukosezufuhr, die zu einer verstärkten Insulinfreisetzung führt. Hieraus resultiert ein Einstrom von Phosphat, Magnesium und Kalium in die Zelle. Der Mangel an extrazellulärem Phosphat beeinträchtigt die Produktion von Adenosintriphosphat (ATP), was letztlich in verminderter Muskelkontraktilität und Herzpumpfunktion resultiert. Vermehrte intravasale Flüssigkeit, z. B. durch aggressive Flüssigkeitszufuhr, kann die Pumpfähigkeit ebenfalls überfordern (Mascolo et al. 2012; Rohrer und Dietrich 2014). Ein Delir ist eine weitere mögliche Komplikation als Folge der Elektrolytverschiebungen im Rahmen eines Refeeding-Syndroms.

In der Notfallmedizin sind Patienten mit Anorexia nervosa selten, stellen jedoch wegen der Komplexität des Krankheitsbildes und der pathophysiologischen Zusammenhänge sowie der eingeschränkten Kooperationsfähigkeit der Patienten besondere Herausforderungen an die Versorgung. In einer französischen Notaufnahme fanden sich unter 500 konsekutiv aufgenommenen Patienten nur 3 Patienten mit Anorexie (Saliou et al. 2005). Zahlen zu Notfällen anorektischer Patienten aus der präklinischen Notfallmedizin oder aus psychiatrischen oder psychosomatischen Kliniken sind nicht bekannt.

Weitere Anmerkungen

Zur Diagnostik und Therapie der Anorexie sind spezifische Leitlinien publiziert worden. Weitere Informationen finden sich dort. Die Feststellungen dieser im Folgenden aufgeführten Leitlinien wurden bei der Erstellung dieser Leitlinie berücksichtigt.

- S3-Leitlinie Ess-Störungen, Diagnostik und Therapie, 2010
- APA Practice Guideline for the Treatment of Patients with Eating Disorders, 2006 (http://psychiatryonline.org/pb/assets/raw/sitewide/practice_guidelines/guidelines/eatingdisorders.pdf, zugegriffen am 11.10.2016,

- aktualisiert durch Guideline Watch, 2012 (http://psychiatryonline.org/pb/assets/raw/ sitewide/practice_guidelines/guidelines/eatingdisorders-watch.pdf, zugegriffen am 11.10.2016).

3.11 Psychosoziale Krise und Traumatisierungen

Krise

Als psychische Krise wird eine Reaktion auf eine aversive Situation verstanden, in der das psychologische Gleichgewicht zerstört wird, die üblichen Bewältigungsstrategien versagen und deutliche Zeichen für funktionelle Beeinträchtigungen vorliegen. Es werden traumatische Krisen von Lebensveränderungskrisen unterschieden (Pajonk et al. 2000). Ein typischer Verlauf folgt dem Phasenmodell nach Cullberg (1978).

Traumatische Krise

Traumata werden nach DSM-5 (American Psychiatric Association 2013) definiert als Ereignisse, die schwere körperliche Verletzungen, tatsächlichen oder möglichen Tod oder eine Bedrohung der physischen Integrität der eigenen oder anderer Personen beinhalten. Beispiele sind Erleben von körperlicher und sexualisierter Gewalt, Vergewaltigung, gewalttätiger Angriff, bedrohliche Formen von Stalking, Entführung, Geiselnahme, Terroranschlag, Kriegsereignis, Folter, Natur- oder durch Menschen verursachte Katastrophen, Unfälle, akute und lebensbedrohende Erkrankungen. Auch Zeuge von Unfällen oder körperlicher Gewalt zu sein, gehört explizit zu dieser Definition. Entscheidend ist das subjektive Erleben der Person, die mit intensiver Furcht, Hilflosigkeit oder Entsetzen reagiert. Als Situationsmerkmale des traumatischen Ereignisses gelten hohe Intensität des Ereignisses, unvorhersehbare Plötzlichkeit, Unausweichlichkeit, zeitliche Begrenztheit und Kontrollverlust. Die Reaktion als Folge einer Konfrontation mit einem solchen Trauma wird als traumatische Krise bezeichnet.

Veränderungskrise, Lebenskrise

Die traumatische Krise ist von Veränderungskrisen zu unterscheiden, die sich ergeben, wenn allgemeine Lebensveränderungen größere Umstellungen erfordern, die für den Betroffenen zu schnell, zu schwierig oder zu umfangreich sind.

Störungen als Folgen von Krisen

Akute Traumafolgestörungen (S2-Leitlinie Akute Folgen psychischer Traumatisierung – Diagnostik und Behandlung, AWMF-Anmeldung 2014) treten auf als Reaktionen auf eines oder mehrere traumatische Ereignisse, die an der eigenen Person, als Beobachter, Angehöriger, Hinterbliebener oder als Helfer erfahren werden.

Relevante Störungsbilder sind:

- Akute Belastungsreaktion ICD-10: F43.0
- Anpassungsstörung ICD-10: F43.2
- Akute vorübergehende psychotische Störung ICD-10: F23.xx

Bei den Symptomen, die nach einer akuten Belastung auftreten, handelt es sich meist um vorübergehende Erscheinungen als Ausdruck überforderter Bewältigungsmechanismen (Coping) mit erlebter Ohnmacht und Hilflosigkeit. Die Symptome entwickeln sich in unmittelbarem zeitlichen Zusammenhang mit dem Ereignis (maximal eine Stunde). Typisch ist ein gemischtes und wechselhaftes Bild, beginnend mit einer Art von „Betäubung", mit einer gewissen Bewusstseinseinengung und eingeschränkten Aufmerksamkeit. Es bestehen eine Unfähigkeit, Reize zu verarbeiten und Desorientiertheit. Bei Betroffenen muss mit veränderten Wahrnehmungen und mit Veränderungen auf der Handlungsebene gerechnet werden. Diesem Zustand kann ein weiteres Sichzurückziehen aus der Umweltsituation folgen (bis hin zu dissoziativem Stupor). Für die Notfallsituation relevant ist, dass sich auch ein Unruhe- und Erregungszustand direkt oder plötzlich unvermittelt aus dem Stupor heraus entwickeln kann. Es besteht eine ausgeprägte sympathikotone Aktivität mit vegetativen Zeichen panischer Angst wie z. B. Tachykardie, Schwitzen, Zittern, Übelkeit und Harndrang. Maßgeblich für die Diagnose und Behandlung sind die Schwere der Symptomatik und der zeitliche Verlauf.

Eine Anpassungsstörung tritt typischerweise nach einer entscheidenden Lebensveränderung oder nach belastenden Lebensereignissen auf. Die Belastung kann das soziale Netz des Betroffenen (wie bei einem Trauerfall oder Trennungserlebnissen, im Sinne einer abnormen Trauerreaktion) oder das weitere Umfeld sozialer Unterstützung oder soziale Werte (wie bei Emigration oder nach Flucht) beschädigt haben. Eine Lebensveränderung kann auch in einem größeren Entwicklungsschritt oder einer Krise bestehen (wie Schulbesuch, Elternschaft, Misserfolg, Erreichen eines ersehnten Zieles und Ruhestand).

Bei einer akuten vorübergehenden psychotischen Störung treten innerhalb weniger Tage bis zu 2 Wochen nach einem traumatischen Erlebnis psychotische Symptome (z. B. Wahnvorstellungen, Halluzinationen und andere Wahrnehmungsstörungen) und eine schwere Störung des normalen Verhaltens auf. Darüber hinaus können Ratlosigkeit und Verwirrtheit auftreten. Eine Besserung erfolgt innerhalb weniger Tage und Wochen, selten auch länger.

Als Folge von Traumatisierungen können im Verlauf u. a. auftreten:

- Angststörungen ICD-10: F40.xx
- Depressive Störungen ICD-10: F32.xx
- Posttraumatische Belastungsstörung ICD-10: F43.1

Wichtige Risikofaktoren für die Chronifizierung einer Traumafolgestörung sind prämorbide psychische Erkrankung und belastende Lebensereignisse vor dem Trauma.

Die Häufigkeit des Auftretens akuter Reaktionen in Folge von Traumatisierungen ist abhängig von der Art und der Schwere des traumatisierenden Geschehens. Potenziell traumatisierende Ereignisse treten allerdings nicht selten auf. Eine deutsche Studie fand eine Prävalenz für das Erleben irgendeines Traumas von 27,2 % in der Altersgruppe der 14–24-Jährigen (Perkonigg et al. 2000), eine amerikanische Studie von 60 % in der Altersgruppe der 15–65 jährigen Amerikaner (Kessler et al. 1995).

Obwohl psychische Kompetenz im Umgang mit belastenden Faktoren über effektivere Verarbeitungs- oder Copingstrategien protektiv wirkt, gelten erfahrenere professionelle Helfer durch eine repetitive Konfrontation mit traumatisierenden Ereignissen besonders gefährdet (Bengel und Landji 1996; Pajonk et al. 2012).

Weitere Anmerkungen
Zur Diagnostik und Therapie der Folgen psychischer Traumatisierung sind spezifische Leitlinien publiziert worden. Weitere Informationen finden sich dort. Die Feststellungen dieser im Folgenden aufgeführten Leitlinien wurden bei der Erstellung dieser Leitlinie berücksichtigt.

- S2-Leitlinie Akute Folgen psychischer Traumatisierung – Diagnostik und Behandlung, AWMF-Anmeldung 2014

3.12 Psychische Störungen als Folge von Katastrophen und Großschadensereignissen

Katastrophen und Großschadensereignisse
Eine Katastrophe ist ein Geschehen, bei dem Leben oder Gesundheit einer Vielzahl von Menschen oder die natürlichen Lebensgrundlagen oder bedeutende Sachwerte in so ungewöhnlichem Ausmaß gefährdet oder geschädigt werden, dass die Gefahr nur abgewehrt oder die Störung nur unterbunden und beseitigt werden kann, wenn die im Katastrophenschutz mitwirkenden Behörden, Organisationen und Einrichtungen unter einheitlicher Führung und Leitung durch die Katastrophenschutzbehörde zur Gefahrenabwehr tätig werden.

Ein Großschadensereignis ist Ereignis mit einer großen Anzahl von Verletzten oder Erkrankten sowie anderen Geschädigten oder Betroffenen und/oder erheblichen Sachschäden unterhalb der Schwelle zur Katastrophe. Dabei handelt es sich z. B. um Massenunfälle, Brandkatastrophen, Überschwemmungen, Schädigungen bei Massenversammlungen.

Bei Katastrophen und Großschadensereignissen kann es zu individuellen Traumatisierungen (s. Abschn. 3.11) oder auch zu kollektiven Verhaltensweisen kommen. Diese werden unter den Begriffen „Massenpanik" oder „Massenhysterie" häufig subsummiert. Dabei fallen einzelne Personen durch dissoziativ-demonstrative Verhaltensmuster in Verbindung mit Weinen, Schreien, sich Anklammern, Anklagen, Missachtung und Behinderung von Rettungsangeboten auf. Diese Verhaltensweisen werden von anderen Beteiligten übernommen, sodass sich kollektive Angst und blinde Überaktivität mit ziellosen

Fluchtbewegungen entwickeln können (Pajonk und Dombrowsky 2006). In dieser Situation werden sinnvolle Rettungspläne behindert und sind nur schwer oder gar nicht durchzusetzen.

Eine Studie untersuchte bei Ereignissen von 1980 bis 2007 die Merkmale, die mit einer erhöhten Mortalität assoziiert sind. Sie fanden Berichte über 215 „human stampedes", von denen 49 bei Sportveranstaltungen auftraten, 25 bei Musikveranstaltungen, 38 bei politischen und 41 bei religiösen Veranstaltungen (sonstige Anlässe: 60). Dabei wurden mindestens 7000 Menschen getötet und 14000 Menschen verletzt. Die meisten Menschen sind demnach bei religiösen Versammlungen (z. B. Hadsch in Mekka, Saudi-Arabien) ums Leben gekommen. Jedes Jahr gibt es demnach ca. 8 große derartige Zwischenfälle, wobei im Durchschnitt 33 Menschen sterben. Die meisten Ereignisse finden in Entwicklungsländern, vor allem in Afrika und Südostasien statt (Hsieh et al. 2009). Diese Daten werden in etwa auch von anderen Untersuchungen bestätigt (Rogsch et al. 2008; Turris et al. 2014).

Die überwiegende Anzahl methodisch gut durchgeführter Untersuchungen zeigt jedoch, dass Menschen auch bei akuter Gefahr und Bedrohung nicht zwangsläufig irrational und unsozial handeln, sondern sich eher überlegt, solidarisch und lösungsorientiert verhalten. Sie flüchten nicht kopflos und ohne Rücksicht auf ihre Mitmenschen, sondern sie bleiben weiterhin so sozial, wie sie es auch sonst sind (Johnson 1987; Quarantelli 2008). Vielmehr sind häufig physikalische Prozesse bei Massenphänomenen ursächlich, und Flüchtende folgen vorhersagbaren Regeln. Die Betroffenen suchen eher nach Gesellschaft und Unterstützung, statt einzeln panisch die Flucht zu ergreifen (Rogsch et al. 2008).

3.13 Amok

Unter „Amok" wurde primär eine kriegerische Handlung verstanden, bei der einige wenige Krieger eine Schlacht dadurch zu wenden versuchten, indem sie ohne jegliche Rücksicht auf das eigene Leben den Feind blindwütig attackierten. Im heutigen Sprachgebrauch wird unter einer Amoktat eine für Außenstehende plötzliche, unverständliche und ungewöhnlich aggressive Handlung, die zur Verletzung oder Tötung von Menschen führt, verstanden (Schünemann 1992; Weisbrot 2008).

Im DSM-5 wird Amok in den Rubriken Dissoziative Störungen und Störungen der Impulskontrolle aufgeführt, im Glossar kulturabhängiger Syndrome wird Amok als „eine dissoziative Episode, die durch eine Periode des Grübelns charakterisiert ist, auf die ein Ausbruch gewalttätigen, aggressiven oder menschengefährdenden Verhaltens folgt, das sich auf Personen und Objekte richtet" definiert (Knecht 1999). Das ICD-10 ordnet eine Amoktat im Kap. 6 (Persönlichkeits- und Verhaltensstörungen) ein (F68.8).

Es wird heute jedoch angenommen, dass eine Vielzahl der Taten nicht impulsiv stattfindet, sondern oft sogar über mehrere Jahre hinweg detailliert durch die Täter geplant wurde. Es existiert ein Phasenmodell bei der Entwicklung einer Amoktat (Schünemann 1992; Weisbrot 2008):

- Eine intensive Phase des Grübelns bzw. ein depressives Syndrom mit Isolation von der Umwelt folgt z. B. auf Kränkung oder Objektverluste.
- Eruptives Begehen des eigentlichen Amoks mit rücksichtsloser Tötungsbereitschaft. Oftmals beginnt der Amoklauf bei der Familie oder Verwandten und weitet sich dann wahllos auf Fremde aus.
- Anschließend erfolgt eine oft mehrstündige anhaltende mörderische Raserei, bis der Amokläufer sich selbst tötet oder von anderen getötet bzw. kampfunfähig gemacht wird.
- Einige überlebende Täter geben vor, kein Motiv gehabt zu haben, bzw. sich nicht an die Tat erinnern zu können, gelegentlich fallen die Täter in einen terminalen Tiefschlaf. Eine Amnesie lässt sich aber keineswegs in allen Fällen finden.

Für Deutschland gibt es einige Versuche systematischer Untersuchungen, teils aus Analyse von Pressemitteilungen (Adler 2000; Adler et al. 2006), teils aus Analyse der zuständigen Originalakten der Staatsanwaltschaft (Peter und Bogerts 2012).

Demnach gibt es in Deutschland seit 1990 eine relativ stabile Zahl von Amokereignissen pro Jahr, wobei aber die Vorfälle in Schulen (sogenanntes „school shooting") zumindest in den USA zugenommen haben (Preti 2008). Insgesamt treten mehr Fälle im städtischen im Vergleich zum ländlichen Gebiet auf, in den alten Bundesländern sind deutlich mehr Vorfälle zu verzeichnen als in den neuen. Alle Täter sind bisher ausschließlich männlich und zum Zeitpunkt der Tat überwiegend ohne Partnerschaft. Etwa drei Viertel der Täter waren vor der Tat im Laufe ihres Lebens schon einmal in psychiatrischer Behandlung. In über der Hälfte wird die Tat durch Schusswaffen ausgeführt, in knapp der Hälfte der Fälle wurden die Opfer gezielt ausgesucht (Peter und Bogerts 2012). Es existieren keine statistisch zuverlässigen Risikofaktoren für Amok-Täter, es werden in der Literatur aber einige Persönlichkeitseigenschaften und Verhaltensauffälligkeiten diskutiert. Hierzu zählen (Adler et al. 2006; Meloy et al. 2001; O'Toole 1999; Weisbrot 2008):

- Mitteilung von Amokfantasien („Leakage")
- Niedrige Frustrationstoleranz
- Mangelhafte Bewältigungsstrategien
- Gefühl der Verbitterung
- Entfremdungserleben
- Mangelnde Empathie
- Anspruchshaltung
- Externalisierung von Verantwortung
- Geringe soziale Einbindung
- Plötzliche Verhaltensänderungen
- Ausgeprägtes Interesse an Gewalt und Waffen
- Negative Vorbilder (z. B. andere Amokläufer)
- Rachefantasien

Literatur

Adler, L. (2000). *Amok – eine Studie*. München: Belleville.

Adler, L., Marx, D., Apel, H., Wolfersdorf, M., & Hajak, G. (2006). Zur Stabilität des „Amokläufer"-Syndroms. Kontentanalytische Vergleichsuntersuchung von Pressemitteilungen über deutsche Amokläufer der Dekaden 1980–1989 und 1991–2000. *Fortschritte der Neurologie-Psychiatrie, 74*(10), 582–590. https://doi.org/10.1055/s-2005-919092.

Allen, M. H. (2000). Managing the agitated psychotic patient: A reappraisal of the evidence. *Journal of Clinical Psychiatry, 61*(Suppl 14), 11–20.

Arbeitsgemeinschaft für Methodik und Dokumentation in der Psychiatrie (AMDP). (2007). *Das AMDP – System. Manual zur Dokumentation psychiatrischer Befunde (8. überarb. Aufl.)*. Göttingen: Hogrefe.

American Psychiatric Association. (2000). *Diagnostic and statistical manual of mental disorders, fourth edition, text revision*. Washington, DC: American Psychiatric Association.

American Psychiatric Association. (2003). *Diagnostisches und Statistisches Manual Psychischer Störungen – Textrevision – DSM-IV-TR* (4. Aufl.). Göttingen/Bern/Toronto/Seattle: Hogrefe.

American Psychiatric Association. (2013). *Diagnostic and statistical manual of mental disorders (DSM-5)* (5. Aufl.). Washington, DC.: American Psychiatric Association

Appleby, L., Dennehy, J. A., Thomas, C. S., Faragher, E. B., & Lewis, G. (1999a). Aftercare and clinical characteristics of people with mental illness who commit suicide: A case-control study. *Lancet, 353*(9162), 1397–1400. https://doi.org/10.1016/S0140-6736(98)10014-4.

Appleby, L., Shaw, J., Amos, T., McDonnell, R., Harris, C., McCann, K., … Parsons, R. (1999b). Suicide within 12 months of contact with mental health services: National clinical survey. *BMJ, 318*(7193), 1235–1239.

Assion, H.-J., & Volz, H. (2004). *Malignes neuroleptisches Syndrom*. Stuttgart: Georg Thieme.

Backmund, M. (1999). *Drogen- und Alkoholnotfälle im Rettungsdienst*. Edewecht: Stumpf und Kossendey.

Bandelow, B. (2001). *Panik und Agoraphobie – Diagnose, Ursachen, Behandlung*. Wien/New York: Springer.

Battaglia, J. (2005). Pharmacological management of acute agitation. *Drugs, 65*(9), 1207–1222.

Behnam, M., Tillotson, R. D., Davis, S. M., & Hobbs, G. R. (2011). Violence in the emergency department: A national survey of emergency medicine residents and attending physicians. *Journal of Emergency Medicine, 40*(5), 565–579. https://doi.org/10.1016/j.jemermed.2009.11.007.

Behringer, W., Buergi, U., Christ, M., Dodt, C., & Hogan, B. (2013). Fünf Thesen zur Weiterentwicklung der Notfallmedizin in Deutschland, Österreich und der Schweiz. *Notfall- und Rettungsmedizin, 8*(16), 625–626.

Bengel, J., & Landji, Z. (1996). Symptomatik, Diagnostik und Therapie der posttraumatischen Belastungsstörung. *Zeitschrift für Klinische Psychologie, Psychopathologie und Psychotherapie, 44*, 129–149.

Berzewski, H. (2009). *Der psychiatrische Notfall*. Heidelberg: Springer. http://link.springer.com/content/pdf/10.1007/978-3-540-27243-4.pdf.

Berzewski, H., & Pajonk, F. G. (2012). Suizid – Suizidversuch – Suizidalität. *Notfall- und Rettungsmedizin, 15*(7), 586–592. https://doi.org/10.1007/s10049-012-1580-y.

Biedler, A., Helfen, C., & Pajonk, F. G. (2012). Behandlungsbedürftigkeit psychiatrischer Notfälle im Notarztdienst. *Der Anaesthesist, 2*(61), 116–122. https://doi.org/10.1007/s00101-012-1980-x.

Bolton, J. M., Cox, B. J., Afifi, T. O., Enns, M. W., Bienvenu, O. J., & Sareen, J. (2008). Anxiety disorders and risk for suicide attempts: Findings from the baltimore epidemiologic catchment area follow-up study. *Depression and Anxiety, 25*(6), 477–481. https://doi.org/10.1002/da.20314.

Bourdinaud, V., & Pochard, F. (2003). Enquête sur la prise en charge des patients en état d'agitation dans les services d'accueil et d'urgences en France. *L'Encéphale, 29*(2), 89–98.

Bronisch, T. (1998). Suizidalität. In W. Hewer & W. Rössler (Hrsg.), *Das Notfallpsychiatrie-Buch* (4. Aufl., S. 159–170). München/Wien/Baltimore: Urban & Schwarzenberg.

Bronisch, T., & Hegerl, U. (2011). Suizidalität (Kap. 80). In H. J. Möller, G. Laux, & H. P. Kapfhammer (Hrsg.), *Psychiatrie, Psychosomatik und Psychotherapie* (4. Aufl., Bd. 2, S. 1469–1501). Berlin/Heidelberg: Springer.

Burns, A., Gallagley, A., & Byrne, J. (2004). Delirium. *Journal of Neurology, Neurosurgery, and Psychiatry, 75*(3), 362–367.

Bush, G., Fink, M., Petrides, G., Dowling, F., & Francis, A. (1996). Catatonia. II. Treatment with lorazepam and electroconvulsive therapy. *Acta Psychiatrica Scandinavica, 93*(2), 137–143.

Cavanagh, J. T. O., Carson, A. J., Sharpe, M., & Lawrie, S. M. (2003). Psychological autopsy studies of suicide: A systematic review. *Psychological Medicine, 33*(3), 395–405.

Christ, M., Dodt, C., Geldner, G., Hortmann, M., Stadelmeyer, U., & Wulf, H. (2010). Professionalisierung der klinischen Notfallmedizin – Gegenwart und Zukunft. *Anästhesiologie, Intensivmedizin, Notfallmedizin, Schmerztherapie, 45*(10), 666–671. https://doi.org/10.1055/s-0030-1267533.

Claassen, C. A., & Larkin, G. L. (2005). Occult suicidality in an emergency department population. *British Journal of Psychiatry, 186*, 352–353. https://doi.org/10.1192/bjp.186.4.352.

Cullberg, J. (1978). Krisen und Krisentherapie. *Psychiatrische Praxis, 5*(1), 25–34.

Da Cruz, D., Pearson, A., Saini, P., Miles, C., While, D., Swinson, N., ... Kapur, N. (2011). Emergency department contact prior to suicide in mental health patients. *Emergency Medicine Journal, 28*(6), 467–471. https://doi.org/10.1136/emj.2009.081869.

Deacon, B., Lickel, J., & Abramowitz, J. S. (2008). Medical utilization across the anxiety disorders. *Journal of Anxiety Disorders, 22*(2), 344–350. https://doi.org/10.1016/j.janxdis.2007.03.004.

Die Drogenbeauftragte der Bundesregierung. (2014). *Pressemitteilung: Drogen-und Suchtbericht*. Berlin.

Diekstra, R. F. W. (1996). The epidemiology of suicide and parasuicide. *Archives of Suicide Research, 2*(1), 1–29. https://doi.org/10.1080/13811119608258991.

Durkheim, E. (1983). *Der Selbstmord (Originalausgabe von 1897 Le suicide)* (Vol. TB Wissenschaft 431). Berlin: Suhrkamp.

Ely, E., Gautam, S., Margolin, R., Francis, J., May, L., Speroff, T., ... Inouye, S. (2001). The impact of delirium in the intensive care unit on hospital length of stay. *Intensive Care Medicine, 27*(12), 1892–1900.

Erbe, S. (2008). Intoxikation und Substanzabhängigkeit (Kap. 7). In P. Neu (Hrsg.), *Akutpsychiatrie Das Notfall-Manual* (S. 59–70). Stuttgart: Schattauer.

Felber, W. (1999). *Typologie des Parasuizids – Suizidale Gefährdung, taxonomische Auswertung, katamnestisches Ergebnis* (2. Aufl.). Regensburg: Roderer.

Felber, W., & Reimer, C. (1991). *Klinische Suizidologie. Praxis und Forschung*. Berlin: Springer.

Fiedler, G. (2007). Suizide, Suizidversuche und Suizidalität in Deutschland. http://www.suicidology.de/online.text.daten.pdf. Zugegriffen am 02.01.2007.

Fleet, R. P., Dupuis, G., Kaczorowski, J., Marchand, A., & Beitman, B. D. (1997). Suicidal ideation in emergency department chest pain patients: Panic disorder a risk factor. *American Journal of Emergency Medicine, 15*(4), 345–349.

Flüchter, P. (2011). Abklärung von Suizidalität – So helfen Sie gefährdeten Patienten. *Lege artis, 1*(04), 258–263.

Flüchter, P., & Pajonk, F. G. (2015). Illegale Drogen – Welche gibt es und wie wirken sie? *Lege artis, 5*(02), 94–101. https://doi.org/10.1055/s-0041-100068.

Gouzoulis-Mayfrank, E. (2007). *Komorbidität Psychose und Sucht – Grundlagen und Praxis: Mit Manualen für die Psychoedukation und Verhaltenstherapie* (2. Aufl.). Darmstadt: Steinkopff.

Harris, E. C., & Barraclough, B. (1998). Excess mortality of mental disorder. *British Journal of Psychiatry, 173*, 11–53.

Hebebrand, J., Ballauff, A., Hinney, A., Herpertz, S., Kopp, W., Wewetzer, C., … Remschmidt, H. (1999). Die Gewichtsregulation im Rahmen der Anorexia nervosa unter besonderer Berücksichtigung der Leptinsekretion. *Der Nervenarzt, 70*(1), 31–40.

Hegerl, U. (2005). Depression und Suizidalität. *Verhaltenstherapie, 15*, 6–11.

Herpertz, S., & de Zwaan, M. (2005). Essstörungen. In W. Senf & M. Broda (Hrsg.), *Praxis der Psychotherapie* (S. 502–523). Stuttgart: Thieme.

Hewer, W., & Rössler, W. (2007). *Akute psychische Erkrankungen. Management und Therapie* (2. Aufl.). München/Jena: Urban & Fischer/Elsevier.

Hickey, L., Hawton, K., Fagg, J., & Weitzel, H. (2001). Deliberate self-harm patients who leave the accident and emergency department without a psychiatric assessment: A neglected population at risk of suicide. *Journal of Psychosomatic Research, 50*(2), 87–93.

Hsieh, Y.-H., Ngai, K. M., Burkle, F. M., & Hsu, E. B. (2009). Epidemiological characteristics of human stampedes. *Disaster Medicine and Public Health Preparedness, 3*(4), 217–223. https://doi.org/10.1097/DMP.0b013e3181c5b4ba.

Hudson, J. I. (1988). Angst und Panikattacken. In S. E. Hyman (Hrsg.), *Manual der psychiatrischen Notfälle* (S. 99–109). Stutgart: Enke.

Inouye, S. K. (1998). Delirium in hospitalized older patients: Recognition and risk factors. *Journal of Geriatric Psychiatry and Neurology, 11*(3), 118–125. https://doi.org/10.1177/089198879801100302.

Inouye, S. K. (1999). Predisposing and precipitating factors for delirium in hospitalized older patients. *Dementia and Geriatric Cognitive Disorders, 10*(5), 393–400. https://doi.org/10.1159/000017177.

Inouye, S. K. (2006). Delirium in older persons. *New England Journal of Medicine, 354*(11), 1157–1165. https://doi.org/10.1056/NEJMra052321.

Inskip, H. M., Harris, E. C., & Barraclough, B. (1998). Lifetime risk of suicide for affective disorder, alcoholism and schizophrenia. *British Journal of Psychiatry, 172*, 35–37. https://doi.org/10.1192/bjp.172.1.35.

Johnson, N. R. (1987). Panic and the breakdown of social order: Popular myth, social theory, empirical evidence. *Sociological Focus, 20*(3), 171–183. https://doi.org/10.1080/00380237.1987.10570950.

Kapfhammer, H. P. (2011). Angststörungen (Kap. 57). In H. J. Möller, G. Laux, & H. P. Kapfhammer (Hrsg.), *Psychiatrie, Psychosomatik und Psychotherapie* (4. Aufl., Bd. 2, S. 499–570). Berlin/Heidelberg: Springer.

Kaplan, H. I., & Sadock, B. J. (1995). *Comprehensive Textbook of Psychiatry* (6. Aufl.). Philadelphia: Lippincott Williams & Wilkins.

Kardels, B., Kinn, M., & Pajonk, F. G. (2008b). Erregungszustände, aggressives und fremdgefährdendes Verhalten. In *Akute Psychiatrische Notfälle – Ein Leitfaden Für Den Notarzt- und Rettungsdienst*. Stuttgart: Thieme.

Kessler RC, McGonagle KA, Zhao S, Nelson CB et al (1994) Lifetime and 12-month prevalence of DSM-III psychiatric disdorders in the Unites States. Results from the National Comorbidity survey. Arch Gen Psychiatry 51, 8–19.

Kessler, R. C., Sonnega, A., Bromet, E., Hughes, M., & Nelson, C. B. (1995). Posttraumatic stress disorder in the National Comorbidity Survey. *Archives of General Psychiatry, 52*(12), 1048–1060.

Kiefer, F., & Mann, K. (2011). Störungen durch Alkohol (Kap. 49). In H. J. Möller, G. Laux, & H. P. Kapfhammer (Hrsg.), *Psychiatrie, Psychosomatik und Psychotherapie* (Bd. 2, S. 133–162). Berlin/Heidelberg: Springer.

Kinn, M., Holzbach, R., & Pajonk, F. G. (2008). Psychosozialer Notfall – Substanzinduzierte Störungen durch Alkohol. *Anästhesiologie · Intensivmedizin · Notfallmedizin · Schmerztherapie, 43*(10), 664–673. https://doi.org/10.1055/s-0028-1102983.

Knecht, T. (1999). Amok und Pseudo-Amok. *Schweizer Archiv für Neurologie und Psychiatrie, 150,* 142–148.

Kokkevi, A., Richardson, C., Olszewski, D., Matias, J., Monshouwer, K., & Bjarnason, T. (2012). Multiple substance use and self-reported suicide attempts by adolescents in 16 European countries. *European Child and Adolescent Psychiatry, 21*(8), 443–450. https://doi.org/10.1007/s00787-012-0276-7.

Kornhuber, J., & Weih, M. (2011). Delir (Kap. 46). In H. J. Möller, G. Laux, & H. P. Kapfhammer (Hrsg.), *Psychiatrie, Psychosomatik und Psychotherapie* (Bd. 2, S. 19–30). Berlin/Heidelberg: Springer.

Kropp, S., Andreis, C., te Wildt, B., Sieberer, M., Ziegenbein, M., & Huber, T. J. (2007). Charakteristik psychiatrischer Patienten in der Notaufnahme. *Psychiatrische Praxis, 34*(2), 72–75. https://doi.org/10.1055/s-2005-915330.

Laakmann, G., Ortner, M., Kamleiter, M., Ufer, S., Frodl, T., Goldstein-Muller, B., … Stec, I. (2006). Behandlung vital gefährdeter Anorexia-nervosa-Patienten unter Berücksichtigung der Möglichkeiten des Betreuungsrechts. *Der Nervenarzt, 77*(1), 35–6, 38–40, 43–9. https://doi.org/10.1007/s00115-004-1870-9.

Lauterbach, E., & Kienast, T. (2009). Suizidalität. *Psychiatrie und Psychotherapie up2date, 3*(03), 197–212. https://doi.org/10.1055/s-0028-1090210.

Laux, G., & Berzewski, H. (2011). Notfallpsychiatrie (Kap. 82). In H. J. Möller, G. Laux, & H. P. Kapfhammer (Hrsg.), *Psychiatrie, Psychosomatik und Psychotherapie* (Bd. 2, S. 1529–1564). Berlin/Heidelberg: Springer.

Lehfeld, H., Althaus, D. A., Hegerl, U., Ziervogel, A., & Niklewski, G. (2004). Suicide attempts: Results and experiences from the German competency network on depression. *Advances in Psychosomatic Medicine, 26,* 137–143.

Lenk, M. (2008). *Aggressionsverhalten gegenüber Mitarbeitern der Notfallrettung. Bachelorarbeit. Fachbereich Gesundheit und Pflege, Studiengang Gesundheitswissenschaften.* Hochschule Neubrandenburg: Neubrandenburg.

Lesinskiene, S., Barkus, A., Ranceva, N., & Dembinskas, A. (2008). A meta-analysis of heart rate and QT interval alteration in anorexia nervosa. *World Journal of Biological Psychiatry, 9*(2), 86–91. https://doi.org/10.1080/15622970701230963.

Lindenmayer, J. P. (2000). The pathophysiology of agitation. *Journal of Clinical Psychiatry, 61*(*Suppl 14*), 5–10.

Lönnquist, J. (2000). Psychiatric aspects of suicidal behaviour: Depression. In K. Hawton & K. van Heeringen (Hrsg.), *The International Handbook of Suicide and Attempted Suicide* (S. 107–120). West Sussex: Wiley.

Löwe, B., Zipfel, S., Buchholz, C., Dupont, Y., Reas, D. L., & Herzog, W. (2001). Long-term outcome of anorexia nervosa in a prospective 21-year follow-up study. *Psychological Medicine, 31*(5), 881–890.

Luoma, J. B., Martin, C. E., & Pearson, J. L. (2002). Contact with mental health and primary care providers before suicide: A review of the evidence. *American Journal of Psychiatry, 159*(6), 909–916. https://doi.org/10.1176/appi.ajp.159.6.909.

Marder, S. R. (2006). A review of agitation in mental illness: Treatment guidelines and current therapies. *Journal of Clinical Psychiatry, 67*(*Suppl 10*), 13–21.

Mascolo, M., Trent, S., Colwell, C., & Mehler, P. S. (2012). What the emergency department needs to know when caring for your patients with eating disorders. *International Journal of Eating Disorders, 45*(8), 977–981. https://doi.org/10.1002/eat.22035.

McAvay, G. J., Van Ness, P. H., Bogardus, S. T., Jr., Zhang, Y., Leslie, D. L., Leo-Summers, L. S., & Inouye, S. K. (2006). Older adults discharged from the hospital with delirium: 1-year outcomes. *Journal of the American Geriatrics Society, 54*(8), 1245–1250. https://doi.org/10.1111/j.1532-5415.2006.00815.x.

McCusker, J., Cole, M., Abrahamowicz, M., Han, L., Podoba, J. E., & Ramman-Haddad, L. (2001). Environmental risk factors for delirium in hospitalized older people. *Journal of the American Geriatrics Society, 49*(10), 1327–1334. https://doi.org/10.1046/j.1532-5415.2001.49260.x.

Mehler, P. S., & Krantz, M. J. (2005). QT dispersion in anorexia nervosa. *American Journal of Cardiology, 96*(7), 1034. https://doi.org/10.1016/j.amjcard.2005.03.025.

Mehler, P. S., & MacKenzie, T. D. (2009). Treatment of osteopenia and osteoporosis in anorexia nervosa: A systematic review of the literature. *International Journal of Eating Disorders, 42*(3), 195–201. https://doi.org/10.1002/eat.20593.

Meloy, J. R., Hempel, A. G., Mohandie, K., Shiva, A. A., & Gray, B. T. (2001). Offender and offense characteristics of a nonrandom sample of adolescent mass murderers. *Journal of the American Academy of Child and Adolescent Psychiatry, 40*(6), 719–728. https://doi.org/10.1097/00004583-200106000-00018.

Möller, H. J., Laux, G., & Kapfhammer, H. P. (Hrsg.). (2011). *Psychiatrie, Psychosomatik und Psychotherapie* (4. Aufl.). Berlin/Heidelberg: Springer.

Möller, H.-J., Laux, G., & Deister, A. (2013). *Duale Reihe Psychiatrie und Psychotherapie*. Stuttgart: MVS Medizinverlag.

Murphy, G. E., & Wetzel, R. D. (1990). The lifetime risk of suicide in alcoholism. *Archives of General Psychiatry, 47*(4), 383–392. https://doi.org/10.1001/archpsyc.1990.01810160083012.

Naumann, U., Mavrogiorgou, P., Pajonk, F. G., & Juckel, G. (2012). Der psychiatrische Notfall – Behandlung von Psychosen im Notarztdienst und in Notaufnahmen. *Anästhesiologie, Intensivmedizin, Notfallmedizin, Schmerztherapie, 47*(6), 382–390. https://doi.org/10.1055/s-0032-1316479.

Nielsen, S. (2001). Epidemiology and mortality of eating disorders. *The Psychiatric Clinics of North America, 24*(2), 201–214.

Nordstrom, K., Zun, L., Wilson, M. P., Stiebel, V., Ng, A., Bregman, B., & Anderson, E. (2012). Medical evaluation and triage of the agitated patient: Consensus statement of the American Association for Emergency Psychiatry Project BETA Medical Evaluation Workgroup. *Western Journal of Emergency Medicine, 13*(1), 3–10. https://doi.org/10.5811/westjem.2011.9.6863.

Northoff, G. (2000). Brain imaging in catatonia: Current findings and a pathophysiologic model. *CNS Spectrums, 5*(7), 34–46.

Northoff, G. (2002). Catatonia and neuroleptic malignant syndrome: Psychopathology and pathophysiology. *Journal of Neural Transmission, 109*(12), 1453–1467. https://doi.org/10.1007/s00702-002-0762-z.

Northoff, G., Wenke, J., Demisch, L., Eckert, J., Gille, B., & Pflug, B. (1995). Catatonia: Short-term response to lorazepam and dopaminergic metabolism. *Psychopharmacology, 122*(2), 182–186. https://doi.org/10.1007/BF02246093.

Northoff, G., Demisch, L., Wenke, J., & Pflug, B. (1996). Plasma homovanillic acid concentrations in catatonia. *Biological Psychiatry, 39*(6), 436–443. 0006322395001840. https://doi.org/10.1016/0006-3223(95)00184-0.

Northoff, G., Eckert, J., & Fritze, J. (1997). Glutamatergic dysfunction in catatonia? Successful treatment of three acute akinetic catatonic patients with the NMDA antagonist amantadine. *Journal of Neurology, Neurosurgery, and Psychiatry, 62*(4), 404–406. https://doi.org/10.1136/jnnp.62.4.404.

O'Toole, M. E. T. (1999). School shooter: A threat assessment perspective. *Federal bureau of investigation*. http://www.fbi.gov/library/school/school12.pdf. Quantico, VA.

Orta, J., Riesgo, Y., Vietez, P., Alonso, B., & Barber, I. (2007). *Prevalence of agitation-hostility during acute episodes in patients with schizophrenia*. Presented at the 15th European Congress of Psychiatry, Madrid.

Pacciardi, B., Mauri, M., Cargioli, C., Belli, S., Cotugno, B., Di Paolo, L., & Pini, S. (2013). Issues in the management of acute agitation: How much current guidelines consider safety? *Frontiers in Psychiatry, 4*, 26. https://doi.org/10.3389/fpsyt.2013.00026.

Pajonk, F. G., & D'Amelio, R. (2008). Erregungszustände, Aggression und gewalttätiges Verhalten im Notarzt- und Rettungsdienst. *Anästhesiologie, Intensivmedizin, Notfallmedizin, Schmerztherapie, 43*(7–8), 514–521. https://doi.org/10.1055/s-0028-1083093.

Pajonk, F. G., & Dombrowsky, W. R. (2006). Panik bei Großschadensereignissen. *Notfall- und Rettungsmedizin, 9*(3), 280–286. https://doi.org/10.1007/s10049-006-0812-4.

Pajonk, F. G., Poloczek, S., & Schmitt, T. K. (2000). Der psychiatrische Notfall – Abgrenzung zu Psychotraumatologie und Krise. *Notfall- und Rettungsmed, 3*, 363–370.

Pajonk, F. G., Bartels, H. H., Biberthaler, P., Bregenzer, T., & Moecke, H. (2001a). Der psychiatrische Notfall im Rettungsdienst – Häufigkeit, Versorgung und Beurteilung durch Notärzte und Rettungsdienstpersonal. *Der Nervenarzt, 72*(9), 685–692.

Pajonk, F. G., Grünberg, K. A., Paschen, H. R., & Moecke, H. (2001b). Psychiatrische Notfälle im Notarztdienst einer deutschen Großstadt. *Fortschritte der Neurologie-Psychiatrie, 69*(4), 170–174. https://doi.org/10.1055/s-2001-12692.

Pajonk, F. G., Bartels, H. H., Grünberg, K. A. S., & Moecke, H. (2002a). Psychiatrische Notfälle. Häufigkeit und Versorgung im Vergleich einer großstädtischen mit einer ländlichen Region. *Notfall- und Rettungsmed, 5*, 110–115.

Pajonk, F. G., Gruenberg, K. A., Moecke, H., & Naber, D. (2002b). Suicides and suicide attempts in emergency medicine. *Journal of Crisis Intervention and Suicide Prevention, 23*(2), 68–73.

Pajonk, F. G., Schmitt, P., Biedler, A., Richter, J. C., Meyer, W., Luiz, T., & Madler, C. (2008). Psychiatric emergencies in prehospital emergency medical systems: A prospective comparison of two urban settings. *General Hospital Psychiatry, 30*(4), 360–366. https://doi.org/10.1016/j.genhosppsych.2008.03.005.

Pajonk, F. G., Cransac, P., Müller, V., Teichmann, A., & Meyer, W. (2012). Trauma and stress-related disorders in German emergency physicians: The predictive role of personality factors. *International Journal of Emergency Mental Health, 14*(4), 257–268.

Pelland, M. E., Marchand, A., Lessard, M. J., Belleville, G., Chauny, J. M., Vadeboncoeur, A., … Lavoie, K. L. (2010). Efficacy of 2 interventions for panic disorder in patients presenting to the ED with chest pain. *American Journal of Emergency Med icine*. https://doi.org/10.1016/j.ajem.2010.06.027.

Perkonigg, A., Kessler, R. C., Storz, S., & Wittchen, H. U. (2000). Traumatic events and post-traumatic stress disorder in the community: Prevalence, risk factors and comorbidity. *Acta Psychiatrica Scandinavica, 101*(1), 46–59.

Peter, E., & Bogerts, B. (2012). Epidemiologie und Psychopathologie des Amoklaufes Erste Ergebnisse einer Analyse der Strafakten von 27 Amokläufern. *Der Nervenarzt, 83*(1), 57–63. https://doi.org/10.1007/s00115-011-3250-6.

Platt, S., Bille-Brahe, U., Kerkhof, A., Schmidtke, A., Bjerke, T., Crepet, P., … et al. (1992). Parasuicide in Europe: The WHO/EURO multicentre study on parasuicide. I. Introduction and preliminary analysis for 1989. *Acta Psychiatrica Scandinavica, 85*(2), 97–104.

Polderman, K. H. (2007). Screening methods for delirium: Don't get confused! *Intensive Care Medicine, 33*(1), 3–5. https://doi.org/10.1007/s00134-006-0400-6.

Pöldinger, W. (1968). *Die Abschätzung der Suizidalität*. Bern: Huber.

Preti, A. (2008). School shooting as a culturally enforced way of expressing suicidal hostile intentions. *Journal of the American Academy of Psychiatry and the Law, 36*(4), 544–550. 36/4/544.

Puffer, E., Messer, T., & Pajonk, F. G. (2012). Psychiatrische Versorgung in der Notaufnahme. *Der Anaesthesist, 61*(3), 215–223. https://doi.org/10.1007/s00101-012-1991-7.

Püschel, K., & Cordes, O. (2001). Gewalt gegen Ärzte: Tödliche Bedrohung als Berufsrisiko. *Deutsches Ärzteblatt, 98*(4), 153–157.

Quarantelli, E. L. (2008). Conventional beliefs and counterintuitive realities. *Social Research, 75*(3), 873–904.

Rajs, J., Rajs, E., & Lundman, T. (1986). Unexpected death in patients suffering from eating disorders. A medico-legal study. *Acta Psychiatrica Scandinavica, 74*(6), 587–596.

Regier D, Boyd J, Burke J et al (1988) One month prevalence of mental disorders in the United States. Arch Gen Psychiatry 45, 977–986.

Regier, D. A., Farmer, M. E., Rae, D. S., Locke, B. Z., Keith, S. J., Judd, L. L., & Goodwin, F. K. (1990). Comorbidity of mental disorders with alcohol and other drug abuse. Results from the Epidemiologic Catchment Area (ECA) Study. *JAMA, 264*(19), 2511–2518.

Ringel, E. (1953). *Der Selbstmord: Abschluss einer krankhaften psychischen Entwicklung.* Wien/ Düsseldorf: Maudrich.

Rogsch, C., Schreckenberg, M., Tribble, E., Klingsch, W., & Kretz, T. (2008). Was it panic? An overview about mass-emergencies and their origins all over the world for recent years. In W. Klingsch, C. Rogsch, A. Schadschneider, & M. Schreckenberg (Hrsg.), *Pedestrian and evacuation dynamics* (S. 743–755). London, UK: Springer.

Rohrer, S., & Dietrich, J. W. (2014). Das Refeeding-Syndrom – Eine Literaturübersicht. *Zeitschrift für Gastroenterologie, 52*(06), 593–600. https://doi.org/10.1055/s-0034-1366430.

Roizen, J. (1993). Issues in the epidemiology of alcohol and violence. In S. E. Martin (Hrsg.), *Alcohol and interpersonal violence: Fostering multidisciplinary perspectives* (Bd. 24, S. 3–36). Rockville: US Department of Health and Human Services/Public Health Service/National Institutes of Health [and] National Institute on Alcohol Abuse and Alcoholism.

Romano, C., Chinali, M., Pasanisi, F., Greco, R., Celentano, A., Rocco, A., … de Simone, G. (2003). Reduced hemodynamic load and cardiac hypotrophy in patients with anorexia nervosa. *American Journal of Clinical Nutrition, 77*(2), 308–312.

Rosebush, P. I., Hildebrand, A. M., Furlong, B. G., & Mazurek, M. F. (1990). Catatonic syndrome in a general psychiatric inpatient population: Frequency, clinical presentation, and response to lorazepam. *Journal of Clinical Psychiatry, 51*(9), 357–362.

Roy-Byrne, P. (1999). Anxiety in primary care depression: How does it lead to poor outcomes and what can we do about it? *General Hospital Psychiatry, 21*(3), 151–153. https://doi.org/10.1016/ S0163834399000092.

Ruchholtz, S., Pajonk, F. G., Waydhas, C., Lewan, U., Nast-Kolb, D., & Schweiberer, L. (1999). Long-term results and quality of life after parasuicidal multiple blunt trauma. *Critical Care Medicine, 27*(3), 522–530.

Sachs, G. S. (2006). A review of agitation in mental illness: Burden of illness and underlying pathology. *Journal of Clinical Psychiatry, 67*(Suppl 10), 5–12.

Saliou, V., Fichelle, A., McLoughlin, M., Thauvin, I., & Lejoyeux, M. (2005). Psychiatric disorders among patients admitted to a French medical emergency service. *General Hospital Psychiatry, 27*(4), 263–268. https://doi.org/10.1016/j.genhosppsych.2005.03.009.

Saß, H., & Hoff, P. (2011). Deskriptiv-psychopathologische Befunderhebung (Kap. 21). In H. J. Möller, G. Laux, & H. P. Kapfhammer (Hrsg.), *Psychiatrie, Psychosomatik und Psychotherapie* (4. Aufl., Bd. 1, S. 525–544). Berlin/Heidelberg: Springer.

Schmidt, J., & Feltes, T. (2012). Gewalt gegen Rettungskräfte – Bestandsaufnahme zur Gewalt gegen Rettungskräfte in Nordrhein-Westfalen. www.unfallkasse-nrw.de/fileadmin/server/download/PDF_2012/Gewalt_gegen_Rettungskraefte.pdf. Zugegriffen am 09.04.2016.

Schmidtke, A., Sell, R., & Löhr, C. (2008). Epidemiologie von Suizidalität im Alter. *Zeitschrift für Gerontologie und Geriatrie, 41*(1), 3–13. https://doi.org/10.1007/s00391-008-0517-z.

Schneider, F. (2012). *Facharztwissen Psychiatrie und Psychotherapie*. Heidelberg: Springer.

Schünemann, K. F. (1992). *Über nicht kulturgebundene Amokläufe – Eine inhaltsanalytische Untersuchung von 196 Fällen*. Dissertation, FB Medizin, Universität Göttingen.

Serretti, A., & Olgiati, P. (2005). Profiles of „manic" symptoms in bipolar I, bipolar II and major depressive disorders. *Journal of Affective Disorders, 84*(2–3), 159–166. https://doi.org/10.1016/j.jad.2003.09.011.

Siddiqi, N., House, A. O., & Holmes, J. D. (2006). Occurrence and outcome of delirium in medical in-patients: A systematic literature review. *Age and Ageing, 35*(4), 350–364.

de Simone, G., Scalfi, L., Galderisi, M., Celentano, A., Di Biase, G., Tammaro, P., … Contaldo, F. (1994). Cardiac abnormalities in young women with anorexia nervosa. *British Heart Journal, 71*(3), 287–292.

Somers JM, Goldner EM, Waraich P, Hsu I (2006) prevalence and incidence studies of anxiety disorders: a systematic review of the literature. Can J Psychiatry 51:100-113

Soyka, M. (2006). Alkoholhalluzinose und Eifersuchtswahn. *Fortschritte Der Neurologie Psychiatrie, 74*(6), 346-352-354.. https://doi.org/10.1055/s-2005-915641.

Soyka, M. (2008). Prevalence of delirium tremens. *American Journal on Addictions, 17*(5), 452. https://doi.org/10.1080/10550490802268868.

Stehr, S. N., Kollner, V., & Frank, M. D. (2004). Anorexia nervosa: Implikationen für den Rettungsdienst. *Der Anaesthesist, 53*(2), 157–162. https://doi.org/10.1007/s00101-003-0614-8.

Stetter, F. (1996). Depression und Angst in der initialen Therapiephase Alkoholabhängiger. In G. Längle, K. Mann, & G. Buchkremer (Hrsg.), *Sucht – Die Lebenswelten Abhängiger* (S. 271–281). Tübingen: Attempto.

Stowell, K. R., Florence, P., Harman, H. J., & Glick, R. L. (2012). Psychiatric evaluation of the agitated patient: Consensus statement of the American Association for Emergency Psychiatry Project BETA Psychiatric Evaluation Workgroup. *Western Journal of Emergency Medicine, 13*(1), 11–16. https://doi.org/10.5811/westjem.2011.9.6868.

Suokas, J., & Lönnqvist, J. (1989). Evaluation of attempted suicides: A comparative study of staff in a general hospital and consulting staff in a psychiatric hospital. *Crisis, 10*(2), 123–131.

Suokas, J., & Lönnqvist, J. (1991). Selection of patients who attempted suicide for psychiatric consultation. *Acta Psychiatrica Scandinavica, 83*(3), 179–182.

Suominen, K. H., Isometsä, E., Henriksson, M., Ostamo, A., & Lönnqvist, J. (2004a). Patients' evaluation of their psychiatric consultation after attempted suicide. *Nordic Journal of Psychiatry, 58*(1), 55–59. https://doi.org/10.1080/08039480310000806.

Suominen, K. H., Isometsä, E. T., & Lönnqvist, J. K. (2004b). Attempted suicide and psychiatric consultation. *European Psychiatry, 19*(3), 140–145. https://doi.org/10.1016/j.eurpsy.2003.12.004.

Sverrisson, K. O., Palsson, S. P., Sigvaldason, K., & Kárason, S. (2010). Clinical aspects and follow up of suicide attempts treated in a general intensive care unit at Landspitali University Hospital in Iceland 2000–2004. *Læknabladid, 96*(2), 101–107.

Swanson, J. W., Holzer, C. E., Ganju, V. K., & Jono, R. T. (1990). Violence and psychiatric disorder in the community: Evidence from the epidemiologic catchment area surveys. *Hospital & Community Psychiatry, 41*(7), 761–770.

Swenne, I., & Larsson, P. T. (1999). Heart risk associated with weight loss in anorexia nervosa and eating disorders: Risk factors for QTc interval prolongation and dispersion. *Acta Paediatrica, 88*(3), 304–309.

Tandon, R., & Jibson, M. D. (2003). Suicidal behavior in schizophrenia: Diagnosis, neurobiology, and treatment implications. *Current Opinion in Psychiatry, 16*(2), 193–197.

Tardiff, K., & Sweillam, A. (1982). Assaultive behavior among chronic inpatients. *American Journal of Psychiatry, 139*(2), 212–215. https://doi.org/10.1176/ajp.139.2.212.

Turris, S. A., Lund, A., & Bowles, R. R. (2014). An analysis of mass casualty incidents in the setting of mass gatherings and special events. *Disaster Medicine and Public Health Preparedness, 8* (2). 143-149. https://doi.org/10.1017/dmp.2014.24.

Vorderwülbecke, F., Feistle, F., Mehring, M., Schneider, A., & Linde, K. (2015). Aggression und Gewalt gegen Allgemeinmediziner und praktische Ärzte. *Deutsches Ärzteblatt, 112*(10), 159–165.

Walker, J. I. (1983). *Psychiatric emergencies. Intervention and Resolution.* Philadelphia: Lippincott.

Webb, G. J., Smith, K., Thursby-Pelham, F., Smith, T., Stroud, M. A., & Da Silva, A. N. (2011). Complications of emergency refeeding in anorexia nervosa: Case series and review. *Acute Medicine, 10*(2), 69–76.

Weinacker, B., Schmidtke, A., & Löhr, C. (2003). Epidemiologie von Suizid und Suizidversuch. In T. Giernalczyk (Hrsg.), *Suizidgefahr – Verständnis und Hilfe.* Tübingen: DGVT.

Weisbrot, D. M. (2008). Prelude to a school shooting? Assessing threatening behaviors in childhood and adolescence. *Journal of the American Academy of Child and Adolescent Psychiatry, 47*(8), 847–852. https://doi.org/10.1097/CHI.0b013e3181799fd3.

Weltgesundheitsorganisation (WHO) (2016). Internationale Klassifikation psychischer Störungen, ICD-10 Kapitel V (F). *Klinisch-Diagnostische Leitlinien* (10. Aufl.). Göttingen: Hogrefe.

Wirth, I., & Strauch, H. (2007). Tötungsdelikte in Ostberlin von 1980 bis 1989. Teil II: Ermittlungsergebnisse und Rechtsfolgen. *Archiv für Kriminologie, 219*(1–2), 1–13.

Wittchen, H. U., & Hoyer, J. (2006). *Klinische Psychologie und Psychotherapie.* Heidelberg: Springer.

Wittchen, H. U., & Jacobi, F. (2005). Size and burden of mental disorders in Europe – a critical review and appraisal of 27 studies. *European Neuropsychopharmacology, 15*(4), 357–376. https://doi.org/10.1016/j.euroneuro.2005.04.012.

Wojnar, M., Ilgen, M. A., Czyz, E., Strobbe, S., Klimkiewicz, A., Jakubczyk, A., … Brower, K. J. (2009). Impulsive and non-impulsive suicide attempts in patients treated for alcohol dependence. *Journal of Affective Disorders, 115*(1), 131–139. https://doi.org/10.1016/j.jad.2008.09.001.

Wolf, A., & Pajonk, F. G. (2012a). Psychische Störungen in der Intensivmedizin – Teil 1: Grundlagen, Störungsbilder und Diagnostik. *Anästhesiologie · Intensivmedizin · Notfallmedizin · Schmerztherapie, 47*(03), 150–157. https://doi.org/10.1055/s-0032-1307462.

Wolfersdorf, M. (2008). Suizidalität. *Der Nervenarzt, 79*(11), 1319-34–6. https://doi.org/10.1007/s00115-008-2478-2.

Wolfersdorf, M., & Franke, C. (2006). Suizidalität – Suizid und Suizidprävention. *Fortschritte der Neurologie-Psychiatrie, 74*(7), 400–419. https://doi.org/10.1055/s-2005-915640.

Wolfersdorf, M., & Kaschka, W. P. (1995). *Tropon Symposion 10 Suizidalität – Die biologische Dimension.* Berlin/Heidelberg/New York: Springer.

World Health Organization (WHO). (2014). *Preventing suicide: A global imperative.* Luxemburg. http://www.who.int/mental_health/suicide-prevention/world_report_2014/en/. Zugegriffen am 10.07.2020.

Wulsin, L. R., Vaillant, G. E., & Wells, V. E. (1999). A systematic review of the mortality of depression. *Psychosomatic Medicine, 61*(1), 6–17.

Yoshimasu, K., Kiyohara, C., & Miyashita, K. (2008). Suicidal risk factors and completed suicide: Meta-analyses based on psychological autopsy studies. *Environmental Health and Preventive Medicine, 13*(5), 243–256. https://doi.org/10.1007/s12199-008-0037-x.

Zenker, J., Hagenah, U., & Rossaint, R. (2010). Anästhesie bei Patienten mit Anorexia nervosa und Bulimia nervosa *Der Anaesthesist, 59*(3), 261–272. https://doi.org/10.1007/s00101-009-1665-2.

Diagnostik

Inhaltsverzeichnis

Die Kernfragen bei der Diagnostik psychiatrischer Notfälle betreffen immer wieder die Einschätzung von vitaler Gefährdung, bestehender Eigen- oder Fremdgefährdung, somatischer oder psychiatrischer bzw. stationärer oder ambulanter Behandlungsnotwendigkeit.

Bei jedem psychisch kranken Patienten sind daher eine Anamnese, nach Möglichkeit mit Fremdanamnese, ein möglichst umfassender psychopathologischer Befund und eine vollständige körperliche und neurologische Untersuchung mit Bestimmung der Vitalparameter (Puls, Blutdruck, Sauerstoffsättigung) zum frühestmöglichen Zeitpunkt durchzuführen. Aus den erhobenen Befunden leitet sich, je nach vorliegender Symptomatik, dann eine somatomedizinische, psychotherapeutische oder psychopharmakologische Behandlungsnotwendigkeit ab. Die Befunde sollen den Arzt in die Lage versetzen, eine Entscheidung hinsichtlich der weiteren Behandlung treffen zu können und die Maßnahmen einzuleiten.

Häufig sind jedoch Anamnese- und Befunderhebung in der Notfallsituation nicht oder nur unvollständig möglich. Die Angaben der Patienten und von Bezugspersonen sind nicht selten unzutreffend, spärlich oder irreführend oder überhaupt nicht zu erheben. Aufgrund mangelnder Kooperationsfähigkeit können Untersuchungen nicht oder nicht umgehend durchgeführt werden. Die Anamnese- und Befunderhebung sollte in diesen Fällen unverzüglich komplettiert werden, sobald der Patient hierzu wieder in der Lage ist.

© Springer-Verlag GmbH Deutschland, ein Teil von Springer Nature 2020   65
F.-G. Pajonk et al. (Hrsg.), *S2k-Leitlinie Notfallpsychiatrie*,
https://doi.org/10.1007/978-3-662-61174-6_4

> Bei jedem psychisch Kranken sind im Notfall eine Anamnese, nach Möglichkeit mit Fremdanamnese, ein möglichst umfassender psychopathologischer Befund und eine vollständige körperliche und neurologische Untersuchung mit Bestimmung der Vitalparameter (Puls, Blutdruck, Sauerstoffsättigung) zum frühestmöglichen Zeitpunkt durchzuführen. Wenn einzelne Bestandteile der Befunderhebung in der Notfallsituation nicht durchgeführt werden konnten, sollen sie nachgeholt werden, sobald der Patient dazu wieder in der Lage ist.

Durch eine gründliche Anamnese und klinische Untersuchung kann ein Großteil der Patienten bezüglich der Beschwerdeursachen richtig zugeordnet werden. Die Sensitivität, medizinische Ursachen allein aufgrund der gründlichen Anamnese herauszufinden, betrug in einer Untersuchung 94 %. Durch eine gründliche klinische Untersuchung konnte immerhin eine Sensitivität von 51 % erreicht werden (Korn et al. 2000).

4.1 Medical Clearance

Diese Maßnahmen sollen durch Laboruntersuchungen und gegebenenfalls weitere apparative Diagnostik ergänzt werden. Die notwendige somatomedizinische Diagnostik psychisch kranker Menschen wird als Medical Clearance oder Medical Clearing bezeichnet. Zu den durchzuführenden Untersuchungen wurden Empfehlungen unter evidenzbasierten Kriterien publiziert (Beerhorst et al. 2012).

Ein EKG sollte bei allen Patienten zum Ausschluss einer relevanten kardialen Erkrankung und als diagnostischer Baustein vor Einleitung einer Psychopharmakotherapie durchgeführt werden. In Verbindung mit Anamnese und klinischem Befund sind auch Laborwerte ein wertvoller Baustein. Wie umfassend das Notfallscreening aussehen sollte, wird jedoch kritisch diskutiert. Für die Durchführung einer Laboruntersuchung wird in der Literatur eine Sensitivität von 20 % für die Diagnosefindung angegeben (Olshaker et al. 1997). Blutbild, Kreatininkinase, Glukose und Elektrolyte (Natrium, Kalium, Kalzium) gehören zum Standard (Henneman et al. 1994; Olshaker et al. 1997; Tueth 1994; Williams und Shepherd 2000). Auch die Bestimmung von Nierenfunktionswerten (Harnstoff, Kreatinin) und Leberfunktionswerten (Gamma-Glutamyl-Transferase (GGT), Glutamat-Oxalacetat-Transaminase (GOT) (Skrobik et al. 2004), Glutamat-Pyruvat-Transaminase (GPT)) sollte bei jedem Patienten erfolgen. Es bleibt immer zu bedenken, dass klinisch nicht bedeutsame Laborveränderungen in die Irre führen können (Henneman et al. 1994).

Uneinigkeit besteht in der Literatur bei der Frage, ob ein Drogen- und Alkoholscreening generell durchgeführt werden sollte. Viele Autoren empfehlen ein Screening. Schiller et al. berichteten jedoch, dass nur 10 % der Patienten vom Arzt nicht als Drogenkonsumenten erkannt wurden und dabei den Konsum nicht selbst zugaben (Schiller et al.

2000). Die Weiterbehandlung der Patienten war zudem vom Ergebnis eines routinemäßig durchgeführten Urin- und Drogenscreenings unabhängig und erhöhte die Kosten der Behandlung ohne erkennbaren Mehrwert. Auch Olshaker et al. berichteten, dass die Patientenangaben bezüglich illegaler Drogen zu über 90 % verlässlich waren (Olshaker et al. 1997).

> Erforderliche diagnostische Maßnahmen zur Abklärung psychiatrischer Notfallpatienten sind die körperliche Untersuchung, die Bestimmung der Vitalparameter, die Durchführung eines EKG sowie die Bestimmung von Blutzucker, Blutbild, Elektrolyten sowie der Transaminasen und der Retentionswerte. Ein Alkohol- und Drogenscreening ist verzichtbar, wenn ein klinisch relevanter Konsum durch eine genaue Anamneseerhebung ausgeschlossen ist.

Allerdings kann die Bestimmung z. B. des Alkoholgehalts in der Atemluft und im Blut relevante Hinweise auf die Schwere der Intoxikation und die daraus resultierenden Konsequenzen in der weiteren Versorgung geben. Eine Intoxikation von mehr als 3,5 Promille wird üblicherweise als vital bedrohlich angesehen. Speziell bei alkoholgewöhnten oder -abhängigen Patienten korrelieren Alkoholgehalt und klinische Symptomatik jedoch kaum miteinander; schwer intoxikierte Patienten können klinisch weitgehend unauffällig erscheinen. Insbesondere wenn die klinische psychiatrische und neurologische Untersuchung gravierende Auffälligkeiten erkennen lässt, z. B. erhebliche kognitive Störungen in Form von Aufmerksamkeits- und Auffassungsstörungen, der Patient nicht mehr stand- und gangsicher ist, die notwendige Kooperation verweigert oder starke vegetative Symptome vorliegen, sollte – wenn möglich – eine medizinische Überwachung erfolgen. Dieser Befund muss sorgfältig dokumentiert werden.

> Die medizinische Überwachungsnotwendigkeit alkoholintoxikierter Patienten hängt vom klinischen Befund unter Berücksichtigung der Konsumgewohnheiten ab.
>
> Insbesondere bei Entlassung auf Drängen des Patienten oder eigenmächtiges Entfernen aus der Notaufnahme ist eine genaue Dokumentation des körperlichen, neurologischen und psychiatrischen Status anzufertigen.

Weiterführende Untersuchungen wie z. B. Röntgenthorax, CCT-Untersuchung oder Lumbalpunktion sollten nur gezielt bei begründetem Verdacht eingesetzt werden, da sie keinen wesentlichen Informationsgewinn liefern und stattdessen die Patienten verunsichern und die Untersuchungskosten in die Höhe treiben (Henneman et al. 1994).

Die gründliche somatische Diagnostik ist auch deshalb wichtig, weil viele Notfälle, die primär als psychiatrisch imponieren, eine organische Ursache haben (z. B. schwere Erregungszustände bei Hypoglykämie). Die Zahlen schwanken zwischen den Untersuchungen stark zwischen 2,5 % und 63 % (Henneman et al. 1994; Janofsky und Tamburello 2006; Ziegenbein et al. 2006). Umgekehrt kann eine psychiatrische Ursache zu lebensbedrohlichen organmedizinischen Störungen führen (z. B. perniziöse Katatonie oder Malignes Neuroleptisches Syndrom).

Bei Patienten ist eine psychiatrische Erkrankung leicht zu diagnostizieren, wie zum Beispiel Entzugs- oder Intoxikationssymptome bei Suchtpatienten oder psychotische Patienten im Zustand nach einer selbstaggressiven Handlung. Andererseits gibt es viele Patienten, die oft nur mit unspezifischen und somatischen Symptomen in einer Notaufnahme vorstellig werden und deren psychiatrische Grunderkrankung nicht auf den ersten Blick auffällt (Schriger et al. 2001; Wulsin et al. 1988).

In einer amerikanischen Untersuchung wurde festgestellt, dass es im diagnostischen Vorgehen psychiatrischer Notfälle eine Diskrepanz zwischen Psychiatern und Notfallmedizinern gibt. Im Umgang mit Notfallsituationen erfahrene und entsprechend ausgebildete somatische Ärzte verlassen sich offensichtlich eher auf Anamnese und klinische Untersuchung, dahingehend, dass sie nur wenige Routinelabortests veranlassen. Notfallmediziner führten circa ein bis vier Laboruntersuchungen durch, am häufigsten Drogen- und Alkoholscreening sowie ein Blutbild. Psychiater in dieser Situation forderten im Schnitt fünf bis acht Laboruntersuchungen an, wobei auch hier Drogen- und Alkoholscreening sowie Blutbild am häufigsten durchgeführt wurden (Zun et al. 2004). Abseits des klinischen Interesses ist die forensische Bedeutung der Medical Clearance relevant, z. B. wenn Straftaten vor einer substanzinduzierten Intoxikation stattgefunden haben oder z. B. ein Suizidversuch oder Suizid danach.

4.2   Psychischer Befund

Häufig wird bei einem psychiatrischen Notfall die Erhebung eines primären psychischen bzw. psychiatrischen Befundes von einem nicht psychiatrisch ausgebildeten oder erfahrenen Arzt durchgeführt. In Notaufnahmen wird die Ersteinschätzung zur Beurteilung der Behandlungsdringlichkeit meist durch eine Pflegekraft durchgeführt. Jeder, der diese Ersteinschätzung vornimmt, sollte in der Lage sein, einen psychischen Befund eindeutig zu erheben um daraus eine Entscheidung hinsichtlich der weiteren Behandlung einleiten zu können. Für nicht psychiatrisch ausgebildete oder erfahrene Ärzte wurden zwei zweckmäßige Vereinfachungen des psychischen Befundes mit daraus ableitbaren Entscheidungskonsequenzen in der Notfallsituation vorgeschlagen. Diese sind in Tab. 4.1 und Abb. 4.1. dargestellt (Kardels et al. 2008a; Tonn et al. 2008).

Als Mindeststandard müssen die vier Bereiche

1. Bewusstsein und Orientierung
2. Affekt und Antrieb
3. Denk- und Wahrnehmungsleistung und
4. Kognitive Leistung

Tab. 4.1   Erhebung eines basalen psychischen Befunds durch psychiatrisch nicht ausgebildete oder erfahrene Ärzte, nach (Tonn et al. 2008)

Bewusstsein	- Quantitatives Bewusstsein - Qualitatives Bewusstsein
Affektivität	- Stimmung - Antrieb
Denk- und Wahrnehmungsleistungen	- Denkleistung - Wahrnehmung
Kognitive Leistungen	- Gedächtnis - Kognition

beurteilt werden. Zur Vervollständigung des psychopathologischen Befundes müssen außerdem Suizidalität und Fremdgefährdung und sollten zusätzlich psychotische Symptome, Motorik, Krankheitseinsicht und psychiatrische Vorerkrankungen erfragt bzw. beurteilt und dokumentiert werden (Brunnhuber 2005).

> Zu einem psychopathologischen Befund beim psychiatrischen Notfall gehören obligat die Beurteilung von Bewusstsein und Orientierung, Affekt und Antrieb, der Denk- und Wahrnehmungsleistung, der Merkfähigkeit und des Gedächtnisses sowie von Suizidalität und Fremdgefährdung.

Nach erfolgter Primärdiagnostik sollte so rasch wie möglich eine fachärztliche psychiatrische Untersuchung durchgeführt werden, z. B. durch Hinzuziehen eines psychiatrischen Konsiliarius oder Vorstellung in einer psychiatrischen Ambulanz oder Klinik.

Darüber hinaus bietet sich der Einsatz validierter, einfacher und sensitiver, nach Möglichkeit auch spezifischer Skalen und Ratinginstrumente (zur Selbst- und Fremdbeurteilung) als weiterführendes Diagnoseinstrumentarium an, die dem knappen Zeitfenster, das zur Beurteilung eines Patienten bleibt, gerecht werden.

> Geeignete Skalen und Ratinginstrumente können im Notfall die Beurteilung des psychopathologischen Befunds unterstützen.

Von Spitzer et al. wurde 1994 ein gut und schnell durchführbarer und auswertbarer Fragebogen entwickelt (Spitzer et al. 1994), der „Primary Care Evaluation of Mental Disorders" (PRIME-MD), von dem es eine deutsche Version gibt (Lörch et al. 2000). In Weiterentwicklung bzw. in Ergänzung zu diesem Fragesatz kann in Deutschland der „Patient`s Health Questionnaire" (Diez-Quevedo et al. 2001; Spitzer et al. 2000) eingesetzt werden. Der PHQ ist auf seine Diagnosequalität mehrfach mit guten Ergebnissen – zum Beispiel für Depression (Lowe et al. 2004) – untersucht worden. Auch der Einsatz des General Health Questionnaire-30 (GHQ-30) wird empfohlen (Marchesi et al. 2004).

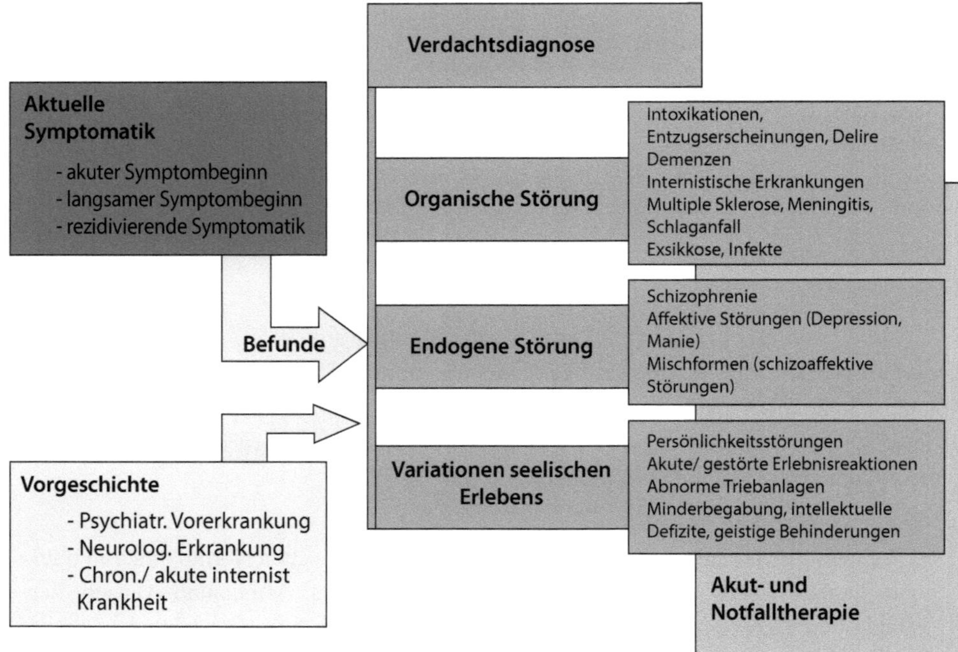

Abb. 4.1 Ablauf der psychiatrischen Diagnosestellung in der Notaufnahme, nach Tonn et al. (2008)

Das Mini International Neuropsychiatric Interview (MINI) sowie das Composite International Diagnostic Interview (CIDI) sind für den nicht psychiatrisch geschulten Arzt in der Notaufnahme weniger geeignet, zudem benötigen beide Fragesätze für ein gutes Ergebnis mit 30 bis 60 Minuten einen zu großen Zeitaufwand (Sheehan et al. 1998).

Insbesondere bei älteren Patienten empfiehlt sich, um dementielle oder depressive Störungen besser zu erkennen und differenzieren zu können, der ergänzende Gebrauch von vier weiteren Testverfahren: Uhrentest, Mini-Mental-Status-Test, DemTect und die Geriatrische Depressions-Skala (GDS 15) (D'Ath et al. 1994; Kalbe et al. 2004; van der Cammen et al. 1992; Weyerer et al. 2008). Diese Verfahren können auch in Notaufnahmen gut und schnell durchgeführt werden und liefern hilfreiche diagnostische Aussagen. Eine Übersicht über die für die Notfallpsychiatrie geeigneten Testverfahren findet sich in Tab. 4.2. Für die meisten Testverfahren können weitere Informationen z. B. über www.testzentrale.de bezogen werden.

Tab. 4.2 Geeignete und in deutschen Versionen verfügbare Skalen und Ratinginstrumente

- **Zum Screening einer psychischen Erkrankung**
    - Primary Care Evaluation of Mental Disorders (PRIME-MD)
    - Patient's Health Questionnaire (PHQ)
    - General Health Questionnaire-30 (GHQ-30)
- **Zur Beurteilung depressiver Symptome**
    - WHO-5
    - Self-rating Depression Scale (SDS)
    - Beck Depressions-Inventar (BDI)
    - Geriatrische Depressionsskala (GDS 15)
- **Zur Beurteilung kognitiver Störungen**
    - Uhrentest
    - Mini-Mental-Status-Test
    - DemTect
- **Zur Beurteilung von Suizidalität**
    - Suicide Assessment Scale
- **Zur Beurteilung der Delirschwere**
    - Confusion Assessment Method for the Intensive Care Unit (CAM-ICU)
    - Delirium Rating Scale (DRS)

Literatur

Beerhorst, K. S., Kardels, D. B., & Beine, K. H. (2012). Medical Clearance bei psychiatrischen Symptomen. *Notfall- und Rettungsmedizin, 15*(4), 338–341. https://doi.org/10.1007/s10049-011-1547-4.

Brunnhuber, S. (2005). Psychiatrische Notfälle. In S. Brunnhuber, S. Frauenknecht, & K. Lieb (Hrsg.), *Intensivkurs Psychiatrie und Psychotherapie* (S. 397–402). München: Elsevier.

van der Cammen, T. J., van Harskamp, F., Stronks, D. L., Passchier, J., & Schudel, W. J. (1992). Value of the Mini-Mental State Examination and informants' data for the detection of dementia in geriatric outpatients. *Psychological Reports, 71*(3 Pt 1), 1003–1009. https://doi.org/10.2466/pr0.1992.71.3.1003.

D'Ath, P., Katona, P., Mullan, E., Evans, S., & Katona, C. (1994). Screening, detection and management of depression in elderly primary care attenders. I: The acceptability and performance of the 15 item Geriatric Depression Scale (GDS15) and the development of short versions. *Family Practice, 11*(3), 260–266.

Diez-Quevedo, C., Rangil, T., Sanchez-Planell, L., Kroenke, K., & Spitzer, R. L. (2001). Validation and utility of the patient health questionnaire in diagnosing mental disorders in 1003 general hospital Spanish inpatients. *Psychosomatic Medicine, 63*(4), 679–686.

Henneman, P. L., Mendoza, R., & Lewis, R. J. (1994). Prospective evaluation of emergency department medical clearance. *Annals of Emergency Medicine, 24*(4), 672–677. https://doi.org/10.1016/S019606449400199X.

Janofsky, J. S., & Tamburello, A. C. (2006). Diversion to the mental health system: Emergency psychiatric evaluations. *Journal of the American Academy of Psychiatry and the Law, 34*(3), 283–291.

Kalbe, E., Kessler, J., Calabrese, P., Smith, R., Passmore, A. P., Brand, M., & Bullock, R. (2004). DemTect: A new, sensitive cognitive screening test to support the diagnosis of mild cognitive impairment and early dementia. *International Journal of Geriatric Psychiatry, 19*(2), 136–143. https://doi.org/10.1002/gps.1042.

Kardels, B., Kinn, M., & Pajonk, F. G. (Hrsg.). (2008a). *Akute psychiatrische Notfälle – Ein Leitfaden für den Notarzt- und Rettungsdienst.* Stuttgart: Thieme.

Korn, C. S., Currier, G. W., & Henderson, S. O. (2000). „Medical clearance" of psychiatric patients without medical complaints in the Emergency Department. *Journal of Emergency Medicine, 18*(2), 173–176. https://doi.org/10.1016/S0736-4679(99)00191-2.

Lörch, B., Szegedi, A., Kohnen, R., & Benkert, O. (2000). The primary care evaluation of mental disorders (PRIME-MD), German version: A comparison with the CIDI. *Journal of Psychiatric Research, 34*(3), 211–220. https://doi.org/10.1016/S0022-3956(00)00005-4.

Lowe, B., Spitzer, R. L., Grafe, K., Kroenke, K., Quenter, A., Zipfel, S., … Herzog, W. (2004). Comparative validity of three screening questionnaires for DSM-IV depressive disorders and physicians' diagnoses. *Journal of Affective Disorders, 78*(2), 131–40. https://doi.org/10.1016/S0165032702002379.

Marchesi, C., Brusamonti, E., Borghi, C., Giannini, A., Di Ruvo, R., Minneo, F., … Maggini, C. (2004). Anxiety and depressive disorders in an emergency department ward of a general hospital: A control study. *Emergency Medicine Journal, 21*(2), 175–179.

Olshaker, J. S., Browne, B., Jerrard, D. A., Prendergast, H., & Stair, T. O. (1997). Medical clearance and screening of psychiatric patients in the emergency department. *Academic Emergency Medicine, 4*(2), 124–128.

Schiller, M. J., Shumway, M., & Batki, S. L. (2000). Utility of routine drug screening in a psychiatric emergency setting. *Psychiatric Services, 51*(4), 474–478.

Schriger, D. L., Gibbons, P. S., Langone, C. A., Lee, S., & Altshuler, L. L. (2001). Enabling the diagnosis of occult psychiatric illness in the emergency department: A randomized, controlled trial of the computerized, self-administered PRIME-MD diagnostic system. *Annals of Emergency Medicine, 37*(2), 132–140. https://doi.org/10.1067/mem.2001.112255.

Sheehan, D. V., Lecrubier, Y., Harnett, K., Amorim, P., Janavs, J., Weiller, E., … Dunbar, G. C. (1998). The Mini-International Neuropsychiatric Interview (M.I.N.I): The development and validation of a structured diagnostic psychiatric interview for DSM-IV and ICD-10. *Journal of Clinical Psychiatry, 59*(Suppl 20), 22–33.

Skrobik, Y. K., Bergeron, N., Dumont, M., & Gottfried, S. B. (2004). Olanzapine vs haloperidol: Treating delirium in a critical care setting. *Intensive Care Medicine, 30*(3), 444–449. https://doi.org/10.1007/s00134-003-2117-0.

Spitzer, R. L., Williams, J. B., Kroenke, K., Linzer, M., deGruy, F. V., 3rd, Hahn, S. R., Johnson, J. G. … (1994). Utility of a new procedure for diagnosing mental disorders in primary care. The PRIME-MD 1000 study. *JAMA, 272*(22), 1749–56. https://doi.org/10.1001/jama.1994.03520220043029.

Spitzer, R. L., Williams, J. B., Kroenke, K., Hornyak, R., & McMurray, J. (2000). Validity and utility of the PRIME-MD patient health questionnaire in assessment of 3000 obstetric-gynecologic patients: The PRIME-MD Patient Health Questionnaire Obstetrics-Gynecology Study. *American

Journal of Obstetrics and Gynecology, 183(3), 759–769. https://doi.org/10.1067/mob.2000.106580.

Tonn, P., Reuter, S., Gerlach, N., Dahmen, N., & Pajonk, F. G. (2008). Psychiatrische Patienten in der Notaufnahme. *Notfall- und Rettungsmedizin, 11*, 537–546.

Tueth, M. J. (1994). Diagnosing psychiatric emergencies in the elderly. *American Journal of Emergency Medicine, 12*(3), 364–369. https://doi.org/10.1016/0735-6757(94)90162-7.

Weyerer, S., Eifflaender-Gorfer, S., Kohler, L., Jessen, F., Maier, W., Fuchs, A., … Bickel, H. (2008). Prevalence and risk factors for depression in non-demented primary care attenders aged 75 years and older. *Journal of Affective Disorders, 111*(2–3), 153–63. https://doi.org/10.1016/j.jad.2008.02.008.

Williams, E. R., & Shepherd, S. M. (2000). Medical clearance of psychiatric patients. *Emergency Medicine Clinics of North America, 18*(2), 185–198, vii.

Wulsin, L. R., Hillard, J. R., Geier, P., Hissa, D., & Rouan, G. W. (1988). Screening emergency room patients with atypical chest pain for depression and panic disorder. *International Journal of Psychiatry in Medicine, 18*(4), 315–323.

Ziegenbein, M., Anreis, C., Bruggen, B., Ohlmeier, M., & Kropp, S. (2006). Possible criteria for inpatient psychiatric admissions: Which patients are transferred from emergency services to inpatient psychiatric treatment? *BMC Health Services Research, 6*, 150. https://doi.org/10.1186/1472-6963-6-150.

Zun, L. S., Hernandez, R., Thompson, R., & Downey, L. (2004). Comparison of EPs' and psychiatrists' laboratory assessment of psychiatric patients. *American Journal of Emergency Medicine, 22*(3), 175–180. https://doi.org/10.1067/mem.2001.112255.

Maßnahmen und Therapie

Inhaltsverzeichnis

5.1 Vorgehen beim Erstkontakt

Akut psychisch erkrankte Patienten befinden sich häufig in einer angstvoll erlebten Situation, weil Unbekanntes oder Irreales erlebt wird oder krankheitsbedingt die Situation verkannt wird. Im Erstkontakt zwischen Arzt und Notfallpatienten ist es daher zunächst erforderlich, die Situation zu erklären, damit ein Bezug zur Realität wieder hergestellt werden kann. Die in der Notfallsituation erlebte Angst kann in Aggression umschlagen. Im Erstkontakt sollte daher versucht werden, eine vertrauensvolle Atmosphäre herzustellen, in der ein Gespräch möglich ist. Der Arzt sollte dabei Distanzgrenzen nicht überschreiten. Um eine möglichst angenehme Gesprächsatmosphäre herzustellen, ist es hilfreich, gemeinsam mit dem Patienten an einem Tisch Platz zu nehmen. In dieser Situation ist es gleichzeitig erforderlich, auf die Eigensicherung zu achten. Der Untersucher sollte stets in der Nähe zum Ausgang sitzen, um sich bei aggressivem Verhalten in

© Springer-Verlag GmbH Deutschland, ein Teil von Springer Nature 2020   75
F.-G. Pajonk et al. (Hrsg.), *S2k-Leitlinie Notfallpsychiatrie*,
https://doi.org/10.1007/978-3-662-61174-6_5

Sicherheit bringen zu können. Dritte sollten im Raum anwesend sein, z. B. Rettungsdienst- oder Pflegepersonal. Es ist darauf zu achten, dass gefährliche Gegenstände nicht in Griffnähe des Patienten liegen. Ist eine Gesprächsatmosphäre hergestellt, soll zuerst die akute Situation geklärt werden. Der Patient soll die Möglichkeit haben, frei zu berichten, was geschehen ist und welche Beschwerden er hat. Danach sollten Krankheitssymptome objektiv erfasst und weitere relevante anamnestische Daten erhoben werden, insbesondere die Vormedikation, die mögliche Einnahme von Suchtmitteln sowie somatische Vorerkrankungen. In einer Notfallsituation ist die körperliche Untersuchung unverzichtbar, weil organische Ursachen der psychischen Störung erkannt bzw. ausgeschlossen werden müssen. Bei der körperlichen Untersuchung wird die zwischen Menschen sonst übliche Distanz zwangsläufig überschritten. Daher ist es erforderlich, dem Patienten vorher nochmals ausdrücklich Sinn und Zweck der körperlichen Untersuchung zu erläutern. Bei der Untersuchung von Patientinnen durch einen männlichen Arzt soll eine weibliche Rettungsdienstmitarbeiterin oder eine Krankenschwester anwesend sein.

In der Notfallexploration sollen folgende Daten erhoben und dokumentiert werden:

- Persönliche Daten, einschließlich Alter und Geschlecht
- Konkrete Probleme, die die Notfallsituation auslösten
- Aktuelle Vorgeschichte mit Beginn der Symptomatik
- Kurz zurückliegende psychiatrische Vorbehandlung
- Spezielle psychiatrische Anamnese
- Allgemeinmedizinische Anamnese
- Medikamentenanamnese
- Lebenssituation (Partnerschaft, Berufstätigkeit)

Im Rahmen der Anamneseerhebung im Notfall sollten nach Möglichkeit persönliche Daten einschließlich Alter und Geschlecht, konkrete Probleme, die die Notfallsituation auslösten, die aktuelle Vorgeschichte mit Beginn der Symptomatik, kurz zurückliegende psychiatrische Vorbehandlungen inklusive einer Medikamentenanamnese, eine spezielle psychiatrische Anamnese und eine allgemeinmedizinische Anamnese erhoben werden.

In der Dokumentation sollte die vom Patienten geschilderte jeweilige Symptomatik mit einem konkreten Beispiel niedergelegt werden, um eine Nachexploration im Hinblick auf die Diagnostik zu erleichtern. Bei Einbeziehung von Angehörigen in die Notfallsituation ist es abweichend von der in der psychiatrischen Klinik üblichen Praxis sinnvoll, das Gespräch mit den Angehörigen unter vier Augen zu führen, da das Erleben der eigenen psychischen Störung für den Patienten häufig schambesetzt ist und eine erneute Beschämungssituation nach Möglichkeit vermieden werden sollte.

5.2 Psychotherapeutische Krisenintervention

Ein psychiatrisch-psychotherapeutischer Notfall erfordert unmittelbar ein professionelles Eingreifen, um der Gefahr einer gegenwärtigen Selbst- und/oder Fremdgefährdung zu begegnen. Die Beziehungsgestaltung muss sich den individuellen Erfordernissen einer krisen- und ggf. auch erkrankungsbedingten Beeinträchtigung der Kommunikation und des Erlebens anpassen. Das psychiatrisch-psychotherapeutische Erstgespräch dient der Erhebung der Anamnese, der Erfassung des psychopathologischen Befundes sowie dem Aufbau einer vertrauensvollen Beziehung.

Mit Sprache, Mimik und Gestik ist ein Setting zu schaffen, in dem sich der Betroffene mit seinen Sorgen angenommen, vorurteilsfrei und angstfrei äußern kann. Die Grundhaltung des Behandlers ist in Anlehnung an die Gesprächstherapie nach Rogers von Empathie (einfühlendem Verständnis), positiver Wertschätzung (Akzeptanz, emotionaler Wärme) und Authentizität (Echtheit) geprägt. Auch in der Notfallsituation fühlen sich die Betroffenen nur angenommen und verstanden, wenn sie ihre Sicht der Dinge und die damit verbundenen Beschwerden und Gefühle darstellen können. Eine zu direktive Gesprächsführung, die dem verständlichen Abfragen von wichtigen Symptomen dient, wird den Betreffenden nicht ernst nehmen, wertschätzen, sondern eher irritieren, evtl. brüskieren und der therapeutischen Beziehungsarbeit schaden. Daher sollte die Gesprächsführung zunächst die Hauptbeschwerden aufgreifen und im weiteren Verlauf die für die Diagnosestellung wichtige Zielsymptomatik explorieren (Jordan et al. 2016).

5.3 Pharmakotherapie

Die medikamentöse Behandlung psychiatrischer Notfallsituationen mit Psychopharmaka erfolgt zunächst häufig – insbesondere bei fehlender Kenntnis über Vorerkrankungen – syndromgerichtet (notfallpsychiatrisch relevante Syndrome s. Kap. 3). Trotz des breiten Spektrums notfallrelevanter psychiatrischer Diagnosen und krisenrelevanter Faktoren lassen sich die psychiatrischen Notfallsituationen zunächst weitgehend unabhängig von ihrer Ätiologie auf eine relativ geringe Anzahl von für die Notfallpharmakotherapie relevanten Syndromen reduzieren (Benkert und Hippius 2015).

Eine wissenschaftlich fundierte, evidenzbasierte medikamentöse Therapie im psychiatrischen Notfall ist durch weitgehendes Fehlen kontrollierter klinischer Studien eingeschränkt. Die Durchführbarkeit solcher Studien ist erschwert, insbesondere durch die gerade im psychiatrischen Notfall häufig fehlende oder eingeschränkte Einwilligungsfähigkeit sowie die individuelle Variabilität und Heterogenität der Zielsymptomatik. Gleichwohl lassen sich aus der Literatur und deren Bewertung (u. a. S2-Leitlinie Therapeutische Maßnahmen bei aggressivem Verhalten in der Psychiatrie und Psychotherapie, 2010; Pajonk und Fleiter 2003; Pajonk et al. 2006; Wolf et al. 2013) sowie der seitherigen klinischen Erfahrung Empfehlungen ableiten.

Tab. 5.1 Kriterien für die Auswahl notfallpsychiatrisch geeigneter Psycho-pharmaka

Kriterium	Anforderungen	Auswahl
Wirkung	Die erwünschte Wirkung auf mindestens eines der Zielsymptome muss mit hoher Wahrscheinlichkeit zu erwarten sein, sichere Applikation und zugelassene Indikation als Voraussetzung	Präparat Dosis Applikationsform
Wirklatenz	Möglichst rasches Einsetzen der Wirkung, gute Steuerbarkeit, möglichst keine Kumulation	
Sicherheit	Bei erhöhtem Risiko (häufig weitgehend fehlende Diagnostik, unbekannte Vorgeschichte, fehlende Einsicht) hohe Anforderungen v. a. an kardiale und respiratorische Sicherheit, Verträglichkeit	

5.3.1 Geeignete Psychopharmaka

Bei der Auswahl von Psychopharmaka für den psychiatrischen Notfall sind insbesondere drei Aspekte (s. Tab. 5.1) zu berücksichtigen:

Entsprechend der Anforderungen im psychiatrischen Notfall und der geringen verfügbaren Evidenz ist die Anzahl der eingesetzten Psychopharmaka begrenzt, und die individuelle klinische Erfahrung mit dem Einsatz einzelner Präparate sollte berücksichtigt werden.

Spezielle, nur für psychiatrische Notfallsituationen einsetzbare Psychopharmaka gibt es nicht. Prinzipiell sind Antipsychotika und Benzodiazepine geeignet. Antidepressiva, Phasenprophylaktika (mit Ausnahme von Valproat in der Behandlung der akuten Manie), Antidementiva und andere Psychopharmaka sind in psychiatrischen Notfallsituationen entweder wegen hoher Wirklatenz in Bezug auf die akute Zielsymptomatik oder wegen schlechter Steuerbarkeit in der Regel nicht empfehlenswert. Als ebenfalls nicht empfehlenswert gelten pflanzliche Präparate. Bei diesen ist im Notfall nicht mit einer zuverlässig ausreichenden Wirkung auf die Zielsymptomatik (z. B. Anspannung, Angst) zu rechnen.

Als Substanzgruppen für die medikamentöse Behandlung des psychiatrischen Notfalls sind Antipsychotika und Benzodiazepine geeignet.

Im Folgenden sind psychotrope Medikamente für den psychiatrischen Notfall mit ihrem Zulassungsstatus und entsprechenden Indikationen und Dosierungen zusammengestellt (Tab. 5.2) (Benkert und Hippius 2015).

Wenn Patienten einsichtsfähig oder behandlungswillig sind, ist in der Regel die orale Medikationsform zu bevorzugen; bei Ablehnung oder medizinischen Gründen, die gegen eine orale Medikation sprechen, ist unter Abwägung medizinischer, rechtlicher und ethi-

Tab. 5.2 Psychopharmaka für psychiatrische Notfallsituationen

Indikation/Zulassung	Dosierung	Besonderheiten	Cave
Haloperidol p.o./i.m./i.v.			
Psychotische und delirante Zustandsbilder, Psychomotorische Erregung auch schwerster Ausprägung	i.v./i.m./p.o.: 5–10 mg; bei älteren Patienten niedriger (zunächst 0,5–1,5 mg); ggf. Wiederholung alle 30 min; nicht mehr als 100 mg/24 h p.o. bzw. 60 mg/24 h parenteral (i.m.)	Hohes Wirkpotenzial; v. a. in niedrigerer Dosis und kurzer Anwendung relativ gute kardiovaskuläre Verträglichkeit; Hohes EPS-Risiko v. a. in hohen Dosisbereichen; Auch in Kombination mit BZD oder Promethazin; Mögliche Interaktionen mit CYP3A4-Inhibitoren oder -Induktoren	QTc-Verlängerung möglich, besonders bei parenteraler Anwendung; i.v. nur mit Monitorüberwachung (ventrikuläre Tachyarrhythmien i.S. von Torsades de pointes); Frühdyskinesien, dann Gabe von *Biperiden* 2,5–5 mg i.v.
Zuclopenthixolacetat i.m.			
Initialbehandlung von akuten Psychosen und Manien, Exazerbationen chronischer Psychosen	i.m.: 50–150 mg; 1- bis 2-malige Wiederholung alle 2–3 Tage	Kurzzeitdepot mit guter Wirkung auch bei akuten Erregungszuständen; EPS-Risiko	QTc-Verlängerung möglich; Frühdyskinesien, dann *Biperiden* 2,5–5 mg i.v.
Olanzapin p.o./i.m.			
Psychotische Zustandsbilder, Psychomotorische Erregung bei Schizophrenie und Manie, insbesondere bei erhöhter Neigung zu EPS	i.m.: initial 2,5–5 mg; Wiederholung alle 30 min möglich, jedoch nicht mehr als 20 mg/24 h; Bis 3 Tage, dann Umstellung auf p.o. Medikation; p.o.: initial 10–20 mg	Geringeres EPS-Risiko; Problemloser Übergang in p.o. Erhaltungstherapie; Schnell lösliche p.o. Applikationsform; Mögliche Interaktionen mit CYP3A4-Inhibitoren bzw. -Induktoren	QTc-Verlängerung möglich, selten; Bei i.m. Behandlung schnelle Umstellung auf p.o. Applikation anstreben; Keine i.v.-Applikation; Keine Empfehlung für Kombination mit BZD; Cave: Kombination mit Alkohol
Ziprasidon i.m.			
Schnelle Beherrschung von Erregungszuständen bei Patienten mit Schizophrenie für die Dauer von bis zu 3 aufeinanderfolgenden Tagen, wenn eine p.o. Behandlung nicht möglich ist	i.m.: Einzeldosis 10 mg; Wiederholung alle 2 h möglich bis maximal 40 mg/d; Umsetzen auf p.o. Medikation innerhalb von 3 Tagen	Geringes Risiko für Gewichtszunahme, metabolische Veränderungen und Prolaktinerhöhung (im Vergleich zu anderen Atypika außer Aripiprazol); Geringes EPS-Risiko; problemloser Übergang in p.o. Erhaltungstherapie	QTc-Verlängerung möglich (für Ziprasidon dosisabhängig beschrieben); Schnelle Umstellung auf p.o. Applikation anstreben; Vorsicht bei Kombination mit BZD und anderen Psychopharmaka

(Fortsetzung)

Tab. 5.2 (Fortsetzung)

Indikation/Zulassung	Dosierung	Besonderheiten	Cave
Aripiprazol p.o./i.m.			
Schnelle Beherrschung von Erregungszuständen bei Patienten mit Schizophrenie zur kurzzeitigen Anwendung, wenn eine Behandlung p.o. nicht möglich ist	i.m.: initial 9,75 mg (1,3 ml) als einmalige i.m. Injektion; ggf. auch niedrigere Dosis von 5,25 mg (0,7 ml) bei Vormedikation; Wiederholung nach 2 h möglich max. 3 Injektionen innerhalb von 24 h; Höchstdosis 30 mg/d; Nur wenige Tage anwenden	Sehr geringe metabolische NW; Keine signifikante Gewichtszunahme; Relativ geringes EPS-Risiko; Keine Prolaktinerhöhung; Keine bedeutsame Verlängerung des QTc-Intervalls; Schnell lösliche p.o. Applikationsform möglich; Mögliche Interaktionen mit CYP3A4-Inhibitoren bzw. -Induktoren	Datenlage für Akutsituationen noch unvollständig; Schnelle Umstellung auf p.o. Applikation anstreben; Vorsicht bei Kombination mit BZD und anderen Psychopharmaka
Risperidon p.o.			
Schizophrenie, manische Episoden, Kurzzeitbehandlung (bis 6 Wo.) von anhaltender Aggressivität bei Patienten mit mäßiggradiger bis schwerer Alzheimer-Demenz, die auf nichtpharmakologische Methoden nicht ansprechen und wenn ein Risiko für Eigen- und Fremdgefährdung besteht	Initial 1–2 mg; bei höherem Lebensalter/ Demenz: 0,25–1 mg; Höchstdosis 12 mg/d	Antipsychotisch-beruhigende Eigenschaften, auch bei Jugendlichen und Älteren evaluiert; Mittelgradige metabolische Risiken; Deutlicher Prolaktinanstieg; Adrenolytische, jedoch keine anticholinergen Eigenschaften; Mögliche Interaktionen mit CYP2D6-Inhibitoren	z. T. EPS, orthostatische Hypotonie und QTc-Verlängerung möglich; Schmelztablette verfügbar, Keine i.m. Präparation für die Akutbehandlung

Tab. 5.2   (Fortsetzung)

Indikation/Zulassung	Dosierung	Besonderheiten	Cave
Amisulprid p.o.			
Akute und chronische schizophrene Störungen 50–300 mg: primär negative Zustände (Defektsyndrom) mit Affektverflachung, emotionalem und sozialem Rückzug	Initial 50–400 mg; Höchstdosis 800 mg/d; max. 1200 mg/d in Ausnahmen	Nichtsedierendes Antipsychotikum; Keine Kreislaufwirkung, daher rasche Aufdosierung möglich; Mittelgradige metabolische Risiken, Deutlicher Prolaktinanstieg, selektiver Dopaminantagonist; Keine anticholinergen Eigenschaften; Renale Elimination	z. T. EPS, QTc-Verlängerung möglich; Flüssige Darreichungsform verfügbar; Keine i.m. Präparation für die Akutbehandlung
Loxapin inhalativ			
Leichte bis mittelschwere Agitiertheit bei Patienten mit Schizophrenie oder bipolarer Störung	Empfohlene Anfangsdosis: eine Inhalation (9,1 mg); falls erforderlich, nach 2 h zweite Inhalation (9,1 mg) möglich; Höchstdosis: 2 Inhalationen/d	Erstes inhalatives Antipsychotikum mit raschem sedierenden Wirkungseintritt (< 10 min); Konventionelles niedrig- bis mittelpotentes Antipsychotikum mit Blockade von D2- und 5-HT2A-Rezeptoren; Stark sedierend mit anticholinerger, antihistaminischer und adrenolytischer Wirkung; Hepatische Metabolisierung	Risiko von Bronchospasmen (Bereithalten eines ß-Sympathomimetikums); Anwendung nur im Krankenhausumfeld (Überwachung durch medizinisches Fachpersonal); Nicht bei Patienten mit akuten respiratorischen Symptomen (z. B. Keuchen) oder aktiven Atemwegserkrankungen (z. B. Asthma, COPD); Nicht bei Pat >65 J.; NW: v. a. Sedierung, Benommenheit, Geschmacksstörungen, auch EPS, QTc-Verlängerung möglich

(Fortsetzung)

Tab. 5.2 (Fortsetzung)

Indikation/Zulassung	Dosierung	Besonderheiten	Cave
Melperon p.o.			
Leicht- bis mittelgradige psychomotorische Erregung und Unruhe bei geriatrischen und multipel internistisch erkrankten Patienten	initial 50–100 mg; Nicht mehr als 400 mg/24 h	Gute sedierende Eigenschaften bei mäßiger antipsychotischer Wirkung und fehlenden anticholinergen Eigenschaften Mögliche Interaktionen (CYP2D6-Inhibition) mit Substraten von CYP2D6	z. T. ausgeprägte orthostatische Hypotonie möglich; Keine i.v.-Applikation; i.m. Präparation nicht mehr im Handel
Dipiperon p.o.			
Schlafstörungen, insbesondere bei geriatrischen Patienten, psychomotorische Erregungszustände	40–120 mg; Nicht mehr als 360 mg/24 h	Gute sedierende Eigenschaften; Geringe antipsychotische Wirkung; Fehlende anticholinerge NW; Besonders für ältere Patienten geeignet	z. T. orthostatische Hypotonie möglich; Keine parenterale Applikation
Promethazin i.m./i.v.			
Akute Unruhe- und Erregungszustände im Rahmen psychiatrischer Grunderkrankungen (auch: akute allergische Reaktionen vom Soforttyp, wenn gleichzeitig Sedierung indiziert ist)	Initial in der Regel 25 mg; Wiederholung nach 2 h möglich; Maximal kurzfristig 200 mg/d bei schweren Unruhe- und Erregungszuständen	Gute sedierende Eigenschaften ohne antipsychotische Wirkung; Keine Prolaktinerhöhung; Antiemetische Wirkungen; Stark antihistaminisch, zusätzlich adrenolytisch, anticholinerg, antiserotonerg; Kombination mit Haloperidol i.m. in Akutsituationen evaluiert (unter engmaschiger Kontrolle); Mögliche Interaktionen mit CYP2D6-Inhibitoren	QTc-Verlängerung möglich; Sehr häufig Mundtrockenheit und weitere anticholinerge Wirkungen, Hypotonie **Cave:** Bei i.v.-Applikation RR- und Atemkontrollen; schmerzhafte Extravasate; **Cave:** Vorsicht bei Intoxikationen mit Alkohol und anderen Psychopharmaka (v. a. Antidepressiva): kardiale NW, Delir, Senkung der Krampfschwelle

Tab. 5.2 (Fortsetzung)

Indikation/Zulassung	Dosierung	Besonderheiten	Cave
Levomepromazin p.o./i.m./i.v.			
Akutbehandlung schwerer psychomotorischer Unruhe- und Erregungszustände im Rahmen psychotischer Störungen; akute Erregungszustände bei manischen Episoden	p.o.: 25–200 mg; Höchstdosis 600 mg/d; i.m./i.v.: 25–150 mg	Sehr stark sedierende Eigenschaften ohne deutliche antipsychotische Wirkung; Ausgeprägt adrenolytisch und anticholinerg	QTc-Verlängerung möglich; Sehr häufig Mundtrockenheit und weitere anticholinerge Wirkungen; Ausgeprägte Hypotonien möglich; i.m. und i.v. Applikation möglich; **Cave:** Vorsicht bei Intoxikationen mit Alkohol und anderen Psychopharmaka (v. a. Antidepressiva): kardiale NW, Delir, Senkung der Krampfschwelle
Chlorprothixen p.o.			
Dämpfung psychomotorischer Unruhe- und Erregungszustände im Rahmen akuter psychotischer Syndrome; Behandlung von maniformen Syndromen	25–100 mg; Höchstdosis 400 mg/d	Gute sedierende Eigenschaften ohne deutliche Antipsychotische Wirkung; Deutlich adrenolytisch, ausgeprägt anticholinerg	QTc-Verlängerung möglich; Sehr häufig Mundtrockenheit und weitere anticholinerge Wirkungen; Hypotonie; Keine parenterale Applikationsform mehr im Handel; **Cave:** Vorsicht bei Intoxikationen mit Alkohol und anderen Psychopharmaka (vor allem Antidepressiva): kardiale NW, Delir, Senkung der Krampfschwelle
Lorazepam p.o./i.m./i.v.			
Psychomotorische Erregung leichteren Grades sowie Adjuvans bei stärkerer Agitation (v. a. Kombination mit *Haloperidol*); Angstzustände; Akute Suizidalität	i.v./i.m.: initial 0,5–1 mg; p.o.: initial 1–2,5 mg; ggf. Wiederholung alle 60 min; nicht mehr als 7,5 mg/24 h	Relativ kurze HWZ (14 Stunden); Keine aktiven Metaboliten; Gut steuerbar	Hypotonie und Atemdepression möglich, insbesondere in hohen Dosen und bei i.v.-Gabe; i.v.-Applikation sehr langsam! Ampullen kühl lagern!

(Fortsetzung)

Tab. 5.2 (Fortsetzung)

Indikation/Zulassung	Dosierung	Besonderheiten	Cave
Diazepam p.o./i.m./i.v.			
Symptomatische Behandlung von akuten und chronischen Spannungs-, Erregungs- und Angstzuständen	Initial 10–20 mg i.m./i.v.; Höchstdosis 60 mg/d	Lange HWZ (72 Stunden), aktiver Metabolit; Rasche Wirkung, lang anhaltend, schlecht steuerbar; Kumulationsgefahr	**Cave** Hypotonie und Atemdepression möglich, insbesondere in hohen Dosen und bei i.v.-Gabe; i.v.-Applikation sehr langsam! **Cave** Thrombophlebitis

scher Aspekte die Notwendigkeit einer Zwangsbehandlung zu prüfen (Steinert und Kallert 2006; S2-Leitlinie Therapeutische Maßnahmen bei aggressivem Verhalten in der Psychiatrie und Psychotherapie, 2010).

> Eine medikamentöse Zwangsbehandlung bedarf einer rechtlichen Grundlage nach individueller Abwägung von wahrscheinlichem Nutzen und potenziellem Schaden. Es darf sich hierbei nur um eine einmalige bzw. kurzfristige Notfallbehandlung handeln. Bei Regelmäßigkeit im Sinne einer Behandlungsmaßnahme ist eine richterliche Genehmigung einzuholen. Wünsche des Patienten, ggf. auch seines persönlichen Umfeldes und insbesondere Verfügungen, Vollmachten und Betreuungsverhältnisse müssen, soweit sie medizinisch vertretbar sind, respektiert werden (S2-Leitlinie Therapeutische Maßnahmen bei aggressivem Verhalten in der Psychiatrie und Psychotherapie, 2010).

Die pharmakokinetischen Eigenschaften und die Applikationsform (Tab. 5.3) sind neben der Pharmakodynamik und klinischen Wirkung zu beachten. Für die in der präklinischen Notfallmedizin verbreitete inhalative oder nasale Applikation von Benzodiazepinen oder Antipsychotika kann wegen nicht vorliegender Untersuchungen zur Dosis-Wirkungsbeziehung keine Empfehlung ausgesprochen werden.

5.3.2 Antipsychotika

Antipsychotika reduzieren Denk- und Wahrnehmungsstörungen, Angst, Anspannung sowie Agitation. Intellekt und Bewusstsein bleiben von der Wirkung im Wesentlichen unbeeinflusst. Antipsychotika lassen sich nach chemischer Struktur (z. B. Butyrophenone), antipsychotischer Potenz oder Wirktyp einteilen. Hochpotente Antipsychotika wirken in niedriger bis mittlerer Dosierung antipsychotisch ohne zu sedieren, während niederpotente in niedriger bis mittlerer Dosierung eher sedierend und weniger antipsychotisch wirken. Gemeinsam ist ihnen ein Antagonismus am D_2-Rezeptor. Die Affinität zum D_2-Rezeptor korreliert mit der antipsychotischen bzw. dämpfenden Eigenschaft. Die neueren

Tab. 5.3 Applikationsformen von Psychopharmaka für psychiatrische Notfallsituationen

		i.v. p. inf.	i.m. akut	Schmelztablette	Lösung	orale Festform	inhalativ
Antipsychotika	Haloperidol	(+)[a]	+	-	+	+	-
	Zuclopenthixolacetat	-	+ (3 Tage)	-	-	-	-
	Aripiprazol	-	+	+	+	+	-
	Olanzapin	-	+	+	-	+	-
	Ziprasidon	-	+	-	-	+	-
	Risperidon	-	-	+	+	+	-
	Amisulprid	-	-	-	+	+	-
	Loxapin	-	-	-	-	-	+
Sedativa	Melperon	-	-	-	+	+	-
	Pipamperon	-	-	-	+	+	-
	Promethazin	+	+	-	+	+	-
	Levomepromazin	+	+	-	+	+	-
	Chlorprothixen	(+)[b]	(+)[b]	-	+	+	-
Anxiolytika	Lorazepam	+	+	+	-	+	-
	Diazepam	+	+	-	+	+	-

[a] nicht mehr für die i.v.-Injektion empfohlen; [b] als Injektionslösung nicht mehr auf dem Markt

atypischen Antipsychotika weisen überwiegend zusätzlich eine antagonistische Aktivität am 5-HT$_{2A}$-Rezeptor auf.

Es sind Antipsychotika zu bevorzugen, die nachgewiesene Effektivität bei Zielsyndromen, die auch im Notfall auftreten, aufweisen und zusätzlich wegen ihrer relativen Sicherheit und Bekanntheit empfohlen werden können. Hierzu zählen insbesondere das Butyrophenon Haloperidol (weltweit sehr häufig eingesetzt) für die akute Intervention (p.o., i.m., i.v.) und das Thioxanthen Zuclopenthixolacetat in einer etwa 2–3 Tage anhaltenden Depot-Formulierung (i.m.).

Entsprechend der Fachinformation des Herstellers des Originalpräparates in Deutschland (Fa. Janssen-Cilag 2010) ist eine i.v. Applikation von Haloperidol auch in psychiatrischen Notfallsituationen nicht empfehlenswert. Bei einer Nutzen-Risiko-Abwägung im psychiatrischen Notfall sind belegte oder wahrscheinlich zutreffende Komponenten abzugrenzen. Einerseits ist ein medizinischer Nutzen von i.v. Haloperidol (Wirksamkeit, Wirkgeschwindigkeit, Verträglichkeit) weder im Vergleich mit anderen Substanzen bei unterschiedlicher – auch parenteraler – Applikation noch im Vergleich mit i.m. oder oraler Applikation von Haloperidol belegt. Zum anderen jedoch bestehen Hinweise aus Fallberichten und Fallsammlungen, die ein erhöhtes Risiko für QTc-Zeit-Verlängerungen und in diesem Zusammenhang für das Auftreten maligner Herzrhythmusstörungen (Torsades de pointes, TdP), insbesondere bei Hochdosistherapie und intravenöser Applikation von Haloperidol v. a. bei älteren Patienten, nahelegen (Di Salvo und O'Gara 1995; O'Brien et al. 1999; Vieweg et al. 2009). Die Rücknahme der Herstellerempfehlung für die i.v. Applikation von Haloperidol bei weiterbestehender Zulassung erfolgte vor dem haftungsrechtlichen Hintergrund des offensichtlich nicht erfolgten empfohlenen „kontinuierlichen EKG-Monitorings" bei i.v. Haloperidolgabe und nicht wegen einer Veränderung der Datenlage zur kardialen Sicherheit von Haloperidol.

> Von der intravenösen Applikation von Haloperidol ist derzeit abzuraten. Die Indikation ist in jedem Fall streng zu stellen, und es ist ein obligates EKG-Monitoring erforderlich.

Die Empfehlung, auf die i.v. Gabe von Haloperidol zu verzichten, obwohl insbesondere in ethischer Hinsicht Vorteile einer intravenösen gegenüber einer intramuskulären Injektion durchaus bestehen mögen (vgl. S2-Leitlinie Therapeutische Maßnahmen bei aggressivem Verhalten in der Psychiatrie und Psychotherapie), basiert daher vor allem auf haftungsrechtlichen Gründen.

In der präklinischen Notfallmedizin, in Notaufnahmen und auf Intensivstationen, auf denen es die Möglichkeiten eines kontinuierlichen kardialen Monitorings gibt, können jedoch Gründe vorliegen, weshalb Haloperidol weiter intravenös gegeben werden kann. In psychiatrischen Kliniken sollte die i.v. Gabe von Haloperidol vermieden werden. Gründe hierfür sind u. a.:

- Eine entscheidende Überlegenheit bezüglich Wirkung, Wirkgeschwindigkeit und Verträglichkeit von i.v. Haloperidol oder anderen hochpotenten Butyrophenonen (Benperidol) gegenüber anderen Applikationsformen derselben Substanz (oral, i.m.) oder auch gegenüber anderen Substanzen (oral, i.m.) im psychiatrischen Notfall (v. a. Erregungszustand) kann aufgrund der vorliegenden Daten nicht begründet werden.
- Die Situation, dass in anderen Ländern, v. a. USA, Canada und Australien, eine intravenöse Applikation von Haloperidol nie zugelassen wurde und die Notfallversorgung dort nicht erkennbar defizitär ist, erschwert die Argumentation für eine Notwendigkeit der i.v.-Gabe von Haloperidol.
- Im psychiatrischen Notfall sind die Einsichtsfähigkeit und Einwilligungsfähigkeit des Patienten in der Regel eingeschränkt oder aufgehoben; in Zweifelsfällen oder bei fraglich erhöhtem Risiko wäre aber gerade eine eingehende Aufklärung und Beteiligung des Patienten notwendig.
- Die exakte Definition einer kontinuierlichen EKG-Überwachung (Beginn, Dauer, Umfang und Durchführung des Monitorings einschließlich Anforderungen an Equipment und Qualifikation des Personals), die für eine gewisse Sicherheit zumindest durch Früherkennung von kardialen Rhythmusstörungen beitragen könnte, ist kaum möglich. Etwa die Hälfte aller psychiatrischen Kliniken verfügt nicht über die Möglichkeit eines EKG-Monitorings (Schwerthöffer et al. 2016).

Alternativen zu einer i.v. Gabe von Haloperidol können demzufolge nicht i.v. Applikationen anderer Hersteller oder die i.v. Applikation anderer hochpotenter Butyrophenone (Benperidol) sein, da für diese Substanzen analog – auch ohne vorliegende Studien – bei i.v. Gabe dieselben Risiken wie für i.v. Haloperidol angenommen werden müssen. Droperidol scheint ein günstigeres kardiales Verträglichkeitsprofil aufzuweisen und auch bei psychotisch bedingten Erregungszuständen vergleichbar wirksam wie Haloperidol zu sein, ist aber nicht für psychiatrische Indikationen zugelassen (s. Abschn. 6.5). Alternativen zu Haloperidol sind entsprechend der syndromalen Indikation aus Tab. 5.2 zu entnehmen.

Viele Psychopharmaka und andere Medikamente können durch Blockade spezifischer kardialer Kalium-Kanäle die Repolarisationszeit erhöhen (QTc-Zeitverlängerung) und dadurch das Risiko für polymorphe ventrikuläre Tachyarrhytmien (Torsades de pointes, TdP). Als Risikofaktoren gelten weibliches Geschlecht, angeborenes long-QT-Syndrom, Bradykardie, Hypokaliämie und Hypomagnesiämie. Im psychiatrischen Notfall sind häufig weder Anamnese, Vorbefunde noch EKG- oder Laboruntersuchungen verfügbar, andererseits sind Risikofaktoren wie Polypharmazie und Hypokaliämie (z. B. bei Alkoholabhängigkeit) bei Patienten mit psychiatrischen Erkrankungen gehäuft. Dies erfordert eine besonders sorgfältige Nutzen-Risiko-Abwägung. Bei Auftreten von TdP ist zunächst in nicht-kardiologischen Einrichtungen die intravenöse Gabe von Magnesium zu empfehlen (Morissette et al. 2005).

Hinweise für den Einsatz von Haloperidol (i.m. oder oral) in psychiatrischen Akutsituationen finden sich in der Literatur (Pajonk et al. 2006) und in Tab. 5.2 Für andere in Deutschland zugelassene Butyrophenone, z. B. Benperidol, liegen keine Studien bei Notfallindikationen vor. Die Evidenz für Zuclopenthixol-Acetat ist begrenzt (Gibson et al. 2004) und kann im Vergleich zu Haloperidol i.m. nicht als überlegen angesehen werden, um für Akutsituationen allgemein empfohlen werden zu können (Kumar und Strech 2005). Bei den sogenannten atypischen Antipsychotika können Aripiprazol, Olanzapin (Wagstaff et al. 2005) und Ziprasidon wegen ihrer guten Verträglichkeit und ihrer akuten Wirksamkeit bei parenteraler Applikation (i.m.) sowie auch Risperidon (Hovens et al. 2005) und Amisulprid (wegen fehlender Kreislaufwirkungen, keine langsame Aufdosierung notwendig) auch im Notfall zum Einsatz kommen. Atypische Antipsychotika haben in der Pharmakotherapie psychiatrischer Akutsituationen an Bedeutung gewonnen und stellen bereits in vielen Fällen und verschiedenen Subgruppen von Patienten (Barak et al. 2006; Citrome et al. 2006; Pascual et al. 2006) eine sinnvolle Alternative zu Haloperidol bzw. anderen konventionellen Antipsychotika dar.

> Neuere Antipsychotika stellen bei vielen psychiatrischen Notfällen eine sinnvolle Alternative zu Haloperidol und anderen konventionellen Antipsychotika dar.

Zur Sedierung können sogenannte niedrigpotente Antipsychotika zum Einsatz kommen, insbesondere die Butyrophenone Melperon und Dipiperon wegen ihrer guten Verträglichkeit auch bei multimorbiden und älteren Patienten (keine anticholinergen Nebenwirkungen). Demgegenüber ist das Nebenwirkungsspektrum von Promethazin und

Levomepromazin (Phenothiazin) sowie von Chlorprothixen (Thioxanthen) durch ausgeprägte anticholinerge und adrenolytische Wirkungen gekennzeichnet und schränkt die Einsatzmöglichkeiten dieser Substanzen ein.

> Bei älteren Patienten sollten zur Sedierung niederpotente Antipsychotika ohne anticholinerge, antihistaminerge oder adrenolytische Wirksamkeit eingesetzt werden.

5.3.3 Benzodiazepine

Benzodiazepine binden an GABA-Rezeptoren und verstärken die hemmende GABA-Wirkung im Gehirn. Daraus resultierten die klinischen Wirkungen wie Anxiolyse, Sedierung, Relaxierung und Antikonvulsion. Die Wirkung der Benzodiazepine setzt nach der Gabe schnell und zuverlässig ein. Aber insbesondere nach i.v.-Applikation können sie auch kreislaufwirksam sein (z. B. Hypotension) und atemdepressiv wirken. Die jeweilige Schwelle kann höchst unterschiedlich sein, deshalb empfiehlt sich ein vorsichtiges Aufdosieren an die optimale Wirkung. Speziell Patienten mit Psychopharmaka als Dauermedikation oder mit Medikamenten- oder Drogen-Abusus benötigen häufig höhere Dosen bis sich ein Effekt einstellt.

Benzodiazepine mit einem weiten Zulassungsspektrum für psychiatrische Erkrankungen, die auch im Notfall häufig eingesetzt werden, sind u. a. Lorazepam und Diazepam. Als Anxiolytikum mit sedierenden Effekten wird Lorazepam in verschiedenen Darreichungsformen empfohlen. Das mittellang wirksame Benzodiazepin ohne aktive Metabolite (Halbwertszeit 24–36 Stunden) hat insbesondere wegen der besseren Steuerbarkeit Vorteile gegenüber Diazepam (HWZ >72 Stunden, aktiver Metabolit). Lorazepam kann zudem als schnell auflösende Schmelztablette („expidet") verabreicht werden; die Resorptionsgeschwindigkeit und der Wirkungseintritt sind im Vergleich zur herkömmlichen Tablette jedoch nicht verändert. Midazolam ist als Hypnotikum in der Notfallmedizin gebräuchlich, besitzt aber keine Zulassung für eine psychiatrische Indikation. Aufgrund seiner hypnotischen Eigenschaften wirkt es zuverlässig und schnell bei Erregungszuständen (TREC Collaborative Group 2003).

5.4   Soziale Unterstützung

In der Akut- und Notfallmedizin besteht zweifellos häufig ein Missverhältnis zwischen dem medizinischen Behandlungsangebot und dem tatsächlichen Behandlungs- und Betreuungsbedarf des Patienten (Poloczek et al. 2001). Das betrifft vor allem die Patienten, bei denen neben ihrer akutmedizinisch versorgungsbedürftigen Erkrankung eine psychosoziale Notlage besteht. Die Liste solcher Notlagen ist lang; als Beispiele können genannt werden: Armut, Arbeitslosigkeit, familiäre Zerrüttung, Vereinsamung, Verelendung, Verwahrlosung, Obdachlosigkeit, häusliche Gewalt, Vernachlässigung oder Missbrauch von Kindern oder alten Menschen, Substanzmissbrauch oder Abhängigkeitserkrankungen von Familienmitgliedern.

Die soziale Situation beeinflusst die Häufigkeit und Art psychiatrischer Notfälle maßgeblich (Luiz 2008; Luiz et al. 2002). Notfälle als Folge psychosozialer Notlagen erfordern daher spezielle Unterstützungsangebote, um eine fortschreitende Erkrankung mit Bedrohung des Lebens, z. B. bei sich entwickelnder Suizidalität, abzuwenden. Durch geeignete soziale Unterstützungsangebote können aufwändige medizinische Maßnahmen und auch Maßnahmen gegen den Willen des Patienten häufig vermieden werden.

Es existieren Einrichtungen, die sich in ihrer Arbeit auf die Bewältigung akuter Krisen als Folge psychosozialer Notlagen fokussieren. Hierzu zählen sowohl nichtprofessionelle Betreuungsangebote wie z. B. die Telefonseelsorge als auch hoch spezialisierte, notfallerfahrene Teams wie die „Kriseninterventionsteams im Rettungsdienst" (KIT) (s. Abschn. 8.4). Ebensolche Einrichtungen und Dienste können unter dem Oberbegriff der „psychosozialen Akutdienste" zusammengefasst werden.

Unterschieden werden darüber hinaus sogenannte Vorfeld- und Kernfeldeinrichtungen. Unter Vorfeldeinrichtungen werden niedrigschwellige Angebote von Sozial- und Beratungsdiensten verstanden, wie z. B. Telefonseelsorge, Sozialstation bzw. Diakonie, Bürger- oder Nachbarschaftshilfen, Selbsthilfeorganisationen sowie karitative Angebote der Kirchen. Betroffenen wird dabei soziale Unterstützung in Belastungssituationen zuteil. Zum Teil weisen einige Organisationen dabei eine hohe Spezialisierung für spezifische Traumatisierungen auf. Exemplarisch können die in Tab. 5.4. aufgeführten Vorfeldeinrichtungen benannt werden. Kernfeldeinrichtungen im psychosozialen Sinn bilden im Wesentlichen die sozialpsychiatrischen Dienste. Das Versorgungsangebot ist regional unterschiedlich und umfasst ein weites Spektrum von der Betreuung chronisch Erkrankter bis

Tab. 5.4 Beispiele für Vorfeldeinrichtungen bei psychosozialen Notlagen

Name	Indikation
Telefonseelsorge	In allen Notlagen
Kinder- und Jugendtelefon (Nummer gegen Kummer)	Kinder und Jugendliche in allen Notlagen
Human Protect	Katastrophen, Gewaltverbrechen, Überfällen, schweren Verkehrsunfällen
Verwaiste Eltern e.V	Betreuungsangebot für Eltern verstorbener Kinder
Nicolaidis YoungWings Stiftung	Hilfe und Beratung für Hinterbliebene nach Katastrophen
GEPS – Gemeinsame Elterninitiative Plötzlicher Säuglingstod	Beratung für Eltern in der Trauerbewältigung, für nachfolgende Schwangerschaften und bei Fragen zum Folgekind
Suchthotline	Telefonnotruf für Suchtgefährdete, teils spezifische Einrichtungen für Kinder und Jugendliche
Jugend- und Drogenberatungsstellen	Für Jugendliche und Erwachsene, die Probleme mit legalen und illegalen Drogen haben; ambulante Therapien oder Vermittlung in stationäre Therapieeinrichtungen sind möglich
Frauennotruf	Anlauf- und Beratungsstelle für Frauen und Mädchen, die sexuelle Gewalt erfahren haben
Sozialberatung für Ausländer	Beratung, psychologische Hilfe und Dolmetschervermittlung für ausländische Mitbürger aller Nationalitäten

zur Übernahme ordnungspolitischer Aufgaben, so dass es sich empfiehlt, im zuständigen Sozialpsychiatrischen Dienst die Versorgungsmöglichkeiten zu erfragen (s. Abschn. 8.5).

Vorgehen zur Vermittlung in geeignete Akutdienste
Die föderale Struktur Deutschlands, die regional sehr unterschiedlichen Strukturen und die limitierten finanziellen Ressourcen machen es leider unmöglich, in ganz Deutschland einheitliche Ansprechpartner für Patienten in akuten psychosozialen Krisen oder bei psychiatrischen Notfällen zu nennen. Gefordert ist deshalb das Engagement der lokalen und regionalen Leitstellen und Rettungsdienstorganisationen, Notaufnahmen und psychiatrischen Kliniken in der Erstellung einer jeweils gültigen Übersicht über vorhandene Hilfsangebote (Crefeld, 2007).

> Die Erstellung einer Notfallkarte mit Adressen, Telefonnummern und Ansprechzeiten der lokal vorhandenen Akut- und Krisendienste wird für Leitstellen, Rettungsdienst, Notärzte und Notaufnahmen dringend empfohlen.

Das Angebot an Diensten ist oft lokal gut ausgebaut, vor allem in der somatischen Akutmedizin aber meist unbekannt. Eine Schlüsselrolle bei der Vermittlung von regionalen Kriseninterventions- und psychosozialen Akutdiensten kommt den sozialpsychiatrischen Diensten zu. Vielfach existieren in den einzelnen Regionen psychosoziale Wegweiser z. B. der lokalen Gesundheitsämter, so dass die jeweils relevanten Einrichtungen mit Öffnungszeiten und Hilfsangeboten zusammengestellt werden können. Ergänzend bietet es sich an, die möglichen psychosozialen Einrichtungen vom Sozialdienst der nächstliegenden psychiatrischen Klinik zu erfahren oder beispielsweise die Polizei, Hilfsorganisationen, Kirchen oder karitative Verbände zu kontaktieren.

5.5 Deeskalation, Sicherheit und Maßnahmen bei Gefährdung

In der Akut- und Notfallpsychiatrie ist mit fremdgefährdendem Verhalten zu rechnen. Das Auftreten von Aggression und Gewalt wird von Patientenfaktoren, Patient-Patient-Interaktionen, stationsspezifischen Faktoren, Patient-Personal-Interaktionen und Personalfaktoren beeinflusst.

Zu den Patientenfaktoren, die das Risiko für das Auftreten von Aggression und Gewalt erhöhen, zählen:

- Aggressives oder selbstverletzendes Verhalten in der Vorgeschichte oder bei früheren stationären Aufnahmen (Dack et al. 2013; Steinert 2002)
- Persönlichkeitsstörungen, vor allem des Cluster B (emotional instabil, histrion, antisozial), insbesondere die antisoziale Persönlichkeitsstörung (Nouvion et al. 2007)

- Das Vorliegen und die Ausprägung von Positivsymptomen wie Halluzinationen, Wahn-wahrnehmungen oder Verfolgungswahn im Rahmen von Schizophrenien (Soyka und Morhart-Klute 2002)
- Alkoholkonsum (Bowers et al. 2009), insbesondere bei Patienten mit Persönlichkeits-störungen, Schizophrenien (Putkonen et al. 2004) oder Störungen der Impulskontrolle (Fulwiler et al. 2005)
- Männliches Geschlecht, vor allem alleinstehende Männer (Dack et al. 2013); Männer mit höheren Testosteronspiegeln zeigen gehäuft Verhaltensweisen, die mit Risikof-reude, Impulsivität und Nonkonformität einhergehen (Archer 2006)
- Fehlende Freiwilligkeit bei der stationär-psychiatrischen Behandlung (Bowers et al. 2009; Dack et al. 2013)
- Höhere Zahl an Voraufenthalten in der Psychiatrie (Dack et al. 2013)

Bauliche und organisatorische Faktoren scheinen ebenfalls einen Einfluss auf die Aggressionswahrscheinlichkeit auf einer Akutstation zu haben, insgesamt gibt es aber hierzu nur wenige Untersuchungen mit heterogener Methodik. Ein höherer Patientendurchsatz, eine höhere Anzahl der Patienten im Gebäude und spezielle Sicherungsmaßnahmen auf Station (Bowers et al. 2009) erhöhten die Aggressionswahrscheinlichkeit, während ein höheres Platzangebot pro Patient, mehr Komfort und eine gute Einsehbarkeit der Station die Aggressionswahrscheinlichkeit senkte (van der Schaaf et al. 2013).

In einer Analyse von 428 empirischen Studien, welche dem peer-review-Prozess unterlagen, wurde von 8 Faktoren, welche als Vorboten aggressiven Verhaltens auf der Akutstation eingeschätzt wurden, die Patienten-Personal-Interaktion als die bedeutsamste identifiziert. So schienen alle Situationen, in denen das Personal eine Macht über den Patienten ausüben konnte oder musste (Verbote, Anweisungen, Umgang mit Anliegen) das größte Potenzial für Aggressionen in sich zu bergen (Papadopoulos et al. 2012). Zur Einschätzung einer Vorhersage drohender Gewalt in der Akutpsychiatrie eignet sich die „Brøset Violence Checklist" (BVC) (Rechenmacher et al. 2014). Dieses Instrument wurde zur Vorhersage von Gewaltpotenzial innerhalb der auf die Testdurchführung folgenden 24 Stunden entwickelt. Die BVC erlaubt eine befriedigende kurz- bis mittelfristige Vorhersage aggressiven Verhaltens, übertrifft allerdings nicht die intuitiven Vorhersagen erfahrener Kliniker.

> Bauliche und organisatorische Faktoren spielen bei der Risikoreduktion für aggressives Verhalten psychiatrischer Patienten eine Rolle. Eine umfangreiche Analyse empirischer Studien belegte, dass eine deeskalierende Patient-Personal Interaktion, ein höheres Platzangebot, mehr Komfort und eine gute Einsehbarkeit der Station die Aggressionswahrscheinlichkeit senken.

Zur Dokumentation aggressiver Übergriffe hat sich in Europa die „Staff Observation Aggression Scale" (SOAS-R) durchgesetzt (Nijman und Palmstierna 2002).

5.5.1 Prävention aggressiven Verhaltens

Zur Prävention aggressiven Verhaltens hat die S3-Leitlinie Verhinderung von Zwang: Prävention und Therapie aggressiven Verhaltens bei Erwachsenen ausführlich Stellung bezogen (2018). Wesentliche Aspekte sind:

- **Freundliche und empathische Haltung einnehmen.** Den ersten und nachhaltigsten Eindruck, den ein Patient bekommt, wenn er neu in eine Einrichtung der medizinischen Notfallversorgung (Ambulanz) kommt oder auf eine Station aufgenommen wird, bestimmt das Personal der Station. Durch das Personal werden der Charakter und die Atmosphäre der Station geprägt. Um eine Atmosphäre zu schaffen, die Aggressionen wenig Raum zugesteht, ist es hilfreich, dass das Personal eine freundliche und empathische Haltung einnimmt. Eine respekt- und verständnisvolle Haltung des Personals kann deeskalierend wirken.
- **Potenziell gefährliche Gegenstände sichern.** Wenn ein Patient im Vorfeld einer medizinischen Versorgung aggressiv oder gewalttätig geworden ist oder mit der Polizei gebracht wird, muss der Patient nach Waffen oder gefährlichen Gegenständen untersucht werden. Auch alle Patienten, die ein erhöhtes Risikoprofil aufweisen, sollten bei Aufnahme auf die Akutstation daraufhin untersucht werden.
- **Aggressive Impulse erfragen.** Aggressive Impulse sollten regelmäßig und routiniert erfragt werden. Es gibt keinerlei Hinweise, dass aggressives Verhalten durch Nachfragen ausgelöst wird.
- **Grenzen setzen.** Neben einer freundlichen und respektvollen Haltung gegenüber dem Patienten ist es gleichzeitig dringend notwendig, dass vom Behandlungsteam unmissverständlich signalisiert wird, dass Aggressionen in der Klinik keinesfalls geduldet werden. Dies muss auch gegenüber dem Patienten so klar und deutlich ausgesprochen werden, damit von vorne herein Grenzen gesetzt werden. Häufig geäußerte Befürchtungen, dass durch Grenzsetzungen gerade Aggressionen induziert werden, sind nicht haltbar (Steinert 2002). Dabei muss auf das Gesamterscheinungsbild und die Art, wie man als Behandler dem Patienten gegenüber auftritt, geachtet werden. Aggression erzeugt Gegenaggression, daher sollte das Personal dem Patienten nicht aggressiv und nicht vorwürflich gegenübertreten; eine solche Haltung ist eher geeignet, eine angespannte Situation noch zu steigern.
- **Räumliche Enge vermeiden.** Zur Vorbeugung von Anspannungen und Aggressionen gehört, dass die baulichen Gegebenheiten einer Klinik oder einer präklinischen Untersuchungssituation so gestaltet sind, dass sie eine Konzentrierung vieler Patienten auf engem Raum vermeidet. Das Stationsteam einer Akutstation sollte auf kritische Überfüllung achten und gegebenenfalls Patienten auf andere Stationen verlegen, um die Atmosphäre zu entspannen.
- **Rückzug und Ausgang ermöglichen.** Eine Akutstation und auch eine Ambulanz muss so gestaltet sein, dass Patienten die Möglichkeit zum Rückzug haben. Dies ist durch eine großzügige Raumgestaltung (z. B. möglichst nur Ein- oder Zweibettzimmer) und Ausgangsregelungen zu erreichen. Es sollte angestrebt werden, dass auch gerichtlich untergebrachte Patienten die Möglichkeit zum Aufenthalt im Freien erhalten (z. B. abgeschlossener Garten oder in Begleitung des Pflegepersonals).

- **Körperliche Bewegung ermöglichen.** Sportliche Bewegung führt zum Spannungsabbau. In der Praxis sollten auch diejenigen Patienten, die die Station vorübergehend nicht verlassen dürfen, die Möglichkeiten der körperlichen Bewegung haben (z. B. Ergometer) (Neu 2011). Sobald der Zustand es zulässt, sollte der Zugang zu weiteren Bewegungsformen ermöglicht werden (Turnhallenbenutzung, Laufgruppe usw.).
- **Psychopathologie behandeln.** Zu einer effektiven Therapie aggressiver Impulse gehört in erster Linie die Behandlung der zugrunde liegenden Psychopathologie. Eine spezifische Medikation, die Aggressionen gezielt therapiert, existiert zur Zeit nicht. Das einzige Medikament, dem aufgrund von Fallberichten, naturalistischen Studien und inzwischen auch randomisierten, doppelblinden, prospektiven Studien ein genuiner antiaggressiver Effekt bescheinigt wird, der über die bloße Behandlung psychotischer Symptome hinausgeht, ist das Clozapin (Krakowski et al. 2006).
- **Personalschutz.** Damit Personal effektiv Aggressionen vorbeugen kann, muss es sich selber sicher fühlen und auch eine geschulte Kompetenz in diesem Bereich besitzen. Falls Personal zum Ziel von Gewalt wurde, müssen Maßnahmen zur Verfügung gestellt werden, die signalisieren, dass niemand mit solchen Schwierigkeiten allein gelassen wird. Zur Prävention von Aggression und Gewalt sollte für alle Mitarbeiter einer Akutstation eine Ausbildung in Deeskalations- und Selbstverteidigungstechniken zum Standard gehören. Fertigkeiten in diesem Gebiet dienen der Stärkung der Zuversicht und des Selbstvertrauens bei den Mitarbeitern und tragen dazu bei, das Gefühl der Hilflosigkeit zu vermindern. Dadurch können sie in einer schwierigen Situation den Patienten sehr viel gelassener und damit deeskalierend gegenübertreten.

> Folgende Verhaltensweisen zur Prävention aggressiven Verhaltens werden aufgrund klinischer Erfahrung und einzelner Studien empfohlen:
>
> - Freundliche und empathische Haltung
> - Potenziell gefährliche Gegenstände sichern
> - Grenzen setzen
> - Rückzug und Ausgang ermöglichen
> - Körperliche Bewegung ermöglichen
> - Psychopathologie behandeln
> - Maßnahmen zum Personalschutz

5.5.2 Umgang mit aggressiven Patienten

Bei ansteigender Aggression sollte dem Patienten zunächst immer die Möglichkeit des Rückzugs eingeräumt werden. Ferner sollte versucht werden, durch verbale Intervention („talking down") die Situation zu entspannen. Das Anbieten oraler Bedarfsmedikation ist empfehlenswert, da der Patient dann immer noch die Autonomie über seinen Zustand hat, gleichzeitig aber eine Besserung des auch für ihn unangenehmen oder quälenden Zustands in Aussicht ist. In einer solchen Situation sollte das Personal dem Patienten nicht mehr allein gegenübertreten. Wenn die Maßnahmen nicht zur gewünschten Deeskalation führen und die Aggression weiter ansteigt und unmittelbare Gefahr für Rechtsgüter drohen, sollten unter Hinzuziehung von ausreichendem Personal weitere sichernde Maßnahmen erwogen werden (Neu 2011). Hierzu werden international verschiedene Konzepte verfolgt, z. B. Isolierung in einem geschützten Raum, Soteria Konzept, Festhalten oder mechanische Fixierungen, letztere werden in Deutschland überwiegend durchgeführt.

Freiheitsentziehende Maßnahmen stellen einen erheblichen Eingriff in die Selbstbestimmung und Selbständigkeit eines Patienten dar und sind nur nach gewissenhafter Abwägung der Freiheitsrechte mit den Fürsorgepflichten und unter bedingungsloser Beachtung der Würde des Menschen und seiner Selbstbestimmung anzuwenden. Sie sind deshalb in Art und Dauer auf das unbedingt notwendige Maß zu beschränken und nur unter Berücksichtigung aller ethischen und gesetzlichen Vorgaben durchzuführen (S3-Leitlinie Verhinderung von Zwang: Prävention und Therapie aggressiven Verhaltens bei Erwachsenen, 2018).

> Freiheitsentziehende Maßnahmen sind nur nach gewissenhafter Abwägung der Freiheitsrechte mit den Fürsorgepflichten und unter bedingungsloser Beachtung der Würde des Menschen und seiner Selbstbestimmung anzuwenden. Sie sind deshalb in Art und Dauer auf das unbedingt notwendige Maß zu beschränken und nur unter Berücksichtigung aller ethischen und gesetzlichen Vorgaben durchzuführen.

In einer bislang einzigen randomisierten Untersuchung zeigte sich, dass das am wenigsten freiheitseinschränkende Verfahren, in diesem Fall Isolation, die Dauer beeinträchtigender Maßnahmen nicht verlängerte (Huf et al. 2012). Es gibt nur wenige Untersuchungen über die Häufigkeit freiheitsentziehender Maßnahmen. In einer Befragung deutscher psychiatrischer Kliniken zur Versorgung psychiatrischer Notfälle wurde eine Häufigkeit von ca. 20 % Unterbringung gegen den Willen des Patienten auf der Akutstation angegeben (Schwerthöffer et al. 2016). In einer Untersuchung einer amerikanischen psychiatrischen Notaufnahme waren es 14 %. Das größte Risiko für Isolation oder Fixierung hatten demnach Patienten, die bereits fixiert in die Notaufnahme gebracht wurden, die zwischen 19 und 1 Uhr in der Notaufnahme ankamen, Patienten mit manischer oder gemischter Episode einer bipolaren Störung und Patienten, die klinisch schwere Störungen der Impulskontrolle, gravierende psychotische Symptome oder eine deutlich eingeschränkte Krankheitseinsicht aufwiesen (Simpson et al. 2014). Ein systematischer Review zur Häufigkeit und den Ursachen von Isolation und Fixierung bei Kindern und Jugendlichen fand in 7 Studien eine hohe Inzidenz von je über 25 % (De Hert et al. 2011).

Eine Fixierung darf nur als letztes Mittel nach allen anderen Maßnahmen der Deeskalation (s. Abschn. 5.2) durchgeführt werden. Sie kann den Patienten als freiwillige Maßnahme mit deren Zustimmung angeboten werden. Von vielen Patienten wird eine Fixierung gegen deren Willen als „Bestrafungsmaßnahme" verstanden, kann traumatisierend sein und erschwert damit nachhaltig das Vertrauen in alle späteren psychiatrischen Behandlungsmaßnahmen.

Eine Fixierung gegen den Willen des Patienten darf nur nach ärztlicher Anordnung erfolgen und wenn in der Regel einer der folgenden Gründe vorliegt:

- Der Patient gefährdet sich selbst oder andere erheblich
- Es liegen Bewegungs- und Haltungsstörungen mit Sturzgefahr vor
- Durch übermäßige motorische Unruhe wird der Gesundheitszustand gefährdet (z. B. nach einer Fraktur)
- Eine dringende notwendige medikamentöse Behandlung (z. B. Infusionsbehandlung) kann wegen motorischer Unruhe nicht durchgeführt werden

Fixierungen müssen regelmäßig durch das Personal geübt werden. Es empfiehlt sich das tatkräftige, gemeinsam koordinierte Vorgehen zur Verhinderung von Personenschäden, am besten auf der Grundlage einer zahlenmäßig hohen Überlegenheit. Nachdem vorher abgesprochen wurde, welcher Helfer für welches Körperteil verantwortlich ist (bewährt hat sich folgende Aufteilung: 4 Helfer für Arme und Beine, je 1 Helfer für Kopf, Oberkörper und Bauch), wird der Patient vereint und entschlossen auf den Boden gezwungen und manuell fixiert. Diese Maßnahme sollte zuvor angekündigt werden (Pajonk und D'Amelio 2016).

> Eine Fixierung darf nur als letztes Mittel nach allen anderen Mitteln der Deeskalation durchgeführt werden. Sie erfordert eine ärztliche Anordnung. Fixierungen müssen sachgerecht durchgeführt werden; dies ist vom Personal regelmäßig zu üben. Fixierte Patienten müssen dauerhaft und überwiegend persönlich durch das Personal überwacht werden.

Standard sind die 5-Punkt- oder die 3-Punkt Fixierung. Fixierte Patienten müssen dauerhaft und überwiegend persönlich durch das Personal überwacht und die Vitalzeichen kontrolliert werden. Gefahren für den Patienten bestehen in Strangulation, Aspiration und Zurücksinken der Zunge. Todesfälle sind unter Fixierungen wiederholt beschrieben (Karger et al. 2008; Mohsenian et al. 2003). Zur Dokumentation einer Fixierung muss immer ein Fixierungs- und Überwachungsprotokoll angefertigt werden.

Spezifische Maßnahmen im Umgang mit aggressiven und gewalttätigen Patienten im Notarzt- und Rettungsdienst sind jüngst publiziert worden (Pajonk und D'Amelio 2016).

Literatur

Archer, J. (2006). Testosterone and human aggression: An evaluation of the challenge hypothesis. *Neuroscience and Biobehavioral Reviews, 30*(3), 319–345. https://doi.org/10.1016/j.neubiorev.2004.12.007.

Barak, Y., Mazeh, D., Plopski, I., & Baruch, Y. (2006). Intramuscular ziprasidone treatment of acute psychotic agitation in elderly patients with schizophrenia. *American Journal of Geriatric Psychiatry, 14*(7), 629–633. https://doi.org/10.1097/01.JGP.0000216325.42721.99.

Benkert, O., & Hippius, H. (2015). *Kompendium der Psychiatrischen Pharmakotherapie* (10. Auflage). Heidelberg: Springer.

Bowers, L., Allan, T., Simpson, A., Jones, J., Van Der Merwe, M., & Jeffery, D. (2009). Identifying key factors associated with aggression on acute inpatient psychiatric wards. *Issues in Mental Health Nursing, 30*(4), 260–271. https://doi.org/10.1080/01612840802710829.

Citrome, L., Volavka, J., Czobor, P., Brook, S., Loebel, A., & Mandel, F. S. (2006). Efficacy of ziprasidone against hostility in schizophrenia: Post hoc analysis of randomized, open-label study data. *Journal of Clinical Psychiatry, 67*(4), 638–642.

Crefeld, W. (2007). Psychosoziale Krisendienste in Deutschland. *Blätter der Wohlfahrtspflege 154*(4), 123–126. https://doi.org/10.5771/0340-8574-2007-4-123.

Dack, C., Ross, J., Papadopoulos, C., Stewart, D., & Bowers, L. (2013). A review and meta-analysis of the patient factors associated with psychiatric in-patient aggression. *Acta Psychiatrica Scandinavica, 127*(4), 255–268. https://doi.org/10.1111/acps.12053.

De Hert, M., Dirix, N., Demunter, H., & Correll, C. U. (2011). Prevalence and correlates of seclusion and restraint use in children and adolescents: A systematic review. *European Child and Adolescent Psychiatry, 20*(5), 221–230. https://doi.org/10.1007/s00787-011-0160-x.

Di Salvo, T. G., & O'Gara, P. T. (1995). Torsade de pointes caused by high-dose intravenous haloperidol in cardiac patients. *Clinical Cardiology, 18*(5), 285–290.

Fulwiler, C., Eckstine, J., & Kalsy, S. (2005). Impulsive-aggressive traits, serotonin function, and alcohol-enhanced aggression. *Journal of Clinical Pharmacology, 45*(1), 94–100. https://doi.org/10.1177/0091270004270457.

Gibson, R. C., Fenton, M., Coutinho, E. S., & Campbell, C. (2004). Zuclopenthixol acetate for acute schizophrenia and similar serious mental illnesses. *Cochrane Database of Systematic Reviews, 3*, CD000525. https://doi.org/10.1002/14651858.CD000525.pub2.

Hovens, J. E., Dries, P. J., Melman, C. T., Wapenaar, R. J., & Loonen, A. J. (2005). Oral risperidone with lorazepam versus oral zuclopenthixol with lorazepam in the treatment of acute psychosis in emergency psychiatry: A prospective, comparative, open-label study. *Journal of Psychopharmacology, 19*(1), 51–57. https://doi.org/10.1177/0269881105048897.

Huf, G., Coutinho, E. S. F., Adams, C. E., & TREC-SAVE Collaborative Group (2012). Physical restraints versus seclusion room for management of people with acute aggression or agitation due to psychotic illness (TREC-SAVE): A randomized trial. *Psychological Medicine, 42*(11), 2265–2273. https://doi.org/10.1017/S0033291712000372.

Janssen Cilag GmbH (2010). Fachinformation Haloperidol. Neuss.

Jordan, W., Heinemann, A., & Marx, A. (2016). *Notfallpsychiatrie und psychotherapeutische Krisenintervention*. Stuttgart: Thieme.

Karger, B., Fracasso, T., & Pfeiffer, H. (2008). Fatalities related to medical restraint devices-asphyxia is a common finding. *Forensic Science International, 178*(2–3), 178–184. https://doi.org/10.1016/j.forsciint.2008.03.016.

Krakowski, M. I., Czobor, P., Citrome, L., Bark, N., & Cooper, T. B. (2006). Atypical antipsychotic agents in the treatment of violent patients with schizophrenia and schizoaffective disorder. *Archives of General Psychiatry, 63*(6), 622–629. https://doi.org/10.1001/archpsyc.63.6.622.

Kumar, A., & Strech, D. (2005). Zuclopenthixol dihydrochloride for schizophrenia. *Cochrane Database of Systematic Reviews, 4*, CD005474. https://doi.org/10.1002/14651858.CD005474.

Luiz, T. (2008). Der psychosoziale Notfall. *Notfall- und Rettungsmedizin, 11*(8), 547–551. https://doi.org/10.1007/s10049-008-1106-9.

Luiz, T., Schmitt, T. K., & Madler, C. (2002). Der Notarzt als Manager sozialer Krisen. *Notfall- und Rettungsmedizin, 5*, 505–511.

Mohsenian, C., Verhoff, M. A., Riße, M., Heinemann, A., & Püschel, K. (2003). Todesfälle im Zusammenhang mit mechanischer Fixierung in Pflegeinstitutionen. *Zeitschrift für Gerontologie und Geriatrie, 36*(4), 266–273. https://doi.org/10.1007/s00391-003-0112-2.

Morissette, P., Hreiche, R., & Turgeon, J. (2005). Drug-induced long QT syndrome and torsade de pointes. *Canadian Journal of Cardiology, 21*(10), 857–864.

Neu, P. (2011). *Akutpsychiatrie. Das Notfall-Manual* (2. Aufl.). Stuttgart: Schattauer.

Nijman, H., & Palmstierna, T. (2002). Measuring aggression with the staff observation aggression scale – revised. *Acta Psychiatrica Scandinavica, Supplementum*(412), 101–102. https://doi.org/10.1034/j.1600-0447.106.s412.21.x.

Nouvion, S. O., Cherek, D. R., Lane, S. D., Tcheremissine, O. V., & Lieving, L. M. (2007). Human proactive aggression: Association with personality disorders and psychopathy. *Aggressive Behavior, 33*(6), 552–562. https://doi.org/10.1002/ab.20220.

O'Brien, J. M., Rockwood, R. P., & Suh, K. I. (1999). Haloperidol-induced torsade de pointes. *Annals of Pharmacotherapy, 33*(10), 1046–1050.

Pajonk, F. G., & D'Amelio, R. (2016). Agitation und Aggression – Eine Herausforderung in der Notfallmedizin. *Notfall- und Rettungsmedizin, 19*(3), 163–171. https://doi.org/10.1007/s10049-016-0142-0.

Pajonk, F. G., & Fleiter, B. (2003). Psychopharmakotherapie im Notarztdienst. *Der Anaesthesist, 52*(7), 577–585. https://doi.org/10.1007/s00101-003-0549-0.

Pajonk, F. G., Stöwer, S., Kinn, M., & Fleiter, B. (2006). Psychopharmakotherapie in der Notfallmedizin. *Notfall- und Rettungsmedizin, 9*, 393–402. https://doi.org/10.1007/s10049-006-0831-1.

Papadopoulos, C., Ross, J., Stewart, D., Dack, C., James, K., & Bowers, L. (2012). The antecedents of violence and aggression within psychiatric in-patient settings. *Acta Psychiatrica Scandinavica, 125*(6), 425–439. https://doi.org/10.1111/j.1600-0447.2012.01827.x.

Pascual, J. C., Madre, M., Puigdemont, D., Oller, S., Corripio, I., Diaz, A., … Alvarez, E. (2006). A naturalistic study: 100 consecutive episodes of acute agitation in a psychiatric emergency department. *Actas Espanolas Psiquiatria, 34*(4), 239–44.

Poloczek, S., Schmitt, T. K., & Pajonk, F. G. (2001). Psychiatrische Notfälle und psychosoziale Krisen. *Notfall- und Rettungsmedizin, 4*(5), 352–358. https://doi.org/10.1007/s100490170046.

Putkonen, A., Kotilainen, I., Joyal, C. C., & Tiihonen, J. (2004). Comorbid personality disorders and substance use disorders of mentally ill homicide offenders: A structured clinical study on dual and triple diagnoses. *Schizophrenia Bulletin, 30*(1), 59–72.

Rechenmacher, J., Müller, G., Abderhalden, C., & Schulc, E. (2014). The diagnostic efficiency of the extended German Brøset violence checklist to assess the risk of violence. *Journal of Nursing Measurement, 22*(2), 201–212.

Schwerthöffer, D., Beuys, D., Hamann, J., Messer, T., & Pajonk, F. G. (2016). Versorgung psychiatrischer Notfälle in psychiatrischen Kliniken in Deutschland. *Psychiatrische Praxis, 43*(07), 367–373. https://doi.org/10.1055/s-0034-1387644.

Simpson, S. A., Joesch, J. M., West, I. I., & Pasic, J. (2014). Risk for physical restraint or seclusion in the psychiatric emergency service (PES). *General Hospital Psychiatry, 36*(1), 113–118. https://doi.org/10.1016/j.genhosppsych.2013.09.009.

Soyka, M., & Morhart-Klute, V. (2002). Aggression und Straffälligkeit durch Gewalt bei Schizophrenien. *Deutsche Medizinische Wochenschrift, 127*(33), 1708–1712. https://doi.org/10.1055/s-2002-33380.

Steinert, T. (2002). Gewalttätiges Verhalten von Patienten in Institutionen. *Psychiatrische Praxis, 29*(02), 61–67. https://doi.org/10.1055/s-2002-22038.

Steinert, T., & Kallert, T. W. (2006). Medikamentöse Zwangsbehandlung in der Psychiatrie. *Psychiatrische Praxis, 33*(4), 160–169. https://doi.org/10.1055/s-2005-867054.

TREC Collaborative Group (2003). Rapid tranquillisation for agitated patients in emergency psychiatric rooms: A randomised trial of midazolam versus haloperidol plus promethazine. *BMJ, 327*(7417), 708–713. https://doi.org/10.1136/bmj.327.7417.708.

van der Schaaf, P. S., Dusseldorp, E., Keuning, F. M., Janssen, W. A., & Noorthoorn, E. O. (2013). Impact of the Physical Environment of Psychiatric Wards on the Use of Seclusion. *British Journal of Psychiatry, 202*(2): 142-149. https://doi.org/10.1192/bjp.bp.112.118422.

Vieweg, W. V., Wood, M. A., Fernandez, A., Beatty-Brooks, M., Hasnain, M., & Pandurangi, A. K. (2009). Proarrhythmic risk with antipsychotic and antidepressant drugs: Implications in the elderly. *Drugs and Aging, 26*(12), 997–1012. https://doi.org/10.2165/11318880-000000000-00000.

Wagstaff, A. J., Easton, J., & Scott, L. J. (2005). Intramuscular olanzapine: A review of its use in the management of acute agitation. *CNS Drugs, 19*(2), 147–164. https://doi.org/10.2165/00023210-200519020-00005.

Wolf, A., Müller, M. J., & Pajonk, F. G. (2013). Psychopharmakotherapie im Notarztdienst. *Medizinische Klinik – Intensivmedizin und Notfallmedizin, 108*(8), 683–696. https://doi.org/10.1007/s00063-013-0318-z.

Störungsspezifische Versorgung

6

Inhaltsverzeichnis

© Springer-Verlag GmbH Deutschland, ein Teil von Springer Nature 2020
F.-G. Pajonk et al. (Hrsg.), *S2k-Leitlinie Notfallpsychiatrie*,
https://doi.org/10.1007/978-3-662-61174-6_6

6.1 Bewusstseinsstörungen, Verwirrtheit

Diagnostik

Bewusstseinsstörungen müssen zwingend diagnostisch abgeklärt werden. Es gelten die in Kap. 4 (Diagnostik) dargelegten Grundsätze. Wenn die dort genannten Standarduntersuchungen keine Aufklärung über die Ursache bringen, müssen weitere Untersuchungsverfahren (z. B. kranielle Bildgebung, toxikologische Untersuchung auf Medikamente, Alkohol und Drogen) durchgeführt werden. Die Patienten müssen regelmäßig überwacht werden (Überwachung von Atmung, Puls, Blutdruck, Vigilanz).

Maßnahmen und Therapie

Die Therapie richtet sich nach der Grunderkrankung. Der Erhalt der Vitalfunktionen muss sichergestellt werden. Auf sedierende Medikamente ist nach Möglichkeit zu verzichten.

Zur Behandlung des Delirs siehe Abschn. 3.2 und 6.2.

6.1.1 Präklinik

Bei Patienten mit unklaren oder neu aufgetretenen Bewusstseinsstörungen, Orientierungsstörungen oder Verwirrtheitszuständen sollen, soweit möglich,

- Eine körperliche und neurologische Untersuchung erfolgen
- Eine Anamnese und Fremdanamnese erfolgen

- Nach Hinweisen für Medikamente, Alkohol oder Drogen gesucht werden
- Blutzucker bestimmt werden
- Blut zur toxikologischen Bestimmung abgenommen und asserviert werden
- Die Atemwege frei gehalten werden
- Eine Sauerstoffsättigung von >90 % aufrecht erhalten werden, hierzu ggf. auch Sauerstoff verabreicht werden
- Ein venöser Zugang gelegt werden
- Ein MAP >70 mm Hg aufrecht erhalten werden

Bei jeder unklaren Bewusstseinsstörung ist ein Transport in eine geeignete Klinik mit fachlicher Begleitung zur weiteren diagnostischen Abklärung indiziert.

> Bei jeder unklaren Bewusstseinsstörung ist ein Transport in eine geeignete Klinik mit fachlicher Begleitung zur weiteren diagnostischen Abklärung indiziert.

6.1.2 Notaufnahme

Ein Algorithmus zur Diagnostik und Therapie der akuten Bewusstseinsstörung in der Notfallsituation findet sich bei Christ et al. (2010) (s. Abb. 6.1).

6.1.3 Psychiatrische Klinik

Patienten mit unklaren oder neu aufgetretenen Bewusstseinsstörungen, Orientierungsstörungen oder Verwirrtheitszuständen müssen internistisch und neurologisch abgeklärt werden (s. Abschn. 4.1). Nach erfolgter Erstdiagnostik soll eine weitere störungsspezifische Diagnostik und Therapie, ggf. unter Einschaltung der entsprechenden Fachdisziplin erfolgen.

6.2 Delir

Diagnostik

Ein Delir muss zwingend diagnostisch abgeklärt werden. Es gelten die in Kap. 4 (Diagnostik) dargelegten Grundsätze.

In der Anamneseerhebung sind vor allem von Bedeutung:

- Frühere Delirien
- Aktuelle somatische Erkrankungen (auch „harmlose" Störungen wie Harnwegsinfekte)
- Medikamentenanamnese
- Anamnese zu Suchtmittelkonsum

Obligate Erstmaßnahmen (ABC):
Sicherung **A**irway – Intubation bei GCS ≤ 8; ggf. HWS-Stabilisierung
Breathing – Ziel S_aO_2 > 90 %
Circulation - Ziel Blutdruck (MAP >70 mmHg)

↓

Obligate Blutabnahmen:
• Blutgasanalyse inkl. Glukose (Point of Care), Laktat; Anionenlücke
• Blutbild, Gerinnung (INR, aPTT)
• Natrium, Kalium, Kalzium, Glukose, Kreatinin, Harnstoff, GOT, GPT,
 AP, GGT, LDH, TSH, Toxikologie-Screen (weiteres nach Indikation)
• Blutkulturen (wenn Infektion vermutet)

↓

Anamnese, körperliche Untersuchung
sowie
standardisiertes,
neurologisches ASSESSMENT!

↓

Akuttherapie bei Bewusstseinsstörung
• **Empirisch Antibiotika und Volumen i.v.,** wenn Infektion/Sepsis vermutet
• **Hyperventilation, Mannitol (0,5-1,0 g/kg),** wenn Hinweis für erhöhten
 Hirndruck bzw. V.a. Herniation
• **Thiamin** (100 mg i.v.) und 25 g Glukose, wenn Serumglukose <60 mg/dl
 (ca. 60 ml einer 40 % Glucose-Lösung)
• **Naloxon,** falls Opiatintoxikation vermutet (0,2-2,0 mg i.v., alle 3 min Oder
 kontinuierlich über Perfusor: 0,8 mg/kg KG/h)
• **Flumazenil,** wenn Benzodiazepin-Intoxikation vermutet (0,2 mg/min, max. 1 mg i.v.)
• **Aktivkohle,** falls Intoxikation vermutet (ggf. Magenspülung)

↓

Schädel-CT, wenn strukturelle Ursache vermutet

↓

Detaillierte Anamnese und Untersuchung

↓

Weitere Untersuchungen nach Indikation:

Lumbalpunktion, EEG, MRI etc.

Abb. 6.1 Management der akuten Bewusstseinsstörung (nach Christ et al. 2010; Stevens und Bhardwaj 2006)

Darüber hinaus sollte auf folgende Risikofaktoren geachtet werden: anticholinerge Medikation (Chew et al. 2005; Kalisvaart et al. 2005), Host-Faktoren (Alter, Komorbiditäten, chirurgischer Eingriff, Schmerzen), Schwere der Erkrankung (u. a. Einsatz von Sedativa, mechanischer Beatmung und Intubation), psychologische und soziale Faktoren, Umwelt und iatrogene Faktoren (Devlin et al. 2007; S3-Leitlinie Analgesie Sedierung und Delirmanagement in der Intensivmedizin, 2013).

Bei allen Patienten muss eine körperliche und neurologische Untersuchung stattfinden. Eine psychopathologische Befunderhebung muss wegen des fluktuierenden Verlaufs regelmäßig wiederholt werden. Die Patienten müssen regelmäßig (in mindestens 2-stündlichem Intervall) überwacht werden (Überwachung von Atmung, Puls, Blutdruck, Vigilanz) (Balas et al. 2007; Peterson et al. 2006).

Neben den in Kap. 4 genannten Laboruntersuchungen sollten in Abhängigkeit von der klinischen Symptomatik beispielsweise zusätzlich bestimmt werden:

- Alkohol- und Drogenscreening
- Ammoniak
- Blutgas-Analyse
- CRP
- TSH
- Vitamin B12

Zur Bestimmung des Vorliegens und der Schwere eines Delirs sollen etablierte und validierte Skalen und Scoringsysteme zur Anwendung gelangen (Chanques et al. 2006). Etabliert auf Intensivstationen und postoperativ im Aufwachraum sind vor allem (Devlin et al. 2007; Luetz et al. 2010):

- Confusion Assessment Method (CAM)
- Richmond Agitation and Sedation Scale (RASS)
- Cognitive Test for Delirium (CTD)
- Delirium Detection Score (DDS)
- Intensive Care Delirium Screening Checklist (ICDSC)
- NEECHAM Confusion Scale
- Nursing Delirium Rating Scale (NU-DESC)

Am häufigsten wird auf Intensivstationen die CAM-ICU eingesetzt (Ely et al. 2001; Inouye et al. 1990), für die eine für den deutschen Sprachraum validierte Version vorliegt (Guenther et al. 2010; Hestermann et al. 2009). Der CAM-ICU ist aussagekräftig, schnell zu erlernen und in ca. 3 Minuten durchführbar und z. B. unter www.icudelirium.org/docs/ CAM_ICU_training_German.pdf Zugegriffen am 11.10.2016 abrufbar. Validierte deutsche Fassungen liegen auch für den DDS, ICDSC und NU-DESC vor (Lütz et al. 2008; Radtke et al. 2009).

Das Behandlungsziel und der aktuelle Grad von Analgesie, Sedierung und Delir sollen als Standard mindestens 8-stündlich dokumentiert werden (Balas et al. 2007; Coventry et al. 2006; Ely et al. 2004; S3-Leitlinie zur Behandlung akuter perioperativer und posttraumatischer Schmerzen, 2007). Vor allem bei älteren Patienten besteht ein erhöhtes Risiko für ein (unentdecktes) hypoaktives Delir auf Intensivstationen (Lütz et al. 2010; Peterson et al. 2006).

> Eine psychopathologische Befunderhebung muss wegen des fluktuierenden Verlaufs regelmäßig wiederholt werden. Die Patienten müssen regelmäßig, in mindestens 2-stündlichem Intervall, überwacht werden. Der Einsatz etablierter Scoring-Systeme wird empfohlen.

Maßnahmen und Therapie

Die effektivste Therapie des Delirs ist die Prophylaxe (Inouye et al. 1999). Durch Beeinflussung bekannter Risikofaktoren und Zuwendung lassen sich gute Effekte erzielen. Personelle Mehrkosten durch Präventionsstrategien sind im Vergleich zu Mehrkosten der Behandlung eines aufgetretenen Delirs marginal (Wolf und Pajonk 2012b). Die Behandlung eines bereits eingetretenen Delirs sollte unverzüglich beginnen (Girard und Ely 2008; Girard et al. 2008). Sie umfasst die folgenden Bestandteile, wobei die Evidenz für alle Bestandteile nicht hoch ist (Wolf und Pajonk 2012b):

1 *Behandlung der Grunderkrankung*
2 *Wiederherstellung der Homöostase*
3 *Pharmakologische Behandlung delir-typischer Symptome*
4 *Optimierung der Umgebungsfaktoren und andere nicht-pharmakologische Behandlungsverfahren*

Darüber hinaus sind allgemeintherapeutische Maßnahmen, z. B. (parenterale) Ernährung und Maßnahmen zur Thrombose-, Embolie-, Pneumonie- und Dekubitusprophylaxe indiziert.

In allen Versorgungsbereichen sollte bei bestehenden Risikofaktoren eine Delirprophylaxe durchgeführt werden.

Akut delirante Patienten sollten nicht allein bleiben, sondern unter regelmäßiger, engmaschiger Aufsicht stehen.

Grundsätzlich ist eine Fixierung deliranter Patienten zu vermeiden, da dies zu einer Steigerung der Unruhe und Anspannung führen kann. Dennoch kann es erforderlich sein, Patienten in einem Delir kurzfristig zu fixieren, um Selbst- oder Fremdgefährdung zu verhindern. Wenn dies nicht zu vermeiden ist, sollte es in Kombination mit einer Sedierung erfolgen.

> Bei bestehenden Risikofaktoren soll eine Delirprophylaxe durchgeführt werden. Akut delirante Patienten sollten nicht allein bleiben, sondern unter regelmäßiger, engmaschiger Aufsicht stehen. Eine Fixierung deliranter Patienten ist zu vermeiden, da dies in der Regel zu einer Steigerung von Unruhe und Anspannung führt.

Zur Therapie des Delirs von speziellen Patientengruppen (z. B. Kinder, Ältere, Schwangere, Patienten mit Schädel-Hirn-Trauma, Polytrauma, Verbrennungen) wird auf die entsprechenden Lehrbücher und Leitlinien verwiesen.

1 Behandlung der Grunderkrankung

> Die Grunderkrankung sollte unverzüglich und konsequent behandelt werden.

2 Wiederherstellung der Homöostase

Die Wiederherstellung der Homöostase zählt zu den wichtigsten und kausalen Faktoren in der Behandlung (Wolf und Pajonk 2012b).
Hierzu gehören u. a.:

- Sicherstellung einer ausreichenden zerebralen Durchblutung
- Beseitigung von Hypoxämie
- Therapie psychovegetativer Symptome
- Reduktion von Einflussfaktoren, die pro-inflammatorische Substanzen freisetzen
- Beseitigung metabolischer Entgleisungen (z. B. Glukosedysregulation)
- Beseitigung von Störungen des Wasser- und Elektrolythaushalts
- Analgesie
- Reduktion bzw. Absetzen delirogener Medikamente

Eine länger bestehende Hyponatriämie muss langsam ausgeglichen werden. Es besteht die Gefahr einer zentralen pontinen Myelinolyse.

Eine Analgesie und Sedierung sollte bedarfsadaptiert und in Übereinstimmung mit den aktuellen Konzepten der Schmerz- und Sedationstherapie erfolgen. Wünschenswert sind individuelle, patientenorientierte Konzepte (S3-Leitlinie Analgesie Sedierung und Delirmanagement in der Intensivmedizin, 2013). Adjuvante Substanzen können hinzugezogen werden. So können Alpha-2 Agonisten (z. B. Clonidin, Dexmedetomidin) analgetisch wirken und nach längerer Sedierung eine Entzugssymptomatik in der Weaningphase abmildern (Freye und Latasch 2003; Luetz et al. 2010; Pandharipande et al. 2007; Spies et al. 1996; Triltsch et al. 2002).

Es empfiehlt sich, Analgetika und Sedativa zur Vermeidung eines Entzugsdelirs langsam auszuschleichen (Brown et al. 2000). Eine initiale Reduktion der Medikamente um 25 Prozent und danach täglich um 10 Prozent wird als sicher erachtet (Brown et al. 2000; Spies 2000).

> **Potenziell delirogene Medikamente sollten nach Möglichkeit abgesetzt oder reduziert werden.**

Hierzu zählen vor allem anticholinerg und antihistaminerg wirksame Substanzen. Im Bereich der Psychopharmaka sind dies u. a. eine Vielzahl von Antipsychotika (z. B. Clozapin, Levomepromazin) und Antidepressiva (z. B. Amitriptylin, Doxepin, Mirtazapin). Weitere Medikamentengruppen mit delirogenem Potenzial sind Analgetika, Antiphlogistika, Antiarrhythmika, Antihypertensiva, Antibiotika, Virostatika und Hormone. Eine Übersicht findet sich bei Schmitt und Pajonk (2008)(vgl. auch Abschn. 7.4).

3 *Pharmakologische Behandlung delir-typischer Symptome*

In Leitlinien und relevanten Publikationen wird mittlerweile streng zwischen der medikamentösen Behandlung eines Alkoholentzugsdelirs und eines Delirs anderer Genese unterschieden (Wilson et al. 2012; S1-Leitlinie Alkoholdelir und Verwirrtheitszustände, 2012; S3-Leitlinie Screening, Diagnose und Behandlung alkoholbezogener Störungen, 2015; S3-Leitlinie Analgesie Sedierung und Delirmanagement in der Intensivmedizin, 2013; NICE Guideline Delirium: Diagnosis, Prevention and Management, 2010). Die pharmakologischen Strategien zur Behandlung dieser beiden sind verschieden.

3a *Pharmakotherapie des Delirs mit Ausnahme des Alkoholentzugsdelirs*

Zur symptomatischen Therapie werden folgende Substanzen mit unterschiedlicher Evidenz empfohlen (Lonergan et al. 2007; Spies et al. 2003; Spies und Rommelspacher 1999; Wolf und Pajonk 2012b):

- Sympathische Hyperaktivität: Alpha-2 Agonisten, Beta-Blocker
- Produktiv-psychotische Symptome: Haloperidol, Risperidon, Olanzapin
- Agitation: Benzodiazepine (bei akutem Delir: kurzwirksame Benzodiazepine z. B. Midazolam; bei chronischen Krankheitsbildern wie Alkoholkrankeit und Entzug länger

wirksame Benzodiazepine z. B. Lorazepam, Diazepam). Lorazepam besitzt bei akuten Delirformen eine eigene delirogene Kompetenz (Pandharipande et al. 2006).

> Zahlreiche Metaanalysen belegen, dass zur Behandlung des Delirs Antipsychotika, Alpha-2 Agonisten und Benzodiazepine geeignet sind. In einer klinischen Studie konnte gezeigt werden, dass Lorazepam pro-delirogene Eigenschaften besitzt.

Antipsychotika sind wirksam zur Behandlung eines Delirs, vor allem auf eine psychotische Symptomatik, aber auch zur Dämpfung bei Agitation (Breitbart et al. 1996; Gilchrist et al. 2012; Lonergan et al. 2007). Für Haloperidol liegen die meisten Studien vor und ist die Evidenz am besten.

Untersuchungen, die Haloperidol mit neueren Antipsychotika wie Risperidon, Olanzapin, Quetiapin oder Aripiprazol verglichen haben, fanden keine relevanten Unterschiede, wobei die Qualität dieser Studien in der Regel nur gering war (Gagnon 2008; Rea et al. 2007). Es findet sich nur eine doppelblinde randomisierte Studie (zwischen Risperidon und Haloperidol) (Han und Kim 2004).

Unter den neueren Antipsychotika sind zu Risperidon die meisten Daten publiziert worden (Briskman et al. 2010; Grover et al. 2011; Han und Kim 2004; Horikawa et al. 2003; Kim et al. 2010; Liu et al. 2004; Mittal et al. 2004; Miyaji et al. 2007; Ozbolt et al. 2008; Raivio et al. 2007; Ravona-Springer et al. 1998).

Für Olanzapin ist ebenfalls ein positiver Effekt auf Symptome eines Delirs durch zahlreiche Publikationen belegt, wenngleich der sedierende Effekt des Olanzapins beim hypoaktiven Delir die Bestimmung der Wirksamkeit erschwert (Anand 1999; Elsayem et al. 2010; Kim et al. 2010; Naber et al. 2000; Skrobik et al. 2004; Solomons und Geiger 2000). Auf der anderen Seite sind Fallberichte für eine delirogene Wirkung des Olanzapin bei älteren Patienten veröffentlicht, die dessen Einsatz bei diesen Patienten als nicht empfohlen nahelegen (Arnaout et al. 2001; Duggal et al. 2005; Lim et al. 2006; Morita et al. 2004; Samuels und Fang 2004; Steil 2003).

Für Quetiapin liegen neben einer kleinen randomisierten Studie, die eine gute Verbesserung nicht kognitiver Symptome unter Quetiapin gegenüber Placebo belegt (Tahir et al. 2010), nur Daten aus offenen Studien und Fallberichte vor, die annehmen lassen, dass ein positiver Effekt auf die Symptomatik des Delirs erreichbar ist (Devlin et al. 2010). Für Aripiprazol sind nur Fallberichte und Fallserien mit der Angabe von Wirksamkeit bei Delirien veröffentlicht. In einer kleinen offenen prospektiven Studie zeigten sich Amisulprid und Quetiapin vergleichbar effektiv (Lee et al. 2005).

> Als Antipsychotikum ist Haloperidol weiter der Goldstandard zur Behandlung des Delirs. Für neuere Antipsychotika liegen zwar Untersuchungen vor, die in etwa eine vergleichbare Wirksamkeit aufweisen, es findet sich jedoch nur eine doppelblinde Studie zum Vergleich von Haloperidol und Risperidon.

Haloperidol, Olanzapin und Risperidon können sowohl beim hypo- als auch bei hyperaktivem Delir eingesetzt werden. Bei höherer Dosierung von Antipsychotika, insbesondere bei älteren Patienten, die mit multiplen anderen Pharmaka vorbehandelt sind, besteht ein höheres Risiko für extrapyramidale Störungen und Verlängerungen der QTc-Zeit (Jacobi et al. 2002; Muzyk et al. 2011).

Cholinesterasehemmer sind bei der Therapie des Delirs unwirksam (Liptzin et al. 2005; Overshott et al. 2008; van Eijk et al. 2010). Kasuistisch wurden Therapieerfolge mit Melatonin und Fluvoxamin beschrieben (Furuse und Hashimoto 2010; Hanania und Kitain 2002).

3b *Pharmakotherapie des Alkoholentzugsdelirs*

Für die Behandlung des Alkoholentzugsdelirs stehen mehrere Strategien zur Verfügung. Im Vordergrund der Therapie stehen eine Dämpfung der autonomen Übererregbarkeit und eine Anhebung der Krampfschwelle; hierzu sind vor allem GABA-erge Substanzen geeignet. Clomethiazol (nur in Deutschland und der Schweiz zugelassen) ist das in dieser Indikation in deutschen Psychiatrien wohl am häufigsten eingesetzte Medikament. Kurzwirksame Benzodiazepine (off-label) werden vor allem in der Intensivmedizin eingesetzt, da sie den Vorteil der intravenösen Applikationsform haben (S1-Leitlinie Alkoholdelir und Verwirrtheitszustände, 2012). Eine Kombination mit einem Antipsychotikum (z. B. Haloperidol) und/oder einem Alpha-2 Agonisten (z. B. Clonidin) wird empfohlen (Muzyk et al. 2011). Differenzielle Vorschläge für die Behandlung finden sich in Tab. 6.1. Die Dosierung erfolgt adaptiert an die Entzugssymptomatik. Beim Vollbild des Delirs wird eine begleitende Therapie mit einer adäquaten Flüssigkeitszufuhr (bis 4000 ml/d unter ZVD-Kontrolle), Magnesium (Magnesiumcitrat oder Magnesiumaspartathydrochlorid 3×100 mg/d) sowie Vitamin B1 (Thiamin) von 600 mg/d, verteilt auf 2–3 Kurzinfusionen pro Tag über 5 Tage (Benkert und Hippius 2015, S. 684; Galvin et al. 2010) empfohlen.

Sehr schwere Verläufe machen häufig eine parenterale Therapie auf der Intensivstation notwendig.

Benzodiazepine konnten in Metaanalysen eine sehr gute Wirksamkeit im Vergleich zu Placebo oder Verumpräparaten aus anderen Substanzgruppen wie z. B. Antiepileptika auch hinsichtlich der Kontrolle von Anfällen und in der Vermeidung von Delirien nachweisen. Besonders gut untersucht wurden Diazepam, Lorazepam und Chlordiazepoxid (Amato et al. 2010; Holbrook et al. 1999). Vermutlich können alle Benzodiazepine in äquivalenten Dosierungen als gleich wirksam gelten (Schuchardt und Hacke 2000).

Clomethiazol wirkt sedierend und ist vegetativ stabilisierend, antikonvulsiv und anxiolytisch wirksam. Es gibt Hinweise, dass Clomethiazol beim Alkoholentzugsdelir wirksamer ist als Benzodiazepine (McGrath 1975) und als Carbamazepin (Majumdar 1991; Ritola und Malinen 1981). Clomethiazol liegt nur in oraler Form vor. Wegen des hohen Abhängigkeitspotenzials und anderer potenzieller schwerer Nebenwirkungen (bronchiale Hypersekretion) darf Clomethiazol nur im stationären Setting angewendet werden. Die Behandlung muss vor der Entlassung ausschleichend beendet werden (Schuchardt und Hacke 2000).

Tab. 6.1 Therapie des Alkoholentzugsdelirs nach Schuchardt und Hacke (2000). Wegen der möglichen Verlängerung der QT-Zeit ist ein kontinuierliches EKG-Monitoring bei i.v. Gabe erforderlich

Vollständiges Delir	
Clomethiazol	Initial 4–8 täglich 2 Kapseln à 192 mg p.o. (oder jeweils 10 ml Saft), Reduktion nach klinischer Symptomatik, bis zu 24 Kapseln pro 24 Stunden möglich
oder Clomethiazol	6–8 (max. 12) Kapseln à 192 mg p.o. (oder jeweils 10 ml Saft)
plus Haloperidol	3–6 mal täglich 5–10 mg p.o. oder i.v.
oder Diazepam	6 mal täglich 10 mg p.o.
plus Haloperidol	3–6 mal täglich 5–10 mg p.o. oder i.v.
oder Lorazepam	6 mal täglich 1 mg p.o.
plus Haloperidol	3–6 mal täglich 5–10 mg p.o. oder i.v.
Lebensbedrohliches Delir, orale Therapie unzureichend	
Diazepam	120–240 mg i.v. pro Tag (kontinuierlich oder als Boli)
plus Haloperidol	3–6 mal täglich 5 (In Ausnahmefällen 10) mg i.v.
oder Midazolam	Bis zu 20 mg pro Stunde, nach Wirkung
plus Haloperidol	3–6 mal täglich 5 (In Ausnahmefällen 10) mg i.v.
fakultativ zusätzlich Clonidin	Initial 0,025 mg pro Stunde, Dosis bei Bedarf erhöhen

Zum Einsatz von Antikonvulsiva oder anderer Substanzen beim Vollbild eines Alkoholentzugsdelirs liegen keine Studien vor.

Zur Behandlung des Alkoholentzugsdelirs sind Benzodiazepine und Clomethiazol geeignet.

Eine Kombination mit einem Antipsychotikum (z. B. Haloperidol) bei Vorliegen einer psychotischen Symptomatik und/oder einem Alpha-2 Agonisten bei ausgeprägter vegetativer Symptomatik kann aufgrund mehrerer klinischer Studien empfohlen werden.

4   *Optimierung der Umgebungsfaktoren und andere nicht-pharmakologische Behandlungsverfahren*

Die Behandlung sollte in einer ruhigen und sicheren Atmosphäre erfolgen, um den Patienten nicht zusätzlich psychisch zu aktivieren oder zu erregen. Patienten mit Presbyakusis oder eingeschränktem Sehvermögen sollten möglichst früh postoperativ Hörgerät und Brille zurückerhalten. Anticholinerg wirksame Medikamente sollten vermieden werden, genauso wie die Anwendung von Benzodiazepinen zur Sedierung. Weitere wichtige Aspekte sind die Aufrechterhaltung des Tag-Nacht-Rhythmus (Tageslicht), Reorientierung (z. B. durch Uhr und Kalender in Sichtweite), kognitive Stimulation, frühe Mobilisation, enterale Ernährung und die frühzeitige Entfernung. Mit darauf basierenden Interventionsprogrammen konnte eine Reduzierung der Delirinzidenz erreicht werden (Girard et al. 2008; Inouye 2004).

> Hilfen zur Wiederherstellung von Sinneswahrnehmungen (Brille, Hörgerät) und zur Reorientierung (Kalender, Uhr) wirken delirpräventiv.

Bei Schlafstörungen können nicht-pharmakologische Maßnahmen hilfreich sein (Schlafhygiene, Schlafprocedere mit Milch und Tee, Entspannungsmusik, Nackenmassage). Hierdurch konnte eine signifikante Einsparung von Schlafmedikation (54 % vs. 31 % in der unbehandelten Gruppe) erreicht werden (McDowell et al. 1998).

Delirprävention
Nicht-pharmakologische Prävention
Die Prävention eines Delirs ist von entscheidender Bedeutung. Ein Delir lässt die Mortalität, Krankenhausliegedauer und Kosten erheblich ansteigen (Ely et al. 2001, 2004; Lin et al. 2004; Milbrandt et al. 2004; Pisani et al. 2002). Zur Primärprophylaxe lassen sich zahlreiche Risikofaktoren (s. Abschn. 3.2) mit einfachen Mitteln modulieren (Dasgupta und Dumbrell 2006).

Ein Cochrane Review aus dem Jahr 2007 (Siddiqi et al. 2007), in dem Interventionen zur Prävention des Delirs untersucht wurden, schloss lediglich eine Studie zur nicht-pharmakologischen Prävention ein, die den strengen Qualitätskriterien genügte (Marcantonio et al. 2001). Diese proaktive geriatrische Konsultation konnte im Vergleich zur Standardpflege das Auftreten eines Delirs signifikant mindern (Odds ratio 0,48; Number needed to treat: 6).

In der „POPS"-Studie (proactive care of older people undergoing surgery), einer beobachtenden Kohortenstudie, wurden Patienten, die sich einer elektiven orthopädischen Operation unterzogen, von einem multidisziplinären Team (Geriater, geriatrische Fachpflegekraft, Physiotherapeut und Sozialarbeiter) medizinisch optimiert und begleitet. Patienten, die an diesem Programm teilnahmen, erkrankten signifikant seltener an Delir und Pneumonie (Harari et al. 2007).

Die zuvor genannten Maßnahmen der nicht-pharmakologischen Behandlung des Delirs und der Gestaltung der Umgebungsfaktoren sind auch in der Primärprophylaxe wirksam (Inouye et al. 1999).

Pharmakologische Prävention
Bei Patienten mit hohem Risiko für ein Delir kann eine Prophylaxe mit Haloperidol erwogen werden. Präoperative Gaben von 1,5 mg/d Haloperidol können bei geriatrischen Patienten Dauer und Schweregrad des Delirs senken, nicht aber die Inzidenz im

Vergleich zu einer Kontrollgruppe (Kalisvaart et al. 2005). Eine prophylaktische Gabe von Olanzapin, einem atypischen Antipsychotikum, bei orthopädischen Knie- und Hüfteingriffen konnte die Inzidenz des Delirs senken. Wenn jedoch ein Delir in der Olanzapin-Gruppe auftrat, war es schwerer und dauerte länger an als in der Kontrollgruppe (Larsen et al. 2010).

Acetylcholinesterase-Hemmer wie Donepezil, Galantamin und Rivastigmin konnten keinen delirpräventiven Effekt nachweisen (Gamberini et al. 2009; Liptzin et al. 2005; Sampson et al. 2007).

Für die Alpha-2-Agonisten Dexmedetomidin und eingeschränkt auch für Clonidin konnte in mehreren Studien an Intensivpatienten und präoperativ ein prophylaktischer Effekt gezeigt werden, auch im Vergleich zu Benzodiazepinen wie Lorazepam und Diazepam (Pandharipande et al. 2007, 2010; Riker et al. 2009; Rubino et al. 2010).

Der Einsatz von Melatonin war in zwei randomisierten, doppelblinden Studien, eine bei Gelenkersatz der unteren Extremität und eine bei internistischen Patienten, mit einer Risikominderung für das Auftreten eines Delirs verbunden (Al-Aama et al. 2011; Sultan 2010).

Eine anticholinerge und antihistaminerge Medikation sollte vermieden werden, genauso wie die Anwendung von Benzodiazepinen zur Sedierung.

> Möglicherweise geeignete Medikamente zur Delirprävention sind Antipsychotika und Alpha-2 Agonisten. Acetylcholinersteraseinhibitoren hatten keine Wirkung in der Delirprävention.

6.2.1 Präklinik

Die Erkennung eines Delirs kann präklinisch aufgrund der fluktuierenden Symptomatik besonders schwierig sein.

Aufgrund der unbehandelt hohen Mortalität eines Delirs müssen Patienten engmaschig überwacht (Überwachung von Atmung, Puls, Blutdruck, Vigilanz, Sauerstoffsättigung) und einer stationären Behandlung zugeführt werden.

Maßnahmen und Therapie
Die Behandlung eines Delirs sollte frühzeitig beginnen. Aufgrund der oft fluktuierenden Symptomatik mit möglicherweise unvermittelt auftretenden Unruhezuständen und Agitation kann bereits präklinisch eine pharmakologische Dämpfung durchgeführt werden. Eine Pharmakotherapie kann z. B. mit Haloperidol 5 mg i.v. plus Diazepam 5–10 mg i.v. erfolgen. Die Dosis richtet sich nach der Symptomatik.

Bei der Versorgung vor Ort und beim Transport ist dem Patienten erhöhte Aufmerksamkeit zu schenken. Ein kontinuierliches Gespräch kann die Evaluierung möglicher Veränderungen im psychopathologischen Befund (z. B. Orientierung, psychotische Symptome), eine Reorientierung und eine Beruhigung ermöglichen.

6.2.2 Notaufnahme

In der Notaufnahme muss eine umfassende Diagnostik zu den Ursachen des Delirs stattfinden. Der Patient muss kontinuierlich überwacht werden. Delirante Patienten profitieren von ruhiger und regelmäßiger Ansprache. Daher empfiehlt es sich, sie weder zu isolieren, noch lauter, unruhiger oder hektischer Betriebsamkeit auszusetzen.

Maßnahmen und Therapie
Pharmakologisch können beim Nicht-Entzugsdelir Risperidon (1–2 mg p.o.), Olanzapin (5–10 mg p.o.) oder Haloperidol (0,5–5 mg p.o.) zum Einsatz kommen. Unter Monitorkontrolle kann Haloperidol auch i.v. (0,5–3 mg) verabreicht werden. Zusätzlich können bei Bedarf Benzodiazepine (z. B. Diazepam, Midazolam) oder α_2-Agonisten (z. B. Clonidin 1–2 μg/kg Körpergewicht s.c., i.v.) eingesetzt werden. Die Dosis richtet sich nach der Symptomatik.

Beim Alkoholentzugsdelir wird eine Behandlung mit Lorazepam (1–2,5 mg p.o. oder i.v.) oder Diazepam (5–10 mg p.o. oder i.v.) empfohlen (Dosierung entsprechend der Symptomatik). Bei Vorliegen psychotischer Symptome können diese Substanzen mit Haloperidol (p.o. oder i.v. unter Monitorkontrolle) und/oder bei vegetativer Entgleisung mit Clonidin (p.o. oder s.c.) kombiniert werden.

Es sollten die genannten nicht-pharmakologischen Maßnahmen der Delirbehandlung zur Anwendung gelangen.

6.2.3 Psychiatrische Klinik

Delirien können mit schweren Organdysfunktionen oder -versagen einhergehen. Es ist daher eine regelmäßige Überwachung durchzuführen und im Verlauf unter Berücksichtigung der verfügbaren Überwachungsmöglichkeiten immer wieder neu zu entscheiden, ob die Indikation für eine Verlegung auf eine Intensivstation besteht.

Delirante Patienten profitieren von ruhiger und regelmäßiger Ansprache. Daher empfiehlt es sich, sie weder zu isolieren, noch lauter, unruhiger oder hektischer Betriebsamkeit auszusetzen.

Maßnahmen und Therapie
Pharmakologisch können beim Nicht-Entzugsdelir Risperidon (1–2 mg p.o.), Olanzapin (5–10 mg p.o.) oder Haloperidol (0,5–5 mg p.o.) zum Einsatz kommen. Bei normaler Gerinnungsfunktion können Aripiprazol, Haloperidol, Olanzapin oder Ziprasidon auch i.m. verabreicht werden. Unter Monitorkontrolle kann Haloperidol auch i.v. (0,5–5 mg) verabreicht werden. Zusätzlich können bei Bedarf Benzodiazepine (z. B. Diazepam, Mi-

dazolam) oder α_2-Agonisten (z. B. Clonidin 1–2 µg/kg Körpergewicht s.c., i.v.) eingesetzt werden. Die Dosis richtet sich nach der Symptomatik.

Beim Alkoholentzugsdelir wird eine Behandlung mit Lorazepam (1–2,5 mg p.o. oder i.v.) oder Diazepam (5–10 mg p.o. oder i.v.) empfohlen. Alternativ kann Clomethiazol eingesetzt werden (Dosierung entsprechend der Symptomatik). Bei Vorliegen psychotischer Symptome können diese Substanzen mit Haloperidol (p.o. oder i.v. unter Monitorkontrolle) und/oder bei vegetativer Entgleisung mit Clonidin (p.o. oder s.c.) kombiniert werden.

Es sollten die genannten nicht-pharmakologischen Maßnahmen der Delirbehandlung zur Anwendung gelangen.

6.3 Substanzbedingte Störungen

Diagnostik

Es gelten die in Kap. 4 (Diagnostik) dargelegten Grundsätze. Die Patienten müssen regelmäßig überwacht werden (Überwachung von Atmung, Puls, Blutdruck, Vigilanz).

Neben einer Anamnese, nach Möglichkeit auch Fremdanamnese, ist in der Untersuchungssituation auf einen Foetor alcoholicus oder Utensilien in der Umgebung oder am Körper des Patienten zu achten, die auf psychotrope Substanzen hinweisen. Der Einsatzort (z. B. Diskothek) kann Hinweise auf eine Intoxikation mit spezifischen Drogen (z. B. Kokain, Stimulanzien) geben.

Mischintoxikationen erschweren die Diagnostik anhand der vorliegenden Symptomatik. Mittlerweile teilweise verfügbare Drogenschnelltests können lediglich eine Aussage darüber treffen, ob ein Patient in letzter Zeit Kontakt zu Drogen hatte. Eine Bestimmung der akut zugeführten Droge und Menge ist mit ihnen derzeit nicht möglich.

Bei gegebener Explorationsfähigkeit berichten Patienten üblicherweise valide über Substanzkonsum. Demnach sollte im Regelfall eine Bestimmung der Atemalkoholkonzentration und bei klinischem Verdacht ein qualitativer Drogenschnelltest aus Urin oder Speichel erfolgen.

Es muss geklärt werden, ob eine Abhängigkeitserkrankung vorliegt.

> Ein Alkohol- und Drogenscreening ist bei genauer Anamneseerhebung und kooperativem Patient verzichtbar.

Maßnahmen und Therapie

Die Therapie richtet sich nach der Grunderkrankung. Bei Vorliegen einer substanzbedingten Störung ist die Indikation für eine Pharmakotherapie aufgrund zahlreicher Komplikationen, z. B. Atemdepression, streng zu stellen. Der Erhalt der Vitalfunktionen muss sichergestellt werden.

Die Art und der Ort der Versorgung (nur ambulant, Notaufnahme, stationär, Intensivstation) richtet sich nach der Schwere der Intoxikation oder des Entzugs bzw. von deren

Komplikationen und der Art der vorherrschenden Symptomatik. Sollte der Patient Maßnahmen (Diagnostik, Behandlung, Transport) ablehnen, muss geprüft werden, ob eine Selbst- oder Fremdgefährdung vorliegt und ob eine Behandlung mit entsprechender Rechtsgrundlage gegen den Willen des Patienten erfolgen muss.

Die Motivation zur Abstinenz bzw. zur Wahrnehmung suchtspezifischer Hilfsangebote sollte in allen Sektoren der notfallmedizinischen Versorgung stattfinden. Dies bezüglich empfiehlt sich ein professioneller, sachlicher und motivierender Gesprächsstil und die Vermittlung entsprechender Hilfsangebote (Erbe 2011; Wabnitz et al. 2011).

Nach Abklingen einer Notfallsituation ist bei Vorliegen eines Missbrauchs oder einer Substanzabhängigkeit die Aufnahme auf eine spezialisierte psychiatrische Suchtabteilung mit qualifizierter Entzugsbehandlung anzustreben (Diehl und Mann 2004).

Zur Behandlung des Delirs siehe Abschn. 3.2 und 6.2.

> Die Motivation zur Abstinenz bzw. zur Wahrnehmung suchtspezifischer Hilfsangebote sollte in allen Sektoren der notfallmedizinischen Versorgung stattfinden. Dies bezüglich empfiehlt sich ein professioneller, sachlicher und motivierender Gesprächsstil und die Vermittlung entsprechender Hilfsangebote.

Intoxikationen

Intoxikierten Patienten sollte ein venöser Zugang gelegt und eine Vollelektrolytlösung infundiert werden. Bei bewusstseinsgetrübten oder bewusstlosen Patienten ist mit abgeschwächten oder aufgehobenen Schutzreflexen zu rechnen. Daher sollten alle notwendigen Maßnahmen zum Erhalt der Vitalfunktionen getroffen werden.

Die Therapie ist symptomatisch. Erregung, Unruhe und Agitation sollten zunächst durch nicht-pharmakologische Maßnahmen (beruhigendes Gespräch, Information, Reorientierung, Talk-Down) behandelt werden (vgl. Abschn. 5.5).

Wenn dies nicht ausreicht, sollten (mit Ausnahme der Alkoholintoxikation) primär Benzodiazepine (Lorazepam 1–2,5 mg als Einzeldosis p.o., i.m. oder i.v., Diazepam 5–10 mg als Einzeldosis p.o., i.m. oder i.v.) eingesetzt werden. Bei psychotischen Symptomen sollten Antipsychotika eingesetzt werden, z. B. Haloperidol (0,5–5 mg als Einzeldosis p.o., i.m., i.v. unter Monitorkontrolle). Die Gesamtdosierung richtet sich in erster Linie nach der Symptomatik und der Reaktion auf vorherige Gaben. Die Kombination von Benzodiazepinen mit Haloperidol ist möglich und sinnvoll zur Reduktion von Nebenwirkungen der einzelnen Substanzgruppen.

> Zur Behandlung von Erregung, Unruhe und Angst im Rahmen von Drogenintoxikationen sollten primär Benzodiazepine eingesetzt werden. Bei Alkoholintoxikation oder Mischintoxikationen sind unter dem Aspekt des Erhalts der Vitalfunktionen primär Antipsychotika mit geringen anticholinergen und antihistaminergen Eigenschaften indiziert.

Für neuere Antipsychotika liegen keine Zulassung, keine Untersuchungen zur Wirksamkeit bei Intoxikationen und nur wenige klinische Erfahrungen in diesem Einsatzbereich vor.

Zum Einsatz von Psychopharmaka bei Agitation, Unruhe und Erregung siehe auch die ausführliche Darlegung in Abschn. 6.5.

Eine Antidotgabe kann im Zweifelsfall diagnostisch hilfreich sein. Es ist jedoch mit plötzlich auftretenden Entzugserscheinungen, Unruhe, Agitiertheit und mangelnder Kooperationsbereitschaft zu rechnen. Unterschiede in der Halbwertszeit von Droge und Rezeptorantagonist können zu einem Wiederauftreten der Intoxikationssymptome zu einem späteren Zeitpunkt führen. Bei einer Behandlung mit Flumazenil (bei Benzodiazepinintoxikation) oder mit Naloxon (bei Opiatintoxikation) ist eine kontinuierliche intensivmedizinische Überwachung indiziert. Spezifische Antidote für Kokain, Amphetamine, Barbiturate und Alkohol existieren nicht (Backmund und Eichenlaub 2006).

Spezifische Maßnahmen bei Intoxikationen von einzelnen Substanzen
Alkohol

Bei Erregung und Agitation im Rahmen von Alkoholintoxikationen wird überwiegend Haloperidol (0,5–5 mg als Einzeldosis) empfohlen. Benzodiazepine bergen in Kombination mit Alkohol ein stark erhöhtes Risiko, eine Ateminsuffizienz hervorzurufen oder zu verstärken (Kinn et al. 2008). Die Gesamtdosierung richtet sich in erster Linie nach der Symptomatik und der Reaktion auf vorherige Gaben.

Im Umgang mit Patienten im pathologischen Rausch ist unbedingt der Eigenschutz zu beachten. Eine vermeintlich sichere Lage kann unvermittelt außer Kontrolle geraten. Die verbale Beruhigung des Patienten ist meist nicht von dauerhaftem Erfolg. Polizei und Ordnungskräfte sollten bei psychotischem Erleben und ausgeprägter Aggressivität frühzeitig hinzugezogen werden. Die Versorgung des Patienten sollte erst beginnen, wenn eine ausreichende Anzahl von Helfern und Vollzugsbeamten (in der Regel mindestens 8) anwesend ist. Eine medikamentöse Sedierung kann mittels 5–10 mg Diazepam i.v. und 5–10 mg Haloperidol i.v. (notfalls auch i.m.) durchgeführt werden. Da von einer akuten Eigen- und Fremdgefährdung der Patienten auszugehen ist, sollte eine Einweisung nach Psych-KG bzw. UG eingeleitet werden.

Bei Hypoglykämien sollte Glukose substituiert, bei schweren Azidosen kann Bikarbonat infundiert werden. Es ist auf den Wärmehaushalt des Patienten zu achten (Wabnitz et al. 2011).

Kokain

Die primäre Behandlung erfolgt mit Benzodiazepinen (z. B. Lorazepam 2,5 mg p.o. oder i.v.). Bei einer schweren Hypertonie kann zusätzlich eine Therapie mit α-Blockern (z. B. Urapidil), α_2-Agonisten (z. B. Clonidin 0,15 mg langsam i.v.) oder in schwereren Fällen mit Natrium-Nitroprussid (2–200 µg/Min.) oder mit Glycerol-Trinitrat (2–8 mg/h) im Perfusor durchgeführt werden (Preuß et al. 2000). Die Applikation von β-Blockern ist relativ kontraindiziert. Ventrikuläre Tachyarrythmien können zusätzlich mit geeigneten Antiarrhythmika (z. B. Verapamil) behandelt werden. Kontraindiziert sind Klasse I Antiarrhythmika. Zur Behandlung von Koronarspasmen eignen sich Verapamil und Nitroglyzerin. Ein toxisches Lungenödem sollte mittels Diuretika und maschineller Beatmung behandelt werden.

Opiate

Primär müssen die Atemwege durch Lagerung und Einsatz von Tuben gesichert werden. Die Evidenz zur Behandlung schwerer Ateminsuffizienzen durch Opiatintoxikationen ist gering. Eine Möglichkeit ist die vorsichtige Gabe des Antidots Naloxon (z. B. Narcanti® 0,4 mg in 0,9 % NaCl 1:10 verdünnt, fraktioniert bis max. 2 mg). Das akut durch Naloxon ausgelöste Entzugssyndrom kann Erbrechen, Krampfanfälle, Asystolie, Lungenödem und Erregungszustände mit Aggressivität auslösen. Zudem ist die Halbwertszeit von Naloxon deutlich geringer als die von z. B. Heroin, und es besteht die Gefahr, dass ein antagonisierter Patient erneut eintrübt. Buprenorphin (z. B. Subutex®) ist durch Naloxon sehr schwer antagonisierbar. Je nach Zustand des Patienten kann auf Intensivstationen Naloxon über Perfusor gegeben werden. In anderen Situationen müssen nach ausführlicher Abwägung ggf. auch größere Mengen direkt i.v. gegeben werden. Alternativ kann die frühzeitige Intubation mit Beatmung als Aspirationsschutz und wegen der Gefahr eines toxischen Lungenödems durchgeführt werden.

Amphetamine

Nitrate scheinen geeignet, hypertensive Krisen zu bekämpfen. Bei Kammertachykardien sollte mit Amiodaron therapiert werden. Zur Senkung der Körpertemperatur beim hyperthermen Patienten können Kühlpacks in der Leiste, in schweren Fällen auch die intravasale Kühlung (z. B. durch kalte Infusionslösungen) zum Einsatz kommen.

Gammahydroxybuttersäure (GHB)

Bei anhaltendem Erbrechen ist der Einsatz von Antiemetika (z. B. Metoclopramid 10 mg i.v.) umstritten. Eine Antagonisierung mit Physiostigmin kann wegen Wirkungslosigkeit und erhöhter schwerer Nebenwirkungen nicht empfohlen werden (Zvosec et al. 2007). Bei zweifelhaften Auffindesituationen (entkleidete Patientin, Anzeichen für sexuelle Handlungen, fremdanamnestische Berichte über plötzliches stark verändertes Verhalten, das nicht durch andere Ursachen, z. B. Alkoholkonsum, erklärbar ist) sollte stets die Polizei hinzugezogen werden. Wichtig ist die frühzeitige Asservation von Körperflüssigkeiten, da GHB schnell abgebaut wird und dann nicht mehr nachweisbar ist. Die Opfer leiden oft unter einer retrograden Amnesie und können so meist keine Angaben zu einem Verbrechen oder Tathergang machen.

> Bei Verdacht auf eine Intoxikation mit GHB sollen frühzeitig Körperflüssigkeiten (Blut, Urin, Speichel) asserviert werden.

Inhalantien

Bei hypertensiven Krisen sollte die Gabe eines α_2-Agonisten (z. B. Clonidin 0,15–0,3 mg i.v.) erfolgen. Vorsicht ist beim Einsatz von Katecholaminen angesagt. Einige Substanzen können die Wirkung von Katecholaminen unkontrolliert verstärken.

Entzug

Entzugssymptome sind nur in seltenen Fällen vital bedrohlich und erfordern daher in der Regel keine notfallmedizinischen oder notfallpsychiatrischen Maßnahmen. Akutmedizinisch können speziell beim Entzug von Alkohol und Benzodiazepinen Maßnahmen zur Prophylaxe eines Delirs, von Krampfanfällen oder einer Wernicke-Enzephalopathie erforderlich sein.

Benzodiazepine und Sedativa sollten langsam ausgeschlichen werden.

Spezifische Maßnahmen bei Entzugssymptomen von einzelnen Substanzen

Alkoholentzug

Die Behandlung des Alkoholentzugssyndroms erfolgt mit Benzodiazepinen und Clomethiazol, bei starken vegetativen Symptomen zusätzlich auch mit Clonidin. Zu den genauen Verfahrensweisen wird auf die entsprechende Leitlinie verwiesen (S3-Leitlinie Screening, Diagnose und Behandlung alkoholbezogener Störungen, 2015).

Zur Beurteilung der Schwere eines Alkoholentzugssyndroms empfiehlt sich ein regelmäßiges Vigilanz- und Kreislaufmonitoring sowie regelmäßige klinische Einschätzung weiterer Entzugssymptome wie Tremor, Schwitzen und Unruhe. Etablierte Scoringsysteme erlauben eine an objektivierbaren Kriterien adaptierte Gabe von Medikamenten (Kemper et al. 2009; Lange-Asschenfeldt et al. 2003). Als Skalen liegen u. a. die Alkohol-Entzugssyndrom-Skala (AES), die Hamburger Alkohol-Entzugsskala (HAES), der Score-Driven Treatment of Alcohol Withdrawal by Nurse Staff (SAB-P) und die Alcohol-Withdrawal Scale (AWS) vor.

> Zur Beurteilung der Schwere eines Alkoholentzugssyndroms sollen ein regelmäßiges Vigilanz- und Kreislaufmonitoring sowie eine regelmäßige klinische Einschätzung weiterer Entzugssymptome wie Tremor, Schwitzen und Unruhe auch anhand etablierter Scoringsysteme durchgeführt werden.

Eine prophylaktische medikamentöse Behandlung ist empfehlenswert, wenn bei vorangegangenen Entzugssituationen Komplikationen aufgetreten sind. Hierzu zählt u. a. eine Krampfanfallprophylaxe mit Antikonvulsiva bei Entzugskrampfanfall in der Vorgeschichte.

Ethylalkohol wird nicht zur Behandlung des Alkoholentzugs empfohlen (Mundle et al. 2006; S2-Behandlungsleitlinie substanzbezogener Störungen, 2006; S3-Leitlinie Screening, Diagnose und Behandlung alkoholbezogener Störungen, 2015).

Zur Therapie des Delirs siehe Abschn. 6.2.

Benzodiazepinentzug

Die Behandlung des Benzodiazepinentzugssyndroms erfolgt mit Benzodiazepinen mittlerer Halbwertszeit (z. B. Oxazepam, Clonazepam), bei starken vegetativen Symptomen zusätzlich auch mit Clonidin. Zu den genauen Verfahrensweisen wird auf die entsprechende Leitlinie und aktuelle Publikationen verwiesen (Holzbach 2010; Jahnsen et al. 2015; Poser et al. 2006).

Im Notfall sind bei einem ausgeprägtem Benzodiazepinentzugssyndrom auch andere verfügbare Benzodiazepine (z. B. Lorazepam, Diazepam) zur Coupierung der Symptomatik oder schwerer Komplikationen (z. B. Krampfanfall, Delir) möglich. Allerdings sollte deren Einsatz zurückhaltend erfolgen. Ansonsten besteht die Gefahr, dass benzodiazepinabhängige Patienten Einsatzkräfte der Notfallmedizin zur Beschaffung ihrer Medikamente missbrauchen. In der präklinischen Notfallmedizin sollte daher, soweit medizinisch vertretbar, ein Transport in eine Notaufnahme oder psychiatrische Klinik ohne vorherige medikamentöse Gabe von Benzodiazepinen erfolgen. Auch in der Notaufnahme sollte eine medikamentöse Gabe, soweit medizinisch vertretbar, erst nach einem psychiatrischen Konsil erfolgen. Das psychiatrische Konsil hat u. a. zum Ziel, den Patienten zu einem ambulanten oder stationären Entzug zu motivieren.

Spezifische Maßnahmen bei Notfällen als Folge von Alkoholabhängigkeit
Bei bestehender Alkoholentzugssymptomatik und chronischer Abhängigkeit empfiehlt sich eine prophylaktische Gabe von Vitamin B1 (Thiamin) von 600 mg/d, verteilt auf 2–3 Kurzinfusionen pro Tag über 5 Tage (Benkert und Hippius 2015, S. 684; Galvin et al. 2010). Thiamin muss vor der Gabe von Kohlehydraten gegeben werden. Bei bestehender Wernicke-Enzephalopathie ist eine Behandlung auf einer Überwachungseinheit obligat.

> Zur Vorbeugung einer Wernicke-Enzephalopathie wird bei bestehender Alkoholabhängigkeit im Alkoholentzug die Substitution von Vitamin B1 (Thiamin) empfohlen. Thiamin muss vor der Gabe von Kohleydraten gegeben werden.

Eine länger bestehende Hyponatriämie darf zur Vermeidung einer zentralen pontinen Myolinolyse nur langsam ausgeglichen werden. Die Angaben zur Natriumsubstitution schwanken zum Teil deutlich. In einer neuen Leitlinie wird ein Anstieg der Natriumkonzentration von bis zu 10 mmol/l innerhalb der ersten 24 h und weiteren 8 mmol/l pro Tag an den Folgetagen, solange bis eine Konzentration von 130 mmol/l erreicht ist, empfohlen (Spasovski et al. 2014). Die deutsche Leitlinie empfiehlt eine Steigerung des Na-Spiegels um maximal um 0,6 mmol/h und eine Berechnung des Natriumdefizits (Na$^+$-Defizit = [135 mmol/l – Na$^+$-Ist] × 0,3 × kg KG). Hierzu soll eine 2–5 %-iger NaCl-Lösung unter stündlicher Kontrolle von Natrium infundiert werden (S1-Leitlinie Alkoholdelir und Verwirrtheitszustände, 2012).

Der Ausgleich einer länger bestehenden Hyponatriämie im Alkoholentzug muss zur Vermeidung einer zentralen pontinen Myolinolyse langsam erfolgen.

Bei einer Alkoholhalluzinose sollte in jedem Fall eine Klinikeinweisung erfolgen. Eine eventuell notwendige Sedierung kann mit 5–10 mg Haloperidol und/oder 5–10 mg Diazepam erfolgen (Soyka 2006).

6.3.1 Präklinik

Intoxikierte Patienten sollten bei unklaren Bewusstseinsstörungen und aufgrund möglicher, initial nicht feststellbarer Störungen oder später auftretender Komplikationen (Trauma, Aspiration, Delir, Koma, Krampfanfälle), z. B. als Folge von Nachresorption oder Unterkühlung, in eine Notaufnahme transportiert werden, die die erforderliche Diagnostik durchführen kann. Eine ausschließliche Diagnostik und Behandlung vor Ort noch intoxikierter Patienten erfordert eine genaue Untersuchung und Dokumentation des körperlichen, neurologischen und psychiatrischen Status.

Die Versorgungsmöglichkeiten psychiatrischer Notaufnahmen und Kliniken hinsichtlich Diagnostik, Behandlung und Überwachung sind sehr unterschiedlich. Ob Patienten mit Intoxikationen oder Entzugssymptomen primär in einer psychiatrischen Klinik versorgt werden können oder zunächst in eine Notaufnahme eines somatischen Krankenhauses transportiert werden, muss lokal in enger Absprache zwischen den verantwortlichen Einrichtungen der präklinischen Notfallmedizin, den somatischen Notaufnahmen und Kliniken und den psychiatrischen Kliniken abgestimmt werden.

Die Entscheidung, ob alkoholintoxikierte Patienten primär in eine somatische Notaufnahme oder direkt in eine psychiatrische Klinik transportiert werden sollen oder aus einer Notaufnahme zur Überwachung auf eine internistische bzw. Intensivstation oder in eine psychiatrische Klinik verlegt werden, hängt entscheidend vom Schweregrad der Intoxikation und von den Möglichkeiten der Überwachung und Versorgung dieser Patienten in diesen Einrichtungen ab. Diese sind lokal sehr unterschiedlich. Eine enge Abstimmung zwischen den beteiligten Einrichtungen wird dringend empfohlen.

Maßnahmen und Therapie
Eine sedierende Medikation sollte nach Möglichkeit vermieden und nur bei ausgeprägter Agitation oder Aggressivität gegeben werden. Die Behandlung einer Intoxikation sollte entsprechend der oben genannten Aussagen getroffen werden.

Patienten, die eine ausgeprägte Entzugssymptomatik aufweisen, können initial mit einem Benzodiazepin (z. B. Lorazepam 1–2,5 mg p.o. oder i.v., Diazepam 2,5–10 mg p.o. oder i.v.) behandelt werden. Eine pharmakologische Behandlung durch den Notarzt erfordert aber eine weitere Diagnostik und Therapie in einer Notaufnahme oder psychiatrischen Klinik.

Bei stabilen Kreislaufverhältnissen sollten bewusstseinsgetrübte Patienten zur Sicherung der Atemwege in Seitenlage transportiert werden. Während des Transportes sollte für den Wärmeerhalt des Patienten gesorgt werden. Eine Absaugmöglichkeit sollte bereitgehalten werden.

6.3.2 Notaufnahme

In der Notaufnahme muss eine Diagnostik erfolgen, die eine zuverlässige Aussage darüber erlaubt, ob ein Patient stationär aufgenommen werden muss oder ambulant behandelt werden kann. Über die Diagnostik einer Intoxikation hinaus sollte auch auf organische Folgeschäden eines akuten oder chronischen Konsums geachtet werden (Wabnitz et al. 2011).

Gerade bei Notfall- und nicht-elektiven Vorstellungen ist die genaue Medikamentenanamnese wichtig, damit keine unvorhergesehenen Entzugssymptome auftreten.

Die Versorgungsmöglichkeiten psychiatrischer Notaufnahmen und Kliniken hinsichtlich Diagnostik, Behandlung und Überwachung sind sehr unterschiedlich. Ob Patienten mit Intoxikationen oder Entzugssymptomen primär in einer psychiatrischen Klinik versorgt werden können, muss lokal in enger Absprache zwischen den verantwortlichen Einrichtungen der präklinischen Notfallmedizin, den somatischen Notaufnahmen und Kliniken und den psychiatrischen Kliniken abgestimmt werden.

Maßnahmen und Therapie
Die Behandlung einer Intoxikation sollte entsprechend der oben genannten Aussagen getroffen werden.

Es soll eine wiederholte klinische Evaluation mit Überwachung der Vitalparameter, insbesondere der Sauerstoffsättigung, im Abstand von etwa 30 Minuten durchgeführt werden, um Komplikationen durch eine Nachresorption auszuschließen. Diese kann eine wiederholte Kontrolle der Alkoholkonzentration (z. B. durch Bestimmung der Atemalkoholkonzentration) beinhalten.

> Es soll eine wiederholte klinische Evaluation mit Überwachung der Vitalparameter, insbesondere der Sauerstoffsättigung, im Abstand von etwa 30 Minuten durchgeführt werden, um Komplikationen durch eine Nachresorption auszuschließen. Diese kann eine wiederholte Kontrolle der Alkoholkonzentration (z. B. durch Bestimmung der Atemalkoholkonzentration) beinhalten.

Für die Entlassung eines intoxikierten Patienten aus einer Notaufnahme gibt es keine festgelegten Grenzwerte. An Alkohol gewöhnte Patienten können auch noch bei mehr als 2 Promille klinisch neurologisch unauffällig sein.

Eine Entlassung noch intoxikierter Patienten (nicht nur von Alkohol) erfordert eine genaue Untersuchung und Dokumentation des körperlichen, neurologischen und psychiatrischen Status. Checklisten können hierfür hilfreich sein (Wabnitz et al. 2011). Bei sehr hohen Promillewerten, die als üblicherweise nicht mehr mit Bewusstsein (Stadium III – Narkose, 2,5–3,5 Promille) und Leben (Stadium IV – Asphyxie, >3,5 Promille) (Kinn et al. 2013) vereinbar gelten, muss auch bei vorhandener Gewöhnung und weitgehend unauffälligem neurologischen und psychiatrischen Befund eine Entlassung aus der Notaufnahme besonders kritisch beurteilt werden. Entscheidend für die Indikation einer Überwachung ist der klinische Befund unter Berücksichtigung der Konsumgewohnheiten; dieser muss sorgfältig dokumentiert werden.

> Klinische Kriterien bestimmen die Notwendigkeit einer medizinischen Überwachung alkoholintoxikierter Patienten, z. B. Vigilanz, kognitive Störungen (Konzentration, Auffassung, Urteils- und Kritikfähigkeit), motorische Störungen (z. B. Dystaxie, Gangunsicherheit) und vegetative Zeichen (Hypotonie, Tachykardie, Tremor, Schwitzen). Insbesondere bei Entlassung auf Drängen des Patienten oder eigenmächtiges Entfernen aus der Notaufnahme ist eine genaue Dokumentation des körperlichen, neurologischen und psychiatrischen Status anzufertigen.

Patienten, die eine ausgeprägte Entzugssymptomatik aufweisen, können initial mit einem Benzodiazepin (z. B. Lorazepam 1–2,5 mg p.o. oder i.v., Diazepam 2,5–10 mg p.o. oder i.v.) behandelt werden. Patienten mit klaren Zeichen eines Entzugs von Alkohol oder Benzodiazepinen sollten, vor allem, wenn in der Vergangenheit ein Krampfanfall oder ein Delir bestanden haben, stationär aufgenommen werden. Eine ambulante Therapie mit Clomethiazol ist nicht zugelassen. Eine ausschleichende Behandlung mit Benzodiazepinen erfordert ein feststehendes ambulantes Behandlungskonzept.

Patienten mit einer Wernicke Enzephalopathie sollten primär auf einer Überwachungseinheit überwacht und behandelt werden.

6.3.3 Psychiatrische Klinik

Gerade bei Notfall- und nicht-elektiven Aufnahmen ist die genaue Medikamentenanamnese wichtig, damit keine unvorhergesehenen Entzugssymptome auftreten.

Für eine psychiatrische Akutstation ist es notwendig, für die Akutbehandlung von Intoxikationen oder komplizierten Entzugssyndromen über eine ausreichende personelle und apparative Überwachung zu verfügen. Jede psychiatrische Klinik sollte Standards entwickeln, welche Patienten von ihnen versorgt werden können, und welche Patienten nur auf (Intensiv-)Stationen somatischer Krankenhäuser behandelt werden können. Danach wird für jeden Patienten die Entscheidung getroffen werden müssen, ob eine Behandlung auf einer Intensivstation angezeigt ist, wenn ein notwendiges Monitoring auf einer psychiatrischen Akutstation nicht vorgehalten werden kann.

Maßnahmen und Therapie

Die Behandlung einer Intoxikation sollte entsprechend der oben genannten Aussagen getroffen werden.

Die Behandlung des Alkoholentzugssyndroms erfolgt mit Benzodiazepinen oder Clomethiazol in ausschleichender Dosierung, bei starken vegetativen Symptomen zusätzlich auch mit Clonidin. Eine ambulante Therapie mit Clomethiazol ist nicht zugelassen. Zu den genauen Verfahrensweisen wird auf die entsprechende Leitlinie verwiesen (S3-Leitlinie Screening, Diagnose und Behandlung alkoholbezogener Störungen, 2015).

Die Behandlung eines Benzodiazepinentzugssyndroms erfolgt mit Benzodiazepinen in ausschleichender Dosierung, bei starken vegetativen Symptomen zusätzlich auch mit Clonidin. Hierzu eignen sich vor allem Benzodiazepine mit mittlerer Halbwertszeit ohne aktive Metaboliten (z. B. Oxazepam, Clonazepam) (Holzbach 2010; Jahnsen et al. 2015; Poser et al. 2006).

6.4　Angstsyndrome

Diagnostik

Es gelten die in Kap. 4 (Diagnostik) dargelegten Grundsätze. Die Erhebung einer Anamnese (inklusive der Erfassung verordneter Medikamente) und nach Möglichkeit einer Fremdanamnese ist obligat. Bei Vorliegen einer typischen Panikstörung sollte in jedem Fall eine mögliche Suizidalität angesprochen werden (Fleet et al. 1997).

Angststörungen sollten zwingend diagnostisch abgeklärt werden. Bei organisch oder exogen bedingten Angstzuständen kann Angst das Leitsymptom für eine schwere somatische Erkrankung sein. Bei primären Angsterkrankungen besteht ohne diagnostische Abklärung ein hohes Risiko für das Wiederauftreten der Symptome.

Die Patienten sollten bis zum Ausschluss einer schweren organischen Erkrankung überwacht werden (Überwachung von Atmung, Puls, Blutdruck, Vigilanz, Sauerstoffsättigung).

Maßnahmen und Therapie

Die Therapie richtet sich nach der Grunderkrankung. Der Erhalt der Vitalfunktionen muss sichergestellt werden.

Zur Therapie stehen psychotherapeutische und medikamentöse Behandlungsverfahren zur Verfügung. Es existieren keine Studien aus der Notfallsituation, die deren Wirksamkeit vergleichend untersucht haben. Bei primären Angsterkrankungen ist es Konsens bei Experten und in Lehrbüchern, dass zunächst gesprächstherapeutische Interventionen zur Beruhigung angewendet werden sollen, bevor eine Psychopharmakotherapie zum Einsatz kommt.

> Bei Angstsymptomen sollte vor Beginn einer Pharmakotherapie eine verbale Krisenintervention durchgeführt werden.

Im Mittelpunkt steht ein entlastendes, aufklärendes und ermutigendes Gespräch. Hierbei sollte Verständnis für die bestehenden Ängste und die sich hieraus ergebenden Verhaltensstörungen vermittelt werden. Inhalt des Gesprächs ist die Vermittlung, dass es sich um ein häufiges und bekanntes Leiden handelt, welches wirksam durch spezifische Psychotherapie oder Psychopharmakotherapie behandelt werden kann. Hilfreich ist die Angabe von Praxen oder Institutionen, an die sich der Patient wenden kann.

Patienten mit einer ausgeprägten Angstsymptomatik können dem Gespräch oft nur partiell und selektiv folgen. Deshalb ist es sinnvoll, besonders bei ausschließlich ambulanter Behandlung, sich zum Abschluss des Gesprächs die gemeinsam getroffenen Vereinbarungen von dem Patienten wiederholen zu lassen.

Bei sekundären Angststörungen sollte primär die Grunderkrankung behandelt werden.

Sind Krisenintervention oder die Behandlung der Grunderkrankung nicht ausreichend oder nicht schnell genug wirksam, stehen als Medikamente im Notfall Benzodiazepine zur Verfügung. Medikamente der ersten Wahl sind Lorazepam (initial 1,0–2,5 mg p.o.) und Alprazolam (initial 1,0–3,0 mg p.o.) (Cross-National Collaborative Panic Study, Second Phase Investigators 1992). Weitere Gaben sind vom Verlauf der Symptomatik abhängig und bis zum Erreichen der zulässigen Höchstdosierung möglich.

Eine unsachgemäße Behandlung führt oft zu wiederholter oder regelmäßiger Inanspruchnahme von Einrichtungen der Notfallversorgung.

Patienten mit einer Agoraphobie können mit besonderer Heftigkeit auf einengende Handlungen wie Fixieren, Festhalten verletzter Gliedmaßen oder diagnostische Maßnahmen (CT, MRT) reagieren.

> Bei Patienten, die wiederholt Einrichtungen der Notfallversorgung wegen einer Angststörung – auch einer Herzneurose oder bei Hyperventilationen – in Anspruch nehmen, sollte ein psychiatrisches Konsil durchgeführt werden.

6.4.1 Präklinik

Angstzustände können vor Eintreffen des Notarztes oder des Rettungsdienstes schon wieder abgeklungen sein. Hierdurch kann es zu Problemen in der Patienten-Behandler-Beziehung kommen, da sich das Personal zu Unrecht gerufen fühlt.

Angstzustände vermindern sich meist allein durch die Anwesenheit einer haltgebenden Person, können aber bei ausschließlich ambulanter Behandlung nach Beendigung der Behandlung wieder rasch exazerbieren.

Maßnahmen und Therapie
Die Maßnahmen richten sich nach der Grunderkrankung. Bei Verdacht auf sekundäre Angststörungen mit schwerer somatischer Grunderkrankung sollte ein Transport in eine Klinik zur weiteren Diagnostik erfolgen.

Eine Verordnung von Benzodiazepinen sollte nur unter strenger und eindeutiger Indikation und bei schwerer Angstsymptomatik erfolgen, wobei eine nachfolgende Überwachung und Betreuung (z. B. auch durch Angehörige) sicherzustellen ist.

Auf dem Notarztwagen stehen hierfür in der Regel Lorazepam (initial 1,0–2,5 mg p.o. und i.v.) und Diazepam (initial 5–10 mg p.o. und i.v.) zur Verfügung. Wo vorhanden, sollte zunächst ein Versuch mit oraler Medikation gemacht werden, vorzugsweise mit einer Schmelztablette Lorazepam (Tavor expidet).

6.4.2　Notaufnahme

Die in der Notaufnahme zu treffenden diagnostischen und therapeutischen Maßnahmen sind weitgehend identisch mit denen der Präklinik. Die diagnostischen Möglichkeiten einer Notaufnahme sollten ausgeschöpft werden. Eine (zu) umfangreiche Diagnostik kann aber das somatische Krankheitskonzept des Patienten verstärken. Vordringlich müssen sekundäre Angstzustände ausgeschlossen werden. Orientierende Laboruntersuchungen einschließlich gegebenenfalls ergänzender apparativer Untersuchungen sind deshalb unverzichtbar.

Maßnahmen und Therapie
In der Notaufnahme stehen medikamentös vor allem Lorazepam (initial 1,0–2,5 mg p.o. und i.v.) und Diazepam (initial 5–10 mg p.o. und i.v.) zur Verfügung. Wo vorhanden, sollte zunächst ein Versuch mit oraler Medikation gemacht werden, vorzugsweise mit einer Schmelztablette Lorazepam (Tavor expidet).

Bei primären Angsterkrankungen ist die Indikation zur stationären Aufnahme eher zurückhaltend zu stellen. Ausnahmen sind z. B. bestehende Suizidalität, schwere psychosoziale Belastungen bei fehlenden Bezugspersonen oder multifaktorielle Ursachen, die in der Notfallsituation nicht abgeklärt werden konnten.

6.4.3　Psychiatrische Klinik

Unerwartete und akut sich entwickelnde Angstzustände können durch ein Stationsteam in der Regel abgefangen werden, wobei kontinuierliche Zuwendung durch Sicherheit vermittelnde Gespräche oft ausreichen. Ist durch die Angst die Kooperationsfähigkeit des Betroffenen eingeschränkt, so kann die kurzfristige Verordnung von Benzodiazepinen sinnvoll sein. Patienten mit einer Panikstörung sollten immer gezielt nach Vorliegen einer möglichen Suizidalität exploriert werden.

Maßnahmen und Therapie

In einer psychiatrischen Klinik sollten medikamentös vorzugsweise Lorazepam (initial 1,0–2,5 mg p.o.) und Alprazolam (initial 1,0–3,0 mg p.o.) oral angewendet werden, z. B. mit einer Schmelztablette Lorazepam (Tavor expidet). Es wird eine konsequente pharmakologische und psychotherapeutische Behandlung der zugrundeliegenden psychischen Erkrankung empfohlen.

6.5 Erregungszustände

Diagnostik

Es gelten die in Kap. 4 (Diagnostik) dargelegten Grundsätze. Bei ausgeprägten Erregungszuständen müssen unter Umständen vor einer Diagnostik und spezifischen Therapie symptomatische Maßnahmen zur Deeskalierung erfolgen. Im Vordergrund aller Maßnahmen steht der Schutz des Personals und des Patienten.

Die Erhebung einer Anamnese (inklusive der Erfassung verordneter Medikamente oder psychotroper Substanzen) und nach Möglichkeit einer Fremdanamnese sollte in Art und Ausmaß das Risiko einer Verstärkung der erregt-agitierten oder aggressiven Symptomatik, die Bündnisfähigkeit des Patienten und das Ausmaß einer Beruhigung nach Einleitung deeskalierender Maßnahmen berücksichtigen. Nicht eingeholte Informationen müssen nach erfolgter Stabilisierung später abgefragt werden (Stowell et al. 2012).

Die Patienten sollten bis zum Ausschluss einer schweren organischen Erkrankung überwacht werden (Überwachung von Atmung, Puls, Blutdruck, Vigilanz, Sauerstoffsättigung) (Garriga et al. 2016).

Maßnahmen und Therapie

Erregungszustände sollen unverzüglich, effektiv und so wenig invasiv wie möglich behandelt werden. Das Risiko für aggressives Verhalten soll so gering wie möglich gehalten werden. Der Eigenschutz ist von besonderer Bedeutung (Hewer und Rössler 2007; Pajonk und D'Amelio 2008; Pajonk und Messer 2009). Nicht-psychiatrische Ursachen wie z. B. eine Hypoglykämie sollen rasch durch eine kausale Behandlung beseitigt werden. Bei primär nicht-psychischen Störungen sollen medikamentöse Deeskalationsstrategien Vorrang vor einer pharmakotherapeutischen Behandlung haben. Es ist frühzeitig zu prüfen, in wie weit Polizei, Ordnungsbehörden oder andere Kräfte angefordert werden müssen.

> Erregungszustände sollen unverzüglich, effektiv und so wenig invasiv wie möglich behandelt werden.

Nicht-medikamentöse Strategien

Im Vordergrund stehen Maßnahmen zur Deeskalation und Krisenintervention. Es sollen alle Maßnahmen durchgeführt werden, um die Zustimmung und Mitarbeit des Patienten beim diagnostischen und therapeutischen Vorgehen zu gewinnen (Richmond et al. 2012) (s. Abschn. 5.2 und 5.4). Detaillierte Strategien finden sich auch in der S2-Leitlinie Therapeutische Maßnahmen bei aggressivem Verhalten in der Psychiatrie und Psychotherapie (2010) und in der S3-Leitlinie Verhinderung von Zwang: Prävention und Therapie aggressiven Verhaltens bei Erwachsenen (2018).

Das diagnostische und therapeutische Vorgehen sollte immer und wiederholt erläutert werden, insbesondere auch Maßnahmen gegen den Willen des Patienten. Sollten Maßnahmen gegen den Willen (z. B. Fixierungen) getroffen werden müssen, so sind diese so kurz wie möglich und so wenig invasiv wie möglich durchzuführen (Knox und Holloman 2012; S3-Leitlinie Verhinderung von Zwang: Prävention und Therapie aggressiven Verhaltens bei Erwachsenen, 2018) (s. Abschn. 5.5).

> Nicht-medikamentöse Deeskalationsstrategien sollen Vorrang vor einer pharmakotherapeutischen Behandlung haben. Es sollen alle Maßnahmen durchgeführt werden, die der Zustimmung und Mitarbeit des Patienten beim diagnostischen und therapeutischen Vorgehen dienen. Sollten Maßnahmen gegen den Willen (z. B. Fixierungen) getroffen werden müssen, so sind diese so kurz wie möglich und so wenig invasiv wie möglich durchzuführen.

Pharmakotherapie

Nur wenn gesprächstherapeutische und andere nicht-medikamentöse Maßnahmen nicht ausreichen, sollte eine Psychopharmakotherapie erfolgen. Die pharmakologische Behandlung der Agitation ist als Notfalltherapie zunächst symptomatisch, orientiert sich aber an der Art der Erkrankung. Hierzu stehen vor allem Antipsychotika und Benzodiazepine zur Verfügung.

Das pharmakotherapeutische Prozedere bei erregten, aggressiven oder gewalttätigen Patienten wird „Rapid Tranquilisation" genannt (Dubin und Feld 1989). Rapid Tranquilisation wird nicht als spezifische Therapie verstanden, sondern will beruhigen und als „medikamentöse Krisenintervention" Diagnostik, Therapie und Transport ermöglichen. Erforderlich ist gerade bei Erregungszuständen eine rasche und zuverlässige Wirksamkeit bei gleichzeitig geringer Beeinträchtigung von vitalen und vegetativen Funktionen. Indikationen zur Rapid Tranquilisation sind Hyperaktivität, Agitation, Erregung, Anspannung, Aggressivität, Angst und Unkooperativität. Angestrebt wird primär Beruhigung, nicht Sedierung (Wilson et al. 2012).

> Wenn gesprächstherapeutische oder andere nicht-medikamentöse Verfahren nicht ausreichend erfolgreich sind, sollte eine Rapid Tranquilisation erfolgen.

Generell wird empfohlen, erregten, agitierten und aggressiven Patienten innerhalb eines kurzen Zeitintervalls (30–60 min) wiederholt (bis zu drei Mal) Antipsychotika und/oder Benzodiazepine zu verabreichen, bis die Symptomatik unter Kontrolle ist (Cavanaugh 1986; Downey et al. 2007; Dubin und Feld 1989; McAllister-Williams und Ferrier 2002; Menninger 1993; Pajonk et al. 2006; Rund et al. 2006; Wolf et al. 2014). Die individuelle Titrationsdosis und -geschwindigkeit hängt wesentlich von der vorliegenden Symptomatik, der Gesamtsituation des Patienten, der gewählten Substanz und dem Eintritt der Wirksamkeit ab. Eine sofortige Hochdosisbehandlung hat keine Vorteile hinsichtlich der Wirksamkeit aber deutliche Nachteile hinsichtlich der Verträglichkeit (Calver et al. 2013).

Nach Möglichkeit sollte dasselbe Medikament unterschiedlich applizierbar sein, damit in der Akutsituation eine Alternative zur Verfügung steht (z. B. schnellerer Wirkeintritt bei parenteraler Applikation). Zur besseren Steuerbarkeit sind kurze Wirkdauer und kurze Plasmahalbwertszeit (Vermeidung von Kumulation) erwünscht. Bewusstsein, Herz-Kreislauffunktion und Atmung sollten weitgehend unbeeinträchtigt bleiben.

Falls die Situation es erlaubt, sollten bei der Wahl des Medikaments und der Applikationsform die individuellen Bedürfnisse des Patienten im Rahmen eines „Shared Decision Making" berücksichtigt werden, auch um die weitere Therapiebereitschaft des Betroffenen zu erhalten. Ist der Patient zu einer oralen Einnahme bereit, sollte diese vor einer i.m. oder i.v.-Applikation bevorzugt werden (S2-Leitlinie Therapeutische Maßnahmen bei aggressivem Verhalten in der Psychiatrie und Psychotherapie, 2010; Wilson et al. 2012). Hierfür eignen sich in besonderer Weise Schmelztabletten, die sich rasch im Mund auflösen, möglicherweise auch inhalative Substanzen. Eine intramuskuläre Behandlung ist hinsichtlich der Dauer bis zum Wirkeintritt voraussichtlich nicht wesentlich einer intravenösen Behandlung unterlegen (Calver et al. 2010). Die Dauer bis zum Wirkeintritt einer i.m. Behandlung hängt aber maßgeblich von der verwendeten Substanz und dem auch dem Ausmaß der Erregung ab.

> Bei gegebener Bereitschaft des Patienten sollte die orale oder inhalative Einnahme eines Medikaments gegenüber einer parenteralen Applikation bevorzugt werden.

Die Medikamente, die ihre Wirksamkeit bei Erregungszuständen und Agitation nachgewiesen haben und/oder klinisch gebräuchlich sind, ihre Applikationsformen und Dosierungen finden sich in Tab. 6.2. Ein einheitliches medikamentöses Vorgehen existiert nicht.

Es gibt keine Hinweise für die Überlegenheit von Antipsychotika oder Benzodiazepinen beim Erregungszustand (Isbister et al. 2010). Einzelne Studien legen nahe, dass die kombinierte Gabe von Antipsychotika und Benzodiazepinen der alleinigen Gabe einer dieser Substanzen hinsichtlich Zeitpunkt und Ausmaß des Wirkungseintritts überlegen sein könnte (Barbee et al. 1992; Battaglia et al. 1997; Bieniek et al. 1998).

Die Kombination von Haloperidol plus Promethazin zeigte bei intramuskulärer Gabe in drei pragmatischen klinischen Studien eine gute Wirksamkeit und war nur in Teilaspekten im Vergleich zu einer monotherapeutischen Behandlung mit i.m. Lorazepam überlegen,

Tab. 6.2 Häufig eingesetzte medikamentöse Deeskalation bei agitierten Patienten in der Psychiatrie (modifiziert nach S2-Leitlinie Therapeutische Maßnahmen bei aggressivem Verhalten in der Psychiatrie und Psychotherapie, 2010; Steinert 2012; Wilson et al. 2012)

Substanzklasse	Wirkstoffe	Tmax	Halbwertszeit	Bemerkungen
Antipsychotika	Aripiprazol	3–5 h (oral) 30 min (i.m.)	75 h (oral und i.m.)	i.m. Kombination mit oralen Benzodiazepinen ist möglich
	Droperidol	20 min (i.m.) <5 min (i.v.)	2–3 h	Nach neueren Studien kein erhöhtes Risiko für Herzrhythmusstörungen oder QTc-Zeit Verlängerung bei i.v. Gabe
	Haloperidol	15 min (i.v.) 10–20 min (i.m.) 30–60 min (oral)	20 h (i.m. und i.v.) 12–24 h (oral)	i.v. aufgrund des Risikos von Herzrhythmusstörungen nur unter Monitorkontrolle
	Loxapin	2 min (inhalativ)	6–8 h	Inhalativ, bei milder bis mittelgradiger Agitation
	Olanzapin	120 min (oral) 20 min (i.m.) 5–8 h (Schmelztablette)	21–54 h (oral, i.m. und Schmelztablette)	Bei i.m. Behandlung besondere Vorsicht bei gleichzeitiger Anwendung anderer Antipsychotika und Benzodiazepine. Keine gleichzeitige Verabreichung eines parenteralen Benzodiazepins
	Risperidon	1–2 h (oral)	3 h, Metaboliten: 24 h (oral)	Auch bei verhaltensauffälligen Demenzpatienten zugelassen
	Ziprasidon	6–8 h (oral) 40 min (i.m.)	7 h (oral) 2–5 h (i.m.)	Mögliche Verlängerung der QTc-Zeit
	Zuclopenthixol	3–4 h (oral) 24–48 h (i.m. Depotformulierung als Acetat)	15–25 h (oral) 32 h (i.m. Depotformulierung als Acetat)	Als Kurzzeitdepotneuroleptikum verzögerter Wirkeintritt bis zu 2 Stunden, lange Halbwertszeit von 32 h

Substanzklasse	Wirkstoffe	Tmax	Halbwertszeit	Bemerkungen
Niederpotente Antipsychotika	Chlorprothixen	2–3 h (oral)	15 h	Nur wenig antipsychotisch, dafür aber sedierend und psychomotorisch dämpfend, anticholinerge Wirkung, Blutdruckabfall und Tachykardie möglich
	Levomepromazin	1–3 h (oral) 0,5–1,5 h (i.m.)	20 h	
	Promethazin	2–3 h (i.m. oder oral)	12 h	
	Prothipendyl	1–1,5 h (oral)	2–3 h	
	Melperon	1–1,5 h (oral)	6–8 h	Keine relevanten anticholinergen Nebenwirkungen, besonders geeignet in der Geriatrie und Gerontopsychiatrie
	Pipamperon	1,8–2 h (oral)	3 h	
Benzodiazepine	Diazepam	30–90 min (oral) 0,5–2 h (i.m.) <5 min (i.v.) 10–45 min rektal	24–48 h Metabolite: ≤100 h	Langsame Injektion wegen möglicher Atemdepression, bei i.m. Gabe nur langsame Resorption, ungeeignet bei Alkoholintoxikation
	Lorazepam	ca. 2 h (oral) 2–3 h (Schmelztablette) <5 min (i.v.)	12–16 h	Gefahr der Atemdepression, bei älteren Patienten 50 % Dosisreduktion
	Midazolam	45–65 min (oral) <30 min (i.m.) <5 min (i.v.)	2–3 h	Hohes narkotisches Potenzial, ungeeignet bei gleichzeitiger Alkoholintoxikation, keine Zulassung für psychiatrische Indikationen
Stimmungsstabilisierer	Valproinsäure	1 h (oral) 6–8 h (oral: Retardform) 8 min (i.v.)	12–20 h (oral) 12–16 h (i.v.)	Auch intravenös
Antisympathotonika	Clonidin	3–5 h (oral) 10–15 min (i.m. und i.v.)	12–16 h (oral) 5–25,5 h (i.m. oder s.c.) 7,5–12 h (i.v.)	Vermindert die Noradrenalinfreisetzung und Entzugssymptomatik, anticholinerge Nebenwirkungen möglich

im Vergleich zu einer monotherapeutischen Behandlung mit i.m. Midazolam unterlegen und im Vergleich zu i.m. Olanzapin etwa gleichwertig (Alexander et al. 2004; Raveendran et al. 2007; TREC Collaborative Group 2003). Eine Untersuchung zwischen Olanzapin i.m. und Haloperidol plus Lorazepam i.m. fand ebenfalls eine vergleichbare Wirksamkeit bei agitierten schizophrenen Patienten (Huang et al. 2015).

> Benzodiazepine und Antipsychotika sind in Mono- oder Kombinationstherapie Mittel der Wahl. Ein Wirksamkeitsunterschied zwischen beiden Substanzklassen ist nicht belegt. Einzelne Studien legen nahe, dass die kombinierte Gabe von Antipsychotika und Benzodiazepinen der alleinigen Gabe einer dieser Substanzen hinsichtlich Zeitpunkt und Ausmaß des Wirkungseintritts überlegen sein könnte.

Der Einsatz unterschiedlicher Antipsychotika (Aripiprazol, Droperidol, Haloperidol, Olanzapin, Ziprasidon) bei agitierten psychotischen Patienten zeigte bei gleicher Applikationsform im Vergleich keine Unterschiede in der Wirksamkeit (Baldaçara et al. 2011; Calver et al. 2015a; Chan et al. 2013; Kinon et al. 2008; Knott et al. 2006; Villari et al. 2008). Droperidol besitzt in Deutschland aber keine Zulassung für psychiatrische Indikationsgebiete, sondern lediglich zur Vorbeugung und Behandlung von Übelkeit und Erbrechen nach Operationen. Bei den hochpotenten Antipsychotika sind für Erregung und Agitation explizit nur Haloperidol und Loxapin zugelassen.

> In Studien an agitierten psychotischen Patienten zeigten verschiedene Antipsychotika bei gleicher Applikationsform und äquivalenter Dosierung keine Unterschiede in der Wirksamkeit.

Für niederpotente Antipsychotika gibt es kaum Studien, die evidenzbasierten Kriterien genügen. In Deutschland sind Chlorprothixen, Levomepromazin, Melperon, Pipamperon, Promethazin und Prothipendyl zur Behandlung von Erregungszuständen und Agitation zugelassen. Aufgrund mangelnder klinischer Daten (mit Ausnahme von Promethazin) kann jedoch keine pauschale Empfehlung für den Einsatz dieser Substanzen ausgesprochen werden.

Empfohlen wird daher der Einsatz eines Medikaments, mit dem Erfahrungen und Sicherheit im Umgang bestehen.

Nicht alle Substanzen sind für jeden Versorgungssektor gleichermaßen geeignet. Midazolam wird zwar in der präklinischen Notfallmedizin und in Notaufnahmen häufig verwendet, ist aber für die meisten psychiatrischen Kliniken wegen fehlender Überwachungsmöglichkeiten nicht geeignet. Neuere Antipsychotika wie Aripiprazol, Olanzapin, Risperidon, Ziprasidon oder Zuclopentixol sind fast ausschließlich nur in psychiatrischen

Kliniken vorhanden. In der präklinischen Notfallmedizin oder in Notaufnahmen existieren keine Erfahrungen mit diesen Substanzen. Loxapin sollte nur eingesetzt werden, wenn die Möglichkeiten einer Versorgung für einen (selten auftretenden) Bronchospasmus bestehen.

Die intravenöse Gabe von Haloperidol erfordert eine Monitorüberwachung und Beurteilung der QTc-Zeit (Harvey et al. 2004; Mackin 2008). Die intravenöse Gabe von Droperidol scheint nach neueren Studien dagegen die QTc-Zeit nur gering und nur in hohen Dosen zu beeinflussen (Calver et al. 2015b; Calver und Isbister 2014; Isbister et al. 2010). Unabhängig von der Monitorüberwachung ist für viele Psychopharmaka die regelmäßige Durchführung eines EKG zur Überprüfung von Veränderungen der QTc-Zeit erforderlich.

> Für die meisten Psychopharmaka ist die regelmäßige Durchführung eines EKG zur Überprüfung der Veränderung der QTc-Zeit erforderlich.

Ein medizierter und sedierter Patient muss angemessen überwacht werden (Überwachung von Atmung, Puls, Blutdruck, Vigilanz, Sauerstoffsättigung).

Zur Versorgung von Erregungszuständen im Rahmen von Intoxikationen und Entzugssymptomen siehe auch Abschn. 6.3, zur Behandlung von Erregungszuständen im Rahmen eines Delirs siehe Abschn. 6.2.

6.5.1 Präklinik

Ein stark erregter und ausschließlich mit physikalischen Mitteln fixierter, nicht medizierter Patient darf in einem Rettungswagen wegen der damit verbundenen Verletzungsgefahr nicht transportiert werden. Ein Krankentransportwagen ist für den Transport und die erforderliche Behandlung erregter Patienten wegen der räumlichen Enge nicht geeignet, der Transport muss mit einem Rettungswagen erfolgen. Nur in diesem ist im Zweifelsfall ein Zugriff auf den Patienten von allen Seiten möglich, auch mit der erforderlichen Zahl von 6 Einsatzkräften (z. B. Notarzt, 3 Rettungsassistenten, 2 Polizisten).

Maßnahmen und Therapie
Zunächst stehen die Maßnahmen der nicht-medikamentösen Krisenintervention und eine wenig invasive medikamentöse Behandlung im Vordergrund.

Als Medikamente werden folgende Substanzen empfohlen:

Benzodiazepine: Lorazepam (p.o., i.v.), Diazepam (i.v.), Midazolam (i.v., nur bei ausgeprägten Erregungszuständen), Haloperidol (i.v.) und Loxapin (inhalativ).

Die Gesamtdosierung richtet sich in erster Linie nach der Symptomatik und der Reaktion auf vorherige Gaben. Die Grenzwerte für die Dosierungen sind zu beachten.

6.5.2 Notaufnahme

Zur differentialdiagnostischen Abklärung der Ursachen eines Erregungszustandes soll in der Notaufnahme eine erweiterte Diagnostik zur Abklärung der möglichen Ursachen durchgeführt werden (Hewer und Rössler 2007; Nordstrom et al. 2012).

Maßnahmen und Therapie
Zunächst stehen die Maßnahmen der nicht-medikamentösen Krisenintervention und eine wenig invasive medikamentöse Behandlung im Vordergrund.

Bei schweren Erregungszuständen mit pharmakologischer Behandlung wird eine stationäre Behandlung entsprechend der Grunderkrankung empfohlen, bei bestehender Fremd- oder Eigengefährdung auch gegen den Willen des Patienten.

Als Medikamente werden folgende Substanzen empfohlen:

- *Benzodiazepine*: Lorazepam (p.o., i.v.), Diazepam (p.o., i.v.), Midazolam (i.v., nur bei ausgeprägten Erregungszuständen)
- *Antipsychotika*: Haloperidol (p.o., i.v.), Loxapin (inhalativ), Melperon oder Pipamperon (p.o. bei älteren Menschen),
- *sonstige Substanzen*: Promethazin (p.o., i.v.), Clonidin (p.o., s.c., i.v.)

Die Gesamtdosierung richtet sich in erster Linie nach der Symptomatik und der Reaktion auf vorherige Gaben. Die Grenzwerte für die Dosierungen sind zu beachten.

6.5.3 Psychiatrische Klinik

Tritt dem in einem Erregungszustand befindlichen Patienten eine große Zahl handlungsbereiter Mitarbeiter der Klinik gegenüber, führt diese auch im Erregungszustand oft als übermächtig wahrgenommene Gruppe häufig schon zur Beruhigung des Patienten, ohne dass es der erforderlichenfalls auch möglichen Anwendung unmittelbaren Zwanges (Fixierung) bedarf. Außerdem wirkt sich der schützende Rahmen einer geschlossenen Station häufig angstlösend und stressreduzierend aus, so dass Beruhigung eintreten kann (Canas 2007).

Maßnahmen und Therapie
Zunächst stehen die Maßnahmen der nicht-medikamentösen Krisenintervention im Vordergrund. Psychiatrisches Personal ist dafür in besonderer Weise geschult.

Als Medikamente werden folgende Substanzen empfohlen:

- *Benzodiazepine*: Lorazepam (Schmelztablette, i.v.), Diazepam (p.o., i.v.)
- *Antipsychotika*: Aripiprazol (p.o., i.m.), Haloperidol (p.o., i.m., i.v.), Loxapin (inhalativ), Olanzapin (p.o., i.m.), Risperidon (p.o.), Ziprasidon (p.o., i.m.) Zuclopenthixol (p.o., i.m.).

- *Niederpotente Antipsychotika*: Chlorprothixen, Levomepromazin, Prothipendyl, besonders bei älteren Menschen Melperon oder Pipamperon
- *sonstige Substanzen*: Promethazin (p.o.), Clonidin (p.o., s.c., i.v.)

Die Gesamtdosierung richtet sich in erster Linie nach der Symptomatik und der Reaktion auf vorherige Gaben. Die Grenzwerte für die Dosierungen sind zu beachten.

Eine i.m. Applikation sollte erst nach Bestimmung der Gerinnungsparameter durchgeführt werden.

6.6 Suizidalität

Diagnostik

Es gelten die in Kap. 4 (Diagnostik) dargelegten Grundsätze.

Im Mittelpunkt der Diagnostik steht das ärztliche Gespräch, für das ausreichend Zeit und Ruhe zur Verfügung stehen muss (Wolfersdorf 2002, 2008; Yoshimasu et al. 2008). Entscheidend ist die Einschätzung einer unmittelbar bevorstehenden Eigengefährdung und einer möglicherweise gleichzeitig bestehender Fremdgefährdung. Hierzu sind die Verhaltensbeobachtung und die Beurteilung, wie sehr sich der Patient auf ein Gespräch einlassen kann, von besonderer Bedeutung. Zur Beurteilung der Suizidalität oder zum Vorliegen von Risikofaktoren sollte nach Möglichkeit eine Fremdanamnese eingeholt werden. Suizidalität in der Anamnese, z. B. ein Suizidversuch in der Biographie oder ein Suizid in der Familie, erhöht das Risiko für einen Suizidversuch.

Hinweise auf eine erhöhte Suizidgefährdung und eine akut anzunehmende Suizidalität eines Menschen in der unmittelbaren diagnostischen Situation können zwar durch gesicherte Untersuchungsergebnisse, Wissen und klinische Erfahrung gewonnen werden. Dennoch bleibt die Beurteilung der individuellen und konkret-aktuellen Suizidalität eine schwierige diagnostische Aufgabe und muss eine Restunsicherheit akzeptieren (Simon und Hales 2012). Deshalb sollte die Beurteilung akuter Suizidalität durch einen Facharzt für Psychiatrie oder verwandter Fachrichtungen vorgenommen werden. Im Zweifelsfall ist die Sicherheit des Betroffenen über dessen Recht auf Freiheit stellen (z. B. durch eine Unterbringung nach den anzuwendenden Rechtsvorschriften).

Jede Suizidäußerung oder -ankündigung ist ernst zu nehmen. Suizidalität kann und muss offen angesprochen werden. Die Beurteilung der individuellen und konkret-aktuellen Suizidalität bleibt eine schwierige diagnostische Aufgabe und muss eine Restunsicherheit akzeptieren. Sie sollte durch einen Facharzt für Psychiatrie oder verwandter Fachrichtungen vorgenommen werden.

Suizidalität kann und muss offen angesprochen werden. Die Art und Weise dieser Ansprache sollte den Erlebniskontext des Suizidenten berücksichtigen und durch das durchführende Personal echt, authentisch und interessiert sein. Suizidalität kann nicht durch Ansprache induziert werden. Im Gegensatz reduziert die offene Ansprache in vielen Fällen Suizidalität.

Bei Patienten, die jeglichen Gesprächskontakt ablehnen, eine hohe Bagatellisierungstendenz haben und keine Motive für ihr suizidales Denken oder Handeln angeben, ist von erhöhter Suizidalität auszugehen. Diagnostische Hinweise für eine erhöhte Bereitschaft, auf einen Konflikt mit Suizidalität zu reagieren, sind negative kognitive Denkmuster. Hierzu zählen zum Beispiel (Wolfersdorf 2008):

- Negatives Selbstbild (die Annahme, wenig liebenswert, unzulänglich oder nichts wert zu sein)
- Negative Sicht der Umwelt und von Beziehungen zu anderen (die Annahme, das Leben sei ein endloser Kampf gegen zahlreiche Hindernisse, andere Menschen werden als bedrohlich wahrgenommen)
- Nihilistische Sicht auf die Zukunft (die Annahme, zukünftige Schwierigkeiten in der Zukunft nicht überwinden zu können),
- Pessimistisches oder selbstentwertendes Denken, z. B. Generalisieren („immer"- oder „nie"-Aussagen) oder Katastrophisieren (den schlimmstmöglichen Zustand erwarten)
- Kognitiv-emotionale Einengung (Unfähigkeit, verschiedene Perspektiven der Problembetrachtung einzunehmen oder alternative Lösungswege zu finden
- Perseveration (anhaltendes Kreisen um Themen wie Verlust, Einsamkeit, Nutzlosigkeit)

Als Ergänzung zur Abschätzung der Schwere von Suizidalität werden Fragebögen oder Checklisten diskutiert (Bryan und Rudd 2006). Sie können jedoch keine fachärztliche Untersuchung ersetzen und werden in ihrem Nutzen z. T. sehr kritisch beurteilt bzw. ihre Validität in Frage gestellt (Brown 2001). In der NICE-Guideline zu selbstverletzendem Verhalten wird deshalb vom Gebrauch von Skalen abgeraten (NICE 2011).

Folgende Fragebögen sind auf deutsch validiert:

- Beck Hopelessness Scale (King et al. 2009) (verfügbar unter: http://www.testzentrale. de/programm/skalen-zur-erfassung-von-hoffnungslosigkeit.html.   Zugegriffen   am 14.11.2016)
- Nurses' Global Assessment of Suicide Risk (NGASR) (Abderhalden et al. 2005)
- Suizidabsichtsskala zur rückwirkenden Beurteilung (nach bereits erfolgtem Suizidversuch) der Schwere eines Suizidversuchs (Pierce 1981)

Das Ergebnis einer Beurteilung von Suizidalität ist sorgfältig und vollständig zu dokumentieren.

Maßnahmen und Therapie

Jede Suizidankündigung ist ernst zu nehmen und zu hinterfragen, und jede suizidale Handlung erfordert eine Intervention (Appleby et al. 1999a; Simon und Hales 2012).

Die Interventionen hängen ab vom Ausmaß der Suizidalität. Aus pragmatischer Sicht können für die Notfallmedizin drei Stufen unterschieden werden (Flüchter et al. 2012; Goldney 2008; Hegerl und Fichter 2005; Wolfersdorf 2008):

Stufe 1:   Lebensüberdrussgedanken bzw. passive Todeswünsche
Stufe 2:   Konkrete, aktive Suizidgedanken, ohne bisherige Planungen
Stufe 3:   Imperative, aufdrängende Suizidgedanken oder konkrete Planungen oder Vorbereitungen für einen Suizidversuch

Bei der Beurteilung des Ausmaßes von Suizidalität müssen die individuell vorliegenden Risikofaktoren berücksichtigt werden (s. Abschn. 3.6).

Für die Behandlung von Suizidalität aller genannter Stufen existieren keine Ergebnisse aus Studien mit hohem Evidenzgrad. Im Vordergrund der Behandlung steht ein Gesprächsangebot im Sinne einer Krisenintervention. Eine bedeutsame Rolle nicht nur in der Diagnostik sondern auch Therapie akuter Suizidalität spielt die Beziehung zum Patienten. Als Grundprinzipien dieser Beziehung gelten:

- Akzeptanz von Suizidalität als Ausdruck seelischer Not
- Offenheit und Klarheit im Umgang mit Suizidalität
- Sichernde Fürsorge, also fürsorgliches Umgehen mit einem schutzbedürftigen Menschen

Es sollte zeitnah geprüft werden, ob ein Einbeziehen von Angehörigen oder Vertrauenspersonen sich vorteilhaft auf den Krankheitsverlauf und die weitere Versorgung auswirkt.

Akut suizidale Patienten (Stufen 2 und 3), die nicht in Diagnostik und Therapie einwilligen und die sich in einem krankheitsbedingt eingeschränkten Zustand der freien Willensbildung befinden, müssen zur Abwehr gesundheitlicher Schäden auch gegen ihren Willen untergebracht werden. Dazu finden die Rechtsvorschriften des Bundes (z. B. Betreuungsgesetz) und der Länder (Unterbringungsgesetze oder Psychisch Kranken Gesetze) Anwendung. Ein diagnostisches oder therapeutisches Vorgehen (inkl. Transport) auch gegen den Willen des Patienten ist möglich, und zwar im Sinne der Geschäftsführung ohne Auftrag (§ 677 BGB), bzw. ist straffrei im Rahmen des Rechtfertigenden Notstands (§ 34 StGB).

Liegt ein Suizidversuch vor, so sind vorrangig allgemein- oder intensivmedizinische oder chirurgische Interventionen zur Versorgung der Schädigung erforderlich. Möglichst früh danach sollte ein Gespräch aufgenommen werden, da suizidale Patienten unmittelbar nach dem Suizidversuch häufig ansprechbarer und offener sind. In diesem Gespräch sollen die Motive für die vorausgegangene suizidale Handlung und eine aktuell weiter bestehende Suizidalität erfragt werden.

Jede suizidale Handlung erfordert eine Intervention (z. B. kontinuierliche Überwachung, Entfernung von Materialien zur Eigen- und/oder Fremdschädigung).

Wer keine Hilfe leistet, nachdem der Suizident die Tatherrschaft verloren hat (z. B. weil er bewusstlos ist), macht sich eines Vergehens wegen unterlassener Hilfeleistung nach § 323c StGB schuldig.

Die störungsspezifische Behandlung ist Aufgabe der Psychiatrie. Nach einer Akutintervention durch notfallmedizinisches Personal sollte ein psychiatrisches Konsil durchgeführt werden. Die Diagnostik und Therapie der Grunderkrankung sollten so bald wie möglich begonnen werden. Bei anhaltender Suizidalität sollte eine antisuizidal wirksame Therapie eingeleitet werden.

Nicht-pharmakologische Maßnahmen
Eine wesentliche Bedingung zur unmittelbaren Suizidprävention ist die Aufnahme einer Beziehung des Ersthelfers zum Suizidenten. Dies setzt keine spezifische Therapietechnik, sondern ehrliche, respektvolle und ernsthafte menschliche Zuwendung, Offenheit, Ermutigung ohne Bagatellisierung und ein Mindestmaß an Beziehungs- und Empathiefähigkeit beim Helfer oder Therapeuten voraus. Wünsche und Erwartungen des Suizidenten sollten zunächst akzeptiert werden. Vorwürfe und pauschalisierende oder abwertende Äußerungen sowie (falsche) Versprechungen müssen unterbleiben (Goldney 2008; Hegerl und Fichter 2005; Wolfersdorf 2008).

Suizidspezifische psychotherapeutische Methoden oder Techniken gibt es nicht. Die Akutintervention dient neben der diagnostischen und Risikoeinschätzung der Entlastung, Stützung und Führung mit dem Ziel der Verringerung von Hoffnungs- und Hilflosigkeit, der Lösung aus der kognitiven und emotionalen Einengung sowie der Einleitung der Behandlung einer psychiatrischen Grunderkrankung.

Eine Intervention bei Suizidalität sollte auf den Grundlagen des aktiven, wertschätzenden Zuhörens beruhen und die folgenden Bestandteile beinhalten:
- Akzeptanz: Gute (empathische) therapeutische Beziehung
- Offenheit: Auch und besonders bezogen auf die Suizidalität
- Zeit gewinnen: Patient in Dialog einbinden, Aussprachemöglichkeit anbieten
- Analyse: Der sozialen und psychologischen Situation
- Einordnung: Z. B. Appell, Zäsur, Todeswunsch
- Einbeziehen: Vertraute oder Bezugspersonen
- Wiederherstellung: Sozialer Beziehungen und Bindungen
- Antisuizidpakt: Versprechen des Betroffenen, aktuell keinen Suizid zu begehen, den therapeutischen Kontakt vor dem Suizid wahrzunehmen
- Therapie: Psychischer oder somatischer Grunderkrankung(en)
- Prävention: Bezüglich Suizid auslösender Konflikte und Situationen oder Suizidmittel

Ein Antisuizidpakt beinhaltet eine freiwillige aber verlässliche Selbstverpflichtung, welche der Sicherheit des Patienten und anderer dient und welche die Eigenverantwortung des Patienten unterstützt. Für einen bestimmten Zeitraum verpflichtet sich der Patient am Leben zu bleiben und, wenn möglich, Möglichkeit an Alternativen und Perspektiven zu arbeiten. In einem Notfallplan sollen bestimmte Verhaltensweisen bei Eintritt einer kritischen Situation vereinbart werden.

> Entscheidend für den weiteren Verlauf nach einem Suizidversuch ist die Aufnahme einer Beziehung mit dem Patienten durch den Ersthelfer. Ein Antisuizidpakt beinhaltet eine freiwillige aber verlässliche Selbstverpflichtung des Patienten.

Ein weiterer Bestandteil des Gesprächs ist die zukünftige Therapieplanung. Diese beinhaltet die Vermittlung störungsspezifischer ambulanter Therapieangebote und Beratungsstellen. Informationen über Suizidpräventionsprogramme und (Internet-) Adressen mit Inhalten zu Suizidalität und Suizid finden sich u. a. unter:

- www.suizidprophylaxe.de
- www.suizidpraevention-deutschland.de/Download/suizidpraevention_2009.pdf
- www.sn.schule.de/~Schulpsychologie/Suizidprävention.pdf
- www.buendnis-depression.de
- www.deutsche-depressionshilfe.de
- www.who.int/topics/suicide
- www.who.int/mip2001/files/1958/SuicidePrevention.pdf

Pharmakologische Maßnahmen

Vor der Einleitung pharmakologischer Maßnahmen sind die Möglichkeiten der nicht-pharmakologischen Krisenintervention anzuwenden.

Die Ziele einer pharmakologischen Intervention bei akuter Suizidalität in der Notfallsituation sind eine Lösung von Angst und Spannung und eine Reduktion des Handlungsdrucks. Hierzu eignen sich vor allem Benzodiazepine (z. B. Lorazepam, Diazepam) und auch andere sofort wirksame, angst- und spannungslösende Medikamente wie Promethazin. Bei Vorliegen psychotischer Symptome empfiehlt sich die Kombination mit einem Antipsychotikum (z. B. Haloperidol).

> Vor der Einleitung pharmakologischer Maßnahmen sind die Möglichkeiten der nicht-pharmakologischen Krisenintervention anzuwenden. Bei gegebener Indikation eignen sich vor allem Benzodiazepine zur Therapie von Angst und Anspannung. Bei Vorliegen psychotischer Symptome empfiehlt sich die Kombination mit einem Antipsychotikum.

6.6.1 Präklinik

Suizidalität vermindert sich meist allein durch die Anwesenheit eines Arztes oder von Rettungskräften oder ihr Ausmaß wird in deren Anwesenheit bagatellisiert. Sie kann bei nur ambulanter Behandlung nach Beendigung des Einsatzes wieder rasch exazerbieren.

Der Notarzt sollte bei akuter Suizidalität oder stattgefundenem Suizidversuch vor Ort nach vorbereitenden Planungen oder Maßnahmen (z. B. Abschiedsbrief, leere Medikamentenschachteln, Waffen, Strick) suchen.

Maßnahmen und Therapie

Bei akuter Suizidalität muss eine kontinuierliche personelle Überwachung gewährleistet sein. Gegenstände, mit denen sich der Patient schädigen oder suizidieren kann, müssen entfernt werden.

Vor Einleitung von Maßnahmen müssen die Möglichkeiten der Motivation zur Zustimmung zur Behandlung ausgeschöpft werden. Bei der Abwägung der Dauer einer Krisenintervention ist die Verfügbarkeit des Arztes im Notarztdienst zu berücksichtigen.

Patienten mit passiven Todeswünschen oder Lebensüberdrussgedanken (Stufe 1) sollte ein Transport in eine geeignete Einrichtung zur Diagnostik und Therapie angeboten werden. Bei Ablehnung dieses Angebots liegt aber keine Voraussetzung für Maßnahmen gegen den Willen des Patienten vor. In diesem Fall muss bedacht werden, dass auch wenn Notarzt und Rettungsdienstpersonal eine gute Beziehung zum Patienten aufbauen können, der Patient bei nur ambulanter Behandlung in einer ambivalenten Situation zwischen Selbstzerstörung und Hilferuf verbleibt. Deshalb sollten konkrete und verbindliche Maßnahmen einer Weiterbehandlung und bei Zunahme der Suizidgedanken vereinbart werden (Notfallplan).

Jeder Patient nach Suizidversuch muss zur Diagnostik und Therapie auch gegen seinen Willen in eine Notaufnahme oder Klinik gebracht werden. Bei akut suizidalen Patienten der Stufen 2 und 3 sollte auch nach Krisenintervention und Deeskalation ein Transport in eine geeignete stationäre Einrichtung zur Durchführung einer Diagnostik und ggf. Therapie erfolgen. Bei Maßnahmen gegen den Willen des Patienten müssen die erforderlichen juristischen Schritte eingeleitet werden. Es ist frühzeitig zu prüfen, in wie weit Polizei, Ordnungsbehörden oder andere Kräfte angefordert werden müssen.

> Jeder Patient nach Suizidversuch muss zur Diagnostik und Therapie auch gegen seinen Willen in eine Notaufnahme oder Klinik gebracht werden.

Zur Pharmakotherapie eigenen sich vor allem Lorazepam (1–2,5 mg p.o. oder i.v.), Diazepam (5–10 mg p.o., i.v.). Alternativ kann Promethazin (50–100 mg p.o., i.v.) eingesetzt werden. Bei Suizidalität im Gefolge psychotischer Störungen sollte initial mit Haloperidol (2,5–10 mg p.o., i.v.) kombiniert werden.

6.6.2 Notaufnahme

Suizidalität vermindert sich meist allein durch die Anwesenheit eines Arztes oder von Mitarbeitern des Pflegedienstes oder ihr Ausmaß wird bagatellisiert. Sie kann bei nur ambulanter Behandlung wieder rasch exazerbieren.

In der Notaufnahme soll eine fachspezifische Diagnostik und Beurteilung der Suizidalität durch ein psychiatrisches Konsil durch einen Facharzt erfolgen. Diese hat vordringlich die Einschätzung der Eigengefährdung und ggf. die Entscheidung über eine stationäre psychiatrische Behandlung zur Aufgabe.

Maßnahmen und Therapie

Bei akuter Suizidalität muss eine kontinuierliche personelle Überwachung gewährleistet sein. Gegenstände, mit denen sich der Patient schädigen oder suizidieren kann, müssen entfernt werden.

Vor Einleitung von Maßnahmen müssen die Möglichkeiten der Motivation zur Zustimmung zur Behandlung ausgeschöpft werden.

Patienten mit passiven Todeswünschen oder Lebensüberdrussgedanken (Stufe 1) sollte eine stationär psychiatrische Aufnahme angeboten werden. Alternativ sollten konkrete und verbindliche Maßnahmen einer Weiterbehandlung und bei Zunahme der Suizidgedanken vereinbart werden. Bei Ablehnung dieses Angebots liegt aber keine Voraussetzung für Maßnahmen gegen den Willen des Patienten vor.

Jeder Patient nach Suizidversuch muss zur Diagnostik und Therapie auch gegen seinen Willen stationär psychiatrisch behandelt werden. Akut suizidale Patienten der Stufen 2 und 3 sollten im Rahmen eines psychiatrischen Konsils untersucht werden, um die Notwendigkeit einer stationär psychiatrischen Behandlung auch gegen ihren Willen festzustellen. Bei Maßnahmen gegen den Willen des Patienten müssen die erforderlichen juristischen Schritte eingeleitet werden. Es ist frühzeitig zu prüfen, in wie weit Polizei, Ordnungsbehörden oder andere Kräfte angefordert werden müssen.

Zur Pharmakotherapie eigenen sich vor allem Lorazepam (1–2,5 mg p.o. oder i.v.), Diazepam (5–10 mg p.o., i.v.). Alternativ kann Promethazin (50–100 mg p.o., i.v.) eingesetzt werden. Bei Suizidalität im Gefolge psychotischer Störungen sollte initial mit Haloperidol (2,5–10 mg p.o., i.v.) kombiniert werden.

6.6.3 Psychiatrische Klinik

In der psychiatrischen Klinik soll eine fachspezifische Diagnostik und Beurteilung der Suizidalität erfolgen. Diese hat vordringlich die Einschätzung der Eigengefährdung und die Entscheidung über eine stationäre psychiatrische Behandlung auch gegen den Willen des Patienten zur Aufgabe.

Die Diagnosestellung und Behandlung der Grunderkrankung sollte unverzüglich erfolgen.

Maßnahmen und Therapie

Bei akuter Suizidalität muss eine kontinuierliche personelle Überwachung gewährleistet sein. Gegenstände, mit denen sich der Patient schädigen oder suizidieren kann, müssen entfernt werden. Fixierungen sollen vermieden und nur absoluten Ausnahmefällen vorbehalten bleiben, in denen auch keine 1:1 Betreuung ausreichend ist.

Vor Einleitung von Maßnahmen gegen den Willen des Patienten müssen die Möglichkeiten der Motivation zur Zustimmung zur Behandlung ausgeschöpft werden.

Patienten nach Suizidversuch und akut suizidale Patienten der Stufe 3 müssen zur Diagnostik und Therapie im Zweifelsfall auch gegen ihren Willen in eine psychiatrische Klinik eingewiesen werden, wenn eine Erkrankung vorliegt, die die freie Willensbildung beeinträchtigt oder aufhebt. Akut suizidale Patienten der Stufe 1 und 2 müssen untersucht werden, um die Notwendigkeit einer stationär psychiatrischen Behandlung auch gegen ihren Willen festzustellen. Es ist frühzeitig zu prüfen, in wie weit Polizei, Ordnungsbehörden oder andere Kräfte angefordert werden müssen. Bei Maßnahmen gegen den Willen des Patienten müssen die erforderlichen juristischen Schritte eingeleitet werden.

Zur Pharmakotherapie eigenen sich vor allem Lorazepam (1–2,5 mg p.o. oder i.v.), Diazepam (5–10 mg p.o., i.v.). Alternativ kann Promethazin (50–100 mg p.o., i.v.) eingesetzt werden. Bei Suizidalität im Gefolge psychotischer Störungen sollte initial mit Haloperidol (2,5–10 mg p.o., i.v.) kombiniert werden.

Patienten mit rezidivierenden suizidalen Krisen im Rahmen psychiatrischer Erkrankungen sollten über suizidprophylaktische Möglichkeiten aufgeklärt werden. Lithium besitzt einen gut belegten antisuizidalen Effekt bei rezidivierenden affektiven Störungen (Baldessarini et al. 1999). Clozapin führt zu einer deutlich geringeren Suizidrate bei schizophrenen Patienten (Meltzer et al. 2003). Eine spezifische antisuizidale Wirkung anderer Antipsychotika ist nicht belegt.

6.7   Paranoid-halluzinatorische Syndrome

Diagnostik

Es gelten die in Kap. 4 (Diagnostik) dargelegten Grundsätze. Aufgrund möglicher organischer Ursachen ist eine genaue körperliche und neurologische Untersuchung durchzuführen. Bei auffälliger neurologischer Symptomatik sollte eine intensivierte Diagnostik veranlasst bzw. durchgeführt werden (z. B. CCT oder MRT des Schädels, EEG, Liquorpunktion).

Die Verhaltensbeobachtung ist von besonderer Bedeutung, z. B. lauschen manche Patienten auf Stimmen, die sie hören, oder folgen mit Augen Lebewesen, die sie sehen. Paranoid-halluzinatorische Patienten sind in der Notfallsituation oft erregt, unruhig und angespannt oder der Realitätsbezug und die Steuerungsfähigkeit sind eingeschränkt. Mit spontanen und unerwarteten Fehlhandlungen muss gerechnet werden. Personal, das an der Versorgung beteiligt ist, kann sowohl als Helfer als auch als Bedrohung empfunden werden. Ein unsicherer, von den eigenen Ängsten oder aggressiven Gegenübertagungen geprägter Kommunikationsstil des Personals führt in der Regel zu einer Eskalation der Situation und erschwert im Verlauf weitere diagnostische und therapeutische Schritte. Unter Umständen müssen vor einer Diagnostik und spezifischen Therapie symptomatische Maßnahmen zur Deeskalierung erfolgen (s. Abschn. 5.5 und 6.5).

Paranoid-halluzinatorisches Erleben schließt auch im Notfall nicht von vornherein eine Absprachefähigkeit aus. Die Erhebung einer Anamnese (inklusive der Erfassung verordneter Medikamente oder psychotroper Substanzen) und nach Möglichkeit einer Fremdanamnese sowie die körperlich-neurologische und psychiatrische Befunderhebung sollten aber in Art und Ausmaß das Risiko einer möglichen Verstärkung einer erregt-agitierten oder ängstlich-angespannten Symptomatik, die Bündnisfähigkeit des Patienten und das Ausmaß einer Beruhigung nach Einleitung deeskalierender Maßnahmen berücksichtigen. Nicht eingeholte Informationen oder nicht durchgeführte Untersuchungen müssen nach erfolgter Stabilisierung später abgefragt oder nachgeholt werden (Stowell et al. 2012).

Im Vordergrund der Diagnostik steht die Abschätzung von Eigen- oder Fremdgefährdung.

Die unkritische Bewertung körperlicher Symptome psychotischer Patienten als wahnhaft kann zum Übersehen relevanter körperlicher Erkrankungen führen. Patienten mit chronischen Psychosen nehmen seltener Leistungen des Gesundheitssystems in Anspruch. Daher besteht bei ihnen eine erhöhte somatische Morbidität und Mortalität (Harris und Barraclough 1998).

Die Patienten sollten bis zum Ausschluss einer schweren organischen Erkrankung nach Möglichkeit medizinisch überwacht werden (Überwachung von Atmung, Puls, Blutdruck, Vigilanz, Sauerstoffsättigung).

Maßnahmen und Therapie

Im Vordergrund eines Notfalls mit paranoid-halluzinatorischem Syndrom steht die Behandlung von Erregung, Anspannung, Unruhe und Angst (s. Abschn. 6.4 und 6.5). Diese sollen unverzüglich, effektiv und so wenig invasiv wie möglich behandelt werden. Bei bekannter Grunderkrankung (z. B. Delir, Manie) sollte die Therapie entsprechend der dort benannten Empfehlungen (s. Abschn. 6.2 und 6.8) erfolgen.

Die Therapie ist davon abhängig, wie gut ein therapeutisches Bündnis mit einem Menschen hergestellt werden kann, dessen Erleben paranoid-halluzinatorisch beeinträchtigt ist. Vor Einleitung von Maßnahmen gegen den Willen des Patienten müssen die Möglichkeiten der Motivation zur Zustimmung zur Behandlung ausgeschöpft werden.

Alle Maßnahmen sollten in einer möglichst reizarmen Umgebung getroffen werden. Die Kommunikation sollte empathisch aber klar und strukturierend sein und die Bedürfnisse der Patienten berücksichtigen.

Das Risiko für aggressives oder selbstschädigendes Verhalten soll so gering wie möglich gehalten werden. Im Vordergrund aller Maßnahmen steht der Schutz des Personals und des Patienten (Hewer und Rössler 2007; Pajonk und D'Amelio 2008; Pajonk und Messer 2009). Es ist frühzeitig zu prüfen, in wie weit Polizei, Ordnungsbehörden oder andere Kräfte angefordert werden müssen.

Nicht-medikamentöse Strategien

Im Vordergrund stehen Maßnahmen zur Deeskalation und Krisenintervention. Es sollen alle Maßnahmen durchgeführt werden, um die Zustimmung und Mitarbeit des Patienten beim diagnostischen und therapeutischen Vorgehen zu gewinnen. (s. Abschn. 5.2 und 5.4).

Es hat sich bewährt, soweit wie möglich auf paranoid-halluzinatorisches Erleben einzugehen und innerhalb des Wahnsystems der Patienten zu denken und zu handeln. Widerspruch führt eher zum Gefühl des Nichtverstandenwerdens und kann in einer Ablehnung therapeutischer Maßnahmen resultieren. Die Anwendung von Maßnahmen gegen den Willen des Patienten gefährdet den ohnehin erschwerten Aufbau eines therapeutischen Bündnisses (Pajonk und D'Amelio 2007).

> In der Notfallsituation, insbesondere bei gespannten oder agitierten Patienten, hat es sich bewährt, auf das Erleben des Patienten einzugehen und zunächst nicht zu widersprechen.

Das diagnostische und therapeutische Vorgehen sollte immer und wiederholt erläutert werden. Maßnahmen gegen den Willen des Patienten (z. B. Fixierungen) können speziell vor dem Hintergrund paranoid-halluzinatorischen Erlebens traumatisierend sein und sollten nur in begründeten Ausnahmefällen zur Anwendung kommen (Naumann et al. 2012) und sollten so kurz wie möglich und so wenig invasiv wie möglich durchgeführt werden (Knox und Holloman 2012). Fixierte Patienten erfordern eine engmaschige Überwachung (s. Abschn. 5.5).

Pharmakotherapie

Es gelten die in Abschn. 5.3 genannten Grundlagen.

Die Ziele einer pharmakologischen Intervention bei paranoid-halluzinatorischen Syndromen in der Notfallsituation sind eine Lösung von Angst und Anspannung und eine Reduktion des Leidensdrucks.

Bei psychotischen Symptomen im Notfall empfiehlt sich eine Kombinationstherapie eines Antipsychotikums mit einem Benzodiazepin (Naumann et al. 2012; Wolf et al. 2013). Die Wahl der Substanz hängt von ihrer Verfügbarkeit in der Versorgungssituation ab.

Patienten, die parenteral mit Antipsychotika oder Benzodiazepinen behandelt worden sind, erfordern eine engmaschige Überwachung (s. Abschn. 5.5).

Ist das paranoid-halluzinatorische Syndrom pharmakologisch induziert, so muss die verursachende Substanz abgesetzt werden.

> Bei paranoid-halluzinatorischen Syndromen wird im Notfall medikamentös eine Kombinationsbehandlung aus Benzodiazepin und Antipsychotikum empfohlen.

6.7.1 Präklinik

Entscheidend ist das Erkennen paranoid-halluzinatorischer Störungen. Eine Diagnose muss nicht ätiologisch aber syndromal gestellt werden. Mögliche unerwartete Fehlhandlungen paranoid-halluzinatorischer Patienten erfordern eine erhöhte Aufmerksamkeit.

Maßnahmen und Therapie

Patienten mit paranoid-halluzinatorischen Syndromen sollte ein Transport in eine geeignete Einrichtung zur Diagnostik und Therapie angeboten werden. Bei Ablehnung dieses Angebots liegt aber noch keine Voraussetzung für Maßnahmen gegen den Willen des Patienten vor. Diese besteht nur bei Vorliegen einer Eigen- oder Fremdgefährdung. Bei Maßnahmen gegen den Willen des Patienten müssen die erforderlichen juristischen Schritte eingeleitet werden. Es ist frühzeitig zu prüfen, in wie weit Polizei, Ordnungsbehörden oder andere Kräfte angefordert werden müssen. Gegebenenfalls sind die Vorgehensweisen bei Erregung (6.5.) oder Suizidalität (6.6.) anzuwenden.

Medikamentös sollten Antipsychotika (Haloperidol 3–5 mg i.v.) allein oder in Kombination mit Lorazepam (1–2,5 mg i.v.) oder Diazepam (5–10 mg i.v.) verabreicht werden.

6.7.2 Notaufnahme

Die meisten Patienten, die sich aufgrund einer Schizophrenie in der Notaufnahme vorstellen, sind oder waren deswegen vorbehandelt und kennen die Diagnose und die Möglichkeiten der Behandlung (Tonn et al. 2008).

Paranoid-halluzinatorische Syndrome unklarer Genese erfordern eine ausführliche körperliche und neurologische Diagnostik. Bei auffälliger neurologischer Symptomatik sollte eine intensivierte Diagnostik veranlasst bzw. durchgeführt werden (z. B. CCT oder MRT des Schädels, EEG, Liquorpunktion). Entscheidend ist das Erkennen somatischer Ursachen für die Symptomatik. Eine psychiatrische Diagnose muss nicht ätiologisch gestellt werden.

Maßnahmen und Therapie

In der Notaufnahme soll eine fachspezifische Diagnostik und Beurteilung einer möglichen Eigen- oder Fremdgefährdung durch ein psychiatrisches Konsil durch einen Facharzt erfolgen. Diese hat auch die Entscheidung über eine notwendige stationäre psychiatrische Behandlung zur Aufgabe.

Nur bei Vorliegen einer Eigen- oder Fremdgefährdung besteht eine zwingende Indikation zur stationären Aufnahme gegen den Willen des Patienten. Bei Maßnahmen gegen den Willen des Patienten müssen die erforderlichen juristischen Schritte eingeleitet werden. Es ist frühzeitig zu prüfen, in wie weit Polizei, Ordnungsbehörden oder andere Kräfte angefordert werden müssen. Gegebenenfalls sind die Vorgehensweisen bei Erregung (6.5.) oder Suizidalität (6.6.) anzuwenden.

Medikamentös sollten Antipsychotika (Haloperidol 3–5 mg p.o., i.v.) allein oder in Kombination mit Lorazepam (1–2,5 mg p.o., i.v.) oder Diazepam (5–10 mg p.o., i.v.) verabreicht werden.

6.7.3 Psychiatrische Klinik

Nur bei Vorliegen einer Eigen- oder Fremdgefährdung besteht eine zwingende Indikation zur stationären Aufnahme gegen den Willen des Patienten. Die Diagnostik sollte komplettiert werden. Die Diagnosestellung und Behandlung der Grunderkrankung sollten unverzüglich erfolgen.

Patienten mit rezidivierenden psychotischen Erkrankungen wie z. B. Schizophrenien sind durchaus erfahren in der Behandlung ihrer Erkrankung. Daher sollte auf ihre Bedürfnisse Rücksicht genommen und ihre Vorerfahrungen bei der Entscheidung für eine andere Behandlungsoption berücksichtigt werden.

Maßnahmen und Therapie

Medikamentös sollten Antipsychotika (nach Möglichkeit p.o.) allein oder in Kombination mit Lorazepam (1–2,5 mg p.o.) oder Diazepam (5–10 mg p.o.) verabreicht werden. Es existieren keine Studien, die einen Vorteil von niederpotenten Antipsychotika gegenüber Benzodiazepinen in der Kombinationstherapie psychotischer Störungen zeigen. Dennoch besteht mit ihnen vielfach eine langjährige klinische Erfahrung.

Einer nicht-invasiven Applikation von Psychopharmaka ist der Vorzug zu geben.

Zur Behandlung akuter Psychosen stehen mittlerweile eine Vielzahl von Antipsychotika zur Verfügung. Eine Metaanalyse zur Akutbehandlung der Schizophrenie wies auf eine unterschiedliche Wirksamkeit und Verträglichkeit dieser Substanzen hin. Die Wirksamkeit war für Clozapin (nicht als Notfallmedikament geeignet) Amisulprid, Olanzapin und Risperidon am besten (Leucht et al. 2013; Stowell et al. 2012). Die neuen Antipsychotika sind jedoch nicht für die Behandlung paranoid-halluzinatorischer Störungen anderer Ursachen zugelassen.

Gegebenenfalls sind die Vorgehensweisen bei Erregung (6.5.) oder Suizidalität (6.6.) anzuwenden.

Bei Maßnahmen gegen den Willen des Patienten müssen die erforderlichen juristischen Schritte eingeleitet werden. Fixierungen sollen vermieden und nur absoluten Ausnahmefällen vorbehalten bleiben, in denen auch keine 1:1 Betreuung ausreichend ist.

6.8 Maniforme Syndrome

Diagnostik

Es gelten die in Kap. 4 (Diagnostik) dargelegten Grundsätze. Aufgrund möglicher organischer Ursachen ist eine genaue körperliche und neurologische Untersuchung durchzuführen. Bei auffälliger neurologischer Symptomatik sollte eine intensivierte Diagnostik veranlasst bzw. durchgeführt werden (z. B. CCT oder MRT des Schädels, EEG, Liquorpunktion).

Wegen der häufig hohen Dynamik des manischen Syndroms sind differenzierte diagnostische Maßnahmen in der Akutsituation kaum möglich, so dass versucht werden sollte, durch besonnene verbale Intervention eine Eskalation der Situation zu verhindern und die Motivation des Patienten für eine freiwillige Diagnostik und Therapie zu fördern.

Die Verhaltensbeobachtung ist von besonderer Bedeutung. Es ist mit spontanen und unerwarteten Fehlhandlungen zu rechnen. Manische Patienten sind in der Notfallsituation oft erregt, unruhig und angespannt oder der Realitätsbezug und die Steuerungsfähigkeit sind eingeschränkt. Häufig gelingt es ihnen leicht, andere zu provozieren. Mit verworrenen Patienten ist unter Umständen keine zielgerichtete Kommunikation möglich. Personal, das an der Versorgung beteiligt ist, wird in der Regel als Einschränkung der persönlichen Freiheit verstanden oder als Bedrohung empfunden. Speziell bei manischen Patienten muss der Kontakt daher sachlich sein und Grenzen klar aber mit einer gewissen Großzügigkeit setzen. Ein unsicherer, von den eigenen Ängsten oder aggressiven Gegenübertagungen geprägter Kommunikationsstil des Personals führt in der Regel zu einer Eskalation der Situation und erschwert im Verlauf weitere diagnostische und therapeutische Schritte. Unter Umständen müssen vor einer Diagnostik und spezifischen Therapie symptomatische Maßnahmen zur Deeskalierung erfolgen (s. Abschn. 5.5 und 6.5).

Eine Manie schließt auch im Notfall nicht von vornherein eine Absprachefähigkeit aus. Die Erhebung einer Anamnese (inklusive der Erfassung verordneter Medikamente oder psychotroper Substanzen) und nach Möglichkeit einer Fremdanamnese sowie die körperlich-neurologische und psychiatrische Befunderhebung sollten aber in Art und Ausmaß das Risiko einer möglichen Verstärkung einer erregt-agitierten Symptomatik, die Bündnisfähigkeit des Patienten und das Ausmaß einer Beruhigung nach Einleitung deeskalierender Maßnahmen berücksichtigen. Nicht eingeholte Informationen oder nicht durchgeführte Untersuchungen müssen nach erfolgter Stabilisierung später abgefragt oder nachgeholt werden (Stowell et al. 2012).

Im Vordergrund der Diagnostik steht die Abschätzung von Eigen- oder Fremdgefährdung.

Die unkritische Bewertung körperlicher Symptome manischer Patienten kann zum Übersehen relevanter körperlicher Erkrankungen führen. Bipolare Patienten nehmen seltener Leistungen des Gesundheitssystems in Anspruch. Daher besteht bei ihnen eine erhöhte somatische Morbidität und Mortalität (Harris und Barraclough 1998).

Die Patienten sollten bis zum Ausschluss einer schweren organischen Erkrankung nach Möglichkeit medizinisch überwacht werden (Überwachung von Atmung, Puls, Blutdruck, Vigilanz, Sauerstoffsättigung).

Maßnahmen und Therapie

> Im Vordergrund eines Notfalls mit einem manischen Syndrom steht die Behandlung von Erregung, Anspannung und Unruhe. Diese sollen unverzüglich, effektiv und so wenig invasiv wie möglich behandelt werden.

Die Therapie ist davon abhängig, wie gut ein therapeutisches Bündnis mit einem manischen Patienten hergestellt werden kann. Bei fehlender Krankheitseinsicht ist nicht mit einer Behandlungsbereitschaft zu rechnen, so dass therapeutische Maßnahmen in der Regel abgelehnt werden. Alle Maßnahmen sollten in einer möglichst reizarmen Umgebung getroffen werden. Die Kommunikation sollte empathisch aber klar und strukturierend sein und die Bedürfnisse der Patienten berücksichtigen. Vor Einleitung von Maßnahmen gegen den Willen des Patienten müssen die Möglichkeiten der Motivation zur Zustimmung zur Behandlung ausgeschöpft werden.

Bei Maßnahmen gegen den Willen des Patienten müssen die erforderlichen juristischen Schritte eingeleitet werden. Es ist frühzeitig zu prüfen, in wie weit Polizei, Ordnungsbehörden oder andere Kräfte angefordert werden müssen. Gegebenenfalls sind die Vorgehensweisen bei Erregung (6.5.) oder Suizidalität (6.6.) anzuwenden.

Das Risiko für aggressives oder selbstschädigendes Verhalten soll so gering wie möglich gehalten werden. Im Vordergrund aller Maßnahmen steht der Schutz des Personals und des Patienten (Hewer und Rössler 2007; Pajonk und D'Amelio 2008; Pajonk und Messer 2009). Es ist frühzeitig zu prüfen, in wie weit Polizei, Ordnungsbehörden oder andere Kräfte angefordert werden müssen. Grundsätzlich ist die Verhältnismäßigkeit der Maßnahmen im Kontext gesetzlicher Rahmenbedingungen zu beachten.

Nicht-medikamentöse Strategien

Im Vordergrund stehen Maßnahmen zur Deeskalation und Krisenintervention. Das diagnostische und therapeutische Vorgehen sollte immer und wiederholt erläutert werden, und es sollten alle Möglichkeiten gefunden werden, um die Zustimmung und Mitarbeit des Patienten hierzu zu gewinnen. (s. Abschn. 5.2 und 5.4). Die Anwendung von Maßnahmen gegen den Willen des Patienten gefährdet den ohnehin erschwerten Aufbau eines therapeutischen Bündnisses (Pajonk und D'Amelio 2007).

Maßnahmen gegen den Willen des Patienten (z. B. Fixierungen) können traumatisierend sein und sollten nur in begründeten Ausnahmefällen zur Anwendung kommen (Naumann et al. 2012) und so kurz wie möglich und so wenig invasiv wie möglich durchgeführt werden (Knox und Holloman 2012). Fixierte Patienten erfordern eine engmaschige Überwachung (s. Abschn. 5.5).

Pharmakotherapie

Es gelten die in Abschn. 5.3 genannten Grundlagen.

Das Ziel einer pharmakologischen Intervention bei manischen Syndromen in der Notfallsituation ist eine Reduktion von Anspannung und psychomotorischer Unruhe.

Bei einem manischen Syndrom empfiehlt sich im Notfall eine Kombinationstherapie eines Antipsychotikums mit einem Benzodiazepin (Naumann et al. 2012; Wolf et al. 2013).

> Bei manischen Syndromen wird im Notfall medikamentös eine Kombinationsbehandlung aus Benzodiazepin und Antipsychotikum empfohlen.

Die Wahl der Substanz hängt von ihrer Verfügbarkeit in der Versorgungssituation ab. Da bei Patienten mit affektiven Störungen vermutlich ein erhöhtes Risiko für die Entwicklung extrapyramidalmotorischer Störungen besteht (Gao et al. 2008), sollte nur in Ausnahmefällen im prästationären Setting auf konventionelle Antipsychotika, z. B. Haloperidol, zurückgegriffen werden (Cavazzoni et al. 2006; Correll et al. 2004; Kane 2004).

Patienten, die parenteral mit Antipsychotika oder Benzodiazepinen behandelt worden sind, erfordern eine engmaschige (Monitor-) Überwachung (s. Abschn. 5.5).

Ist das manische Syndrom pharmakologisch induziert, so muss die verursachende Substanz abgesetzt werden.

6.8.1 Präklinik

Entscheidend ist das Erkennen eines manischen Syndroms. Eine Diagnose muss nicht ätiologisch aber syndromal gestellt werden. Mögliche unerwartete Fehlhandlungen manischer Patienten erfordern eine erhöhte Aufmerksamkeit. Es ist mit erhöhtem Zeitaufwand zu rechnen.

Maßnahmen und Therapie

Patienten mit manischen Syndromen sollte ein Transport in eine geeignete Einrichtung zur Diagnostik und Therapie angeboten werden. Bei Ablehnung dieses Angebots liegt aber noch keine Voraussetzung für Maßnahmen gegen den Willen des Patienten vor. Diese besteht nur bei Vorliegen einer Eigen- oder Fremdgefährdung.

Medikamentös sollten primär Lorazepam (1–2,5 mg i.m, i.v.) oder Diazepam (5–10 mg i.m., i.v.), im Bedarfsfall auch in Kombination mit einem Antipsychotikum (z. B. Haloperidol 5–10 mg i.m., i.v.) verabreicht werden.

6.8.2 Notaufnahme

Viele Patienten, die sich aufgrund einer Manie im Rahmen einer bipolaren Störung in der Notaufnahme vorstellen, sind oder waren deswegen vorbehandelt und kennen die Diagnose und die Möglichkeiten der Behandlung.

Manische Syndrome unklarer Genese erfordern eine ausführliche körperliche und neurologische Diagnostik. Bei auffälliger neurologischer Symptomatik sollte wenn möglich eine intensivierte Diagnostik veranlasst bzw. durchgeführt werden (z. B. CCT oder MRT des Schädels, EEG, Liquorpunktion). Entscheidend ist das Erkennen somatischer Ursachen für die Symptomatik. Eine psychiatrische Diagnose muss nicht ätiologisch gestellt werden.

Maßnahmen und Therapie
In der Notaufnahme soll eine fachspezifische Diagnostik und Beurteilung einer möglichen Eigen- oder Fremdgefährdung durch ein psychiatrisches Konsil durch einen Facharzt erfolgen, der auch die Entscheidung über eine notwendige stationäre psychiatrische Behandlung trifft.

Nur bei Vorliegen einer Eigen- oder Fremdgefährdung besteht eine zwingende Indikation zur stationären Aufnahme gegen den Willen des Patienten.

Medikamentös sollten Antipsychotika (Haloperidol 3–5 mg p.o., i.v.) allein oder in Kombination mit Lorazepam (1–2,5 mg p.o., i.v.) oder Diazepam (5–10 mg p.o., i.v.) verabreicht werden.

6.8.3 Psychiatrische Klinik

Nur bei Vorliegen einer Eigen- oder Fremdgefährdung besteht eine zwingende Indikation zur stationären Aufnahme gegen den Willen des Patienten. Die Diagnostik sollte komplettiert werden. Die Diagnosestellung und Behandlung der Grunderkrankung sollten unverzüglich erfolgen.

Patienten mit rezidivierenden Manien sind durchaus erfahren in der Behandlung ihrer Erkrankung. Daher sollte auf ihre Bedürfnisse Rücksicht genommen werden und ihre Vorerfahrungen bei der Entscheidung für eine Behandlungsoption berücksichtigt werden.

Maßnahmen und Therapie
Bei schweren Manien ist wegen der fehlenden Krankheitseinsicht eine Behandlung meist nur stationär auf einer beschützten Station möglich.

Medikamentös sollten Antipsychotika (nach Möglichkeit p.o.) allein oder in Kombination mit Lorazepam (1–2,5 mg p.o.) oder Diazepam (5–10 mg p.o.) verabreicht werden. Es existieren keine Studien, die einen Vorteil von niederpotenten Antipsychotika gegenüber Benzodiazepinen in der Kombinationstherapie psychotischer Störungen zeigen. Dennoch besteht mit ihnen vielfach eine langjährige klinische Erfahrung. Alternativ bietet sich Valproinsäure (bis zu 20 mg/kg Körpergewicht p.o., i.v.) allein oder in Kombination mit Lorazepam (1–2,5 mg p.o.) oder Diazepam (5–10 mg p.o.) oder auch in Kombination mit Antipsychotika an. Valproinsäure kann im Notfall schnell aufdosiert werden, darf jedoch nicht bei Frauen im gebärfähigen Alter eingesetzt werden.

Einer nicht-invasiven Applikation von Psychopharmaka ist der Vorzug zu geben.

Zur Behandlung der Manie steht mittlerweile eine Vielzahl von Antipsychotika zur Verfügung. Die S3-Leitlinie Bipolare Störungen gibt die höchsten Empfehlungsgrade für Aripiprazol, Haloperidol, Olanzapin, Quetiapin, Risperidon und Ziprasidon. Wegen des vermutlich erhöhten Risikos für die Entwicklung extrapyramidalmotorischer Störungen bei Patienten mit affektiven Störungen (Gao et al. 2008), sollten nur in Ausnahmefällen konventionelle Antipsychotika, z. B. Haloperidol, eingesetzt werden (Cavazzoni et al. 2006; Correll et al. 2004; Kane 2004).

Bei Maßnahmen gegen den Willen des Patienten müssen die erforderlichen juristischen Schritte eingeleitet werden. Fixierungen sollen vermieden und nur absoluten Ausnahmefällen vorbehalten bleiben, in denen auch keine 1:1 Betreuung ausreichend ist.

6.9 Stupor und Katatonie

Diagnostik

Es gelten die in Kap. 4 (Diagnostik) dargelegten Grundsätze.

Zum Ausschluss eines Malignen Neuroleptischen Syndroms (MNS) muss unbedingt geklärt werden, ob der Patient zuvor Antipsychotika eingenommen hat.

Aufgrund möglicher organischer Ursachen ist eine genaue körperliche und neurologische Untersuchung durchzuführen. Die Basisdiagnostik sollte durch das Messen der Körpertemperatur ergänzt werden. Bei auffälliger neurologischer Symptomatik sollte eine intensivierte Diagnostik veranlasst bzw. durchgeführt werden (z. B. CCT oder MRT des Schädels, EEG, Liquorpunktion).

In vielen Fällen handelt es sich um kommunikationsunfähige Patienten mit ausgeprägten Verhaltensstörungen.

Die Verhaltensbeobachtung, u. a. die Reaktionsweise auf Ansprache, sind daher von besonderer Bedeutung. Stuporöse Patienten hören und verstehen alles und können sich nach Abklingen der Phase auch an alles erinnern; sie sind aber nur eingeschränkt oder gar nicht in der Lage verbal oder motorisch zu reagieren. Trotz fehlender Reaktion auf Außenreize und mimischer Ausdruckslosigkeit ist davon auszugehen, dass sie ausgeprägt erregt, angespannt und ängstlich sind. Dies kann sich z. B. in Tachykardien, hypertensiven Krisen oder Hyperhidrosis äußern. Bei katatonem Stupor besteht ein hohes Risiko für das Auftreten eines Raptus, d. h., ein Patient gerät aus einem Stupor unvermittelt in einen Erregungszustand, der mit massiver, impulsiver und unkontrollierbarer Aggression einhergehen kann (Erregungssturm, s. Abschn. 3.5). Bei katatonen Störungen können darüber hinaus auch ohne Erregungszustand der Realitätsbezug und die Steuerungsfähigkeit gestört sein oder andere psychopathologische Symptome wie z. B. Wahn oder Halluzinationen bestehen (s. Abschn. 3.7). Mit spontanen und unerwarteten Fehlhandlungen muss gerechnet werden. Personal, das an der Versorgung beteiligt ist, kann sowohl als Helfer als auch als Bedrohung empfunden werden. Ein unsicherer, von den eigenen Ängsten oder aggressiven Gegenübertagungen geprägter Kommunikationsstil des Personals kann zu einer Eskalation der Situation führen und im Verlauf weitere diagnostische und therapeutische Schritte erschweren. Unter Umständen müssen vor einer Diagnostik und spezifischen Therapie symptomatische Maßnahmen zur Deeskalierung erfolgen (s. Abschn. 5.5 und 6.5).

Stupor und Katatonie schließen auch im Notfall nicht von vornherein eine Absprachefähigkeit aus. Die Erhebung einer Anamnese (inklusive der Erfassung verordneter Medikamente oder psychotroper Substanzen) und nach Möglichkeit einer Fremdanamnese sowie die körperlich-neurologische und psychiatrische Befunderhebung sollten aber in Art und Ausmaß das Risiko einer möglichen Verstärkung einer erregt-agitierten oder ängstlich-angespannten Symptomatik, die Bündnisfähigkeit des Patienten und das Ausmaß einer Beruhigung nach Einleitung deeskalierender Maßnahmen berücksichtigen. Nicht eingeholte Informationen oder nicht durchgeführte Untersuchungen müssen nach erfolgter Stabilisierung später abgefragt oder nachgeholt werden (Stowell et al. 2012).

Patienten mit Stupor oder Katatonie nehmen auch bei körperlichen Beschwerden seltener Leistungen des Gesundheitssystems in Anspruch. Daher besteht bei ihnen einen erhöhte somatische Morbidität und Mortalität (Harris und Barraclough 1998).

Im Vordergrund der Diagnostik steht die Abschätzung von Eigen- oder Fremdgefährdung.

Die Patienten sollten bis zum Ausschluss einer schweren organischen Erkrankung nach Möglichkeit medizinisch überwacht werden (Überwachung von Atmung, Puls, Blutdruck, Vigilanz, Sauerstoffsättigung).

Maßnahmen und Therapie
Im Vordergrund eines Notfalls mit Stupor oder Katatonie steht die Behandlung von Erregung, Anspannung, Unruhe und Angst (s. Abschn. 6.4 und 6.5). Diese sollten unverzüglich, effektiv und so wenig invasiv wie möglich behandelt werden. Bei bekannter Grunderkrankung (z. B. Drogenintoxikation, Psychose, Manie) sollte die Therapie durch die dort benannten Empfehlungen (s. Abschn. 6.3, 6.7, und 6.8) ergänzt werden.

> Im Vordergrund eines Notfalls mit Stupor und Katatonie steht die Behandlung von Erregung, Anspannung und Unruhe. Diese sollen unverzüglich, effektiv und so wenig invasiv wie möglich behandelt werden.

Alle Maßnahmen sollten in einer möglichst reizarmen Umgebung getroffen werden. Die Kommunikation sollte empathisch aber klar und strukturierend sein und die Bedürfnisse der Patienten berücksichtigen.

Die Therapie ist davon abhängig, wie gut ein therapeutisches Bündnis mit einem Menschen hergestellt werden kann, der motorisch und affektiv schwer beeinträchtigt ist. Vor Einleitung von Maßnahmen gegen den Willen des Patienten müssen die Möglichkeiten der Motivation zur Zustimmung zur Behandlung ausgeschöpft werden.

Bei Maßnahmen gegen den Willen des Patienten müssen die erforderlichen juristischen Schritte eingeleitet werden. Es ist frühzeitig zu prüfen, in wie weit Polizei, Ordnungsbehörden oder andere Kräfte angefordert werden müssen. Gegebenenfalls sind die Vorgehensweisen bei Erregung (6.5.) oder Suizidalität (6.6.) anzuwenden.

Das Risiko für aggressives oder selbstschädigendes Verhalten soll so gering wie möglich gehalten werden. Im Vordergrund aller Maßnahmen steht der Schutz des Personals und des Patienten (Hewer und Rössler 2007; Pajonk und D'Amelio 2008; Pajonk und Messer 2009). In der Regel besteht beim Stupor eine Eigengefährdung aufgrund der Tatsache, dass sich die Patienten nicht mehr selbst versorgen können (incl. Flüssigkeits- und Nahrungsaufnahme). Bei einer Katatonie besteht zusätzlich ein hohes Risiko für eine Fremdgefährdung im Rahmen eines Raptus. Es ist frühzeitig zu prüfen, in wie weit Polizei, Ordnungsbehörden oder andere Kräfte angefordert werden müssen.

Nicht-medikamentöse Strategien
Das diagnostische und therapeutische Vorgehen sollte immer und wiederholt erläutert werden. Es sollen alle Maßnahmen durchgeführt werden, um die Zustimmung und Mitarbeit des Patienten hierzu zu gewinnen. (s. Abschn. 5.2 und 5.4). Die Anwendung von Maßnahmen gegen den Willen des Patienten gefährdet den ohnehin erschwerten Aufbau eines therapeutischen Bündnisses und die Motivation zu einer Langzeitbehandlung (Pajonk und D'Amelio 2007). Maßnahmen gegen den Willen des Patienten (z. B. Fixierungen) werden von katatonen oder stuporösen Patienten in aller Regel als traumatisierend erlebt und sollten nur in begründeten Ausnahmefällen zur Anwendung kommen (Naumann et al. 2012) und so kurz wie möglich und so wenig invasiv wie möglich durchgeführt werden (Knox und Holloman 2012). Fixierte Patienten erfordern eine engmaschige Überwachung (s. Abschn. 5.5).

Pharmakotherapie
Es gelten die in Abschn. 5.3 genannten Grundlagen.

Zur Behandlung des Stupors eignen sich in erster Linie Benzodiazepine. Das Medikament der Wahl ist Lorazepam in einer Anfangsdosierung von 2,5 mg (als Schmelztablette, i.m. oder i.v.). Eine Katatonie wird primär mit einem Antipsychotikum (z. B. Haloperidol 5 mg p.o., i.m. oder i.v. als Anfangsdosis) behandelt, ggf. in Kombination mit Lorazepam.

> Zur Behandlung des Stupors wird primär Lorazepam in einer Anfangsdosierung von 2,5 mg empfohlen. Bei katatonen Symptomen wird medikamentös eine Kombinationsbehandlung aus Antipsychotikum und Benzodiazepin empfohlen.

Darüber hinaus sind unter Umständen allgemeintherapeutische Maßnahmen, z. B. parenteraler Flüssigkeits- und Elektrolytausgleich, Ernährung, Maßnahmen zur Thrombose-, Embolie-, Pneumonie- und Dekubitusprophylaxe indiziert.

6.9.1   Präklinik

Entscheidend ist das Erkennen von Stupor und Katatonie. Eine Diagnose muss nicht ätiologisch aber syndromal gestellt werden.

Mögliche unerwartete Fehlhandlungen katatoner Patienten erfordern eine erhöhte Aufmerksamkeit.

Maßnahmen und Therapie

Zur Diagnostik bzw. zum Ausschluss einer perniziösen Katatonie sollte bereits präklinisch die Körpertemperatur gemessen werden.

Patienten mit Stupor und Katatonie sollten in aller Regel in eine Notaufnahme transportiert werden, der eine psychiatrische Klinik mit Möglichkeit der Elektrokrampfbehandlung angegliedert ist. In den meisten Fällen ist von Eigen- und/oder Fremdgefährdung auszugehen.

Medikamentös sollte Lorazepam (2,5–5 mg p.o. als Schmelztablette oder i.v.) allein oder in Kombination mit Haloperidol (5 mg i.v.) verabreicht werden.

Sollte sich nach einer initialen medikamentösen Gabe eine stuporöse oder katatone Symptomatik auflösen, ist dennoch ein Transport in eine Notaufnahme erforderlich, da nach Abklingen der Wirksamkeit des Medikaments ein hohes Risiko für das Wiederauftreten der Symptome besteht.

6.9.2   Notaufnahme

Stupor und Katatonie unklarer Genese erfordern eine ausführliche körperliche und neurologische Diagnostik. Die wiederholte Bestimmung der Körpertemperatur ist obligat. Die Labordiagnostik sollte durch die Bestimmung der Kreatinkinase ergänzt werden. Bei auffälliger neurologischer Symptomatik sollte eine intensivierte Diagnostik veranlasst bzw. durchgeführt werden (z. B. CCT oder MRT des Schädels, EEG, Liquorpunktion). Entscheidend ist das Erkennen somatischer Ursachen für die Symptomatik. Eine psychiatrische Diagnose muss nicht ätiologisch gestellt werden.

Maßnahmen und Therapie

In der Notaufnahme soll ein psychiatrisches Konsil durch einen Facharzt erfolgen. In den meisten Fällen ist eine stationär-psychiatrische Behandlung auch gegen den Willen des Patienten erforderlich. Es wird eine stationäre Aufnahme in einer psychiatrischen Klinik empfohlen, die die Möglichkeit zur Elektrokrampfbehandlung bietet. Bei perniziöser Katatonie sollte gleichzeitig eine neurologische oder internistische Intensivstation vorhanden sein.

Medikamentös sollte Lorazepam (2,5–5 mg p.o. als Schmelztablette oder i.v.) allein oder in Kombination mit Haloperidol (5 mg i.v.) verabreicht werden.

Sollte sich nach einer initialen medikamentösen Gabe eine stuporöse oder katatone Symptomatik auflösen, ist dennoch stationäre Aufnahme erforderlich, da nach Abklingen der Wirksamkeit des Medikaments ein hohes Risiko für das Wiederauftreten der Symptome besteht.

Bei perniziöser Katatonie ist eine großzügige Flüssigkeitszufuhr und forcierte alkalische Diurese mittels Furosemid, Mannitol und Bikarbonat nach entsprechenden aktuellen Therapierichtlinien (Singh et al. 2005) indiziert.

6.9.3 Psychiatrische Klinik

Die Diagnostik sollte komplettiert werden. Die wiederholte Bestimmung der Körpertemperatur und von Laborparametern inklusive der Kreatinkinase ist obligat. Die Diagnosestellung und Behandlung der Grunderkrankung sollten unverzüglich erfolgen.

In den meisten Fällen ist eine stationär-psychiatrische Behandlung auch gegen den Willen des Patienten erforderlich.

Maßnahmen und Therapie
Medikamentös sollte Lorazepam (2,5–5 mg p.o. als Schmelztablette oder i.v.) allein oder in Kombination mit einem Antipsychotikum verabreicht werden. Hierzu stehen neben Haloperidol (5 mg p.o., i.m.) auch neuere Antipsychotika wie z. B. Aripiprazol, Olanzapin, Risperidon, oder Quetiapin zur Verfügung, für die es eine Reihe positiver Fallberichte gibt.

Einer nicht-invasiven Applikation von Psychopharmaka ist der Vorzug zu geben.

Bei perniziöser Katatonie ist eine großzügige Flüssigkeitszufuhr und forcierte alkalische Diurese mittels Furosemid, Mannitol und Bikarbonat nach entsprechenden aktuellen Therapierichtlinien (Singh et al. 2005) indiziert. Eine Elektrokrampfbehandlung sollte als Therapieoption frühzeitig in Erwägung gezogen und die dafür erforderlichen Schritte eingeleitet werden.

Bei Maßnahmen gegen den Willen des Patienten müssen die erforderlichen juristischen Schritte eingeleitet werden. Fixierungen sollen vermieden und nur absoluten Ausnahmefällen vorbehalten bleiben, in denen auch keine 1:1 Betreuung ausreichend ist.

6.10 Anorexie

Diagnostik
Es gelten die in Kap. 4 (Diagnostik) dargelegten Grundsätze.

Aufgrund wahrscheinlicher organischer Störungen ist eine genaue körperliche und neurologische Untersuchung durchzuführen. Die Basisdiagnostik sollte durch folgende Maßnahmen ergänzt werden (S3-Leitlinie Ess-Störungen, Diagnostik und Therapie, 2010):

- Messen der Körpertemperatur
- Messen von Körpergewicht und -größe unter Aufsicht zur Bestimmung des BMI
- Bestimmen des Gewichtsverlusts in den letzten Wochen
- Labordiagnostik: zusätzlich Gerinnungsfaktoren, großes Blutbild, Phosphat, Magnesium, Chlorid, TSH
- Kardiale Diagnostik: Orthostasetest, Echokardiogramm

Bei auffälliger neurologischer Symptomatik sollte eine intensivierte Diagnostik veranlasst bzw. durchgeführt werden (z. B. CCT oder MRT des Schädels, EEG, Liquorpunktion).

Bei der Durchführung diagnostischer Maßnahmen sind das Autonomiebedürfnis, die Ambivalenz bezüglich der Diagnostik und die Angst vor Verlust der Selbstkontrolle der Patienten zu berücksichtigen (Stehr et al. 2004). Patienten mit Anorexien nehmen auch bei körperlichen Beschwerden seltener Leistungen des Gesundheitssystems in Anspruch, aus Angst, auf eine Behandlung der Anorexie angesprochen zu werden. Daher besteht bei ihnen eine erhöhte somatische Morbidität und Mortalität. Es ist nicht selten, dass die Diagnose erst gestellt wird, wenn schwere somatische Komplikationen eingetreten sind (Stehr et al. 2004).

Bei Anorexie können in der Notfallsituation der Realitätsbezug und die Steuerungsfähigkeit gestört sein oder andere psychopathologische Symptome wie z. B. Wahn oder Halluzinationen vorliegen. Mit Erregungszuständen oder spontanen und unerwarteten Fehlhandlungen muss gerechnet werden. Eine Anorexie schließt aber auch im Notfall nicht von vornherein eine Absprachefähigkeit aus.

Die Patienten sollten medizinisch überwacht werden (Überwachung von Atmung, Puls, Blutdruck, Vigilanz, Sauerstoffsättigung).

Maßnahmen und Therapie
In der Notfallbehandlung der Anorexie steht die symptomatische Behandlung der von den Patienten berichteten Symptome im Vordergrund. Auch bei den möglichen Maßnahmen sollte das ausgeprägte Bedürfnis nach Selbstbestimmung berücksichtigt werden. Patienten mit schweren Anorexien sind typischerweise wenig oder gar nicht krankheitseinsichtig bzw. es besteht eine Anosognosie für ihre Grunderkrankung. Daher lehnen diese Patienten auch konsequenterweise eine Behandlung ab (Mitrany und Melamed 2005), wünschen aber eine Behandlung der Symptome, unter denen sie leiden.

Welche Maßnahmen im Konsens getroffen werden können, ist davon abhängig, wie gut ein therapeutisches Bündnis mit einem Menschen hergestellt werden kann, der bezüglich einer Behandlung ambivalent oder krankheitsuneinsichtig ist (Mitrany und Melamed 2005) oder der in der Vergangenheit schlechte Erfahrungen durch eine unsachgemäße Behandlung oder Verletzung seines Autonomiebedürfnisses gemacht (Mascolo et al. 2012).

Niedriges Gewicht, Hypotension und Bradykardie stellen allein keine Indikation zur Behandlung oder zur stationären Aufnahme dar. Es muss der Gesamtzustand des Patienten beurteilt werden. Eine stationäre Aufnahme sollte aber angestrebt werden, noch bevor ein Notfall vorliegt, da bei bereits eingetretener Organfunktionsstörung die Komplikationsrate deutlich höher ist. Da kognitive Beeinträchtigungen mit der Schwere des Krankheitsbilds korrelieren, sind gerade vital besonders gefährdete Patienten am wenigsten in der Lage, die Notwendigkeit einer stationären Aufnahme zu erkennen.

Die Notwendigkeit einer stationären Behandlung besteht bei (S3-Leitlinie Ess-Störungen, Diagnostik und Therapie, 2010; APA Practice Guideline for the Treatment of Patients with Eating Disorders, 2012):

- Bradykardie < 40/min
- RR < 90/60 mm Hg
- Pathologischem Orthostasetest (Herzfrequenzerhöhung ≥ 20/min, systolische Blutdruckerniedrigung ≥ 20 mm Hg)
- Zentral gemessener Körpertemperatur < 36 Grad
- Schweren Elektrolytstörungen (z. B. Kalium < 3,0 mmol/l)
- Akuten hepatischen, renalen oder kardialen Störungen
- Schlecht eingestelltem Diabetes mellitus
- Akuter Suizidalität
- Körpergewicht <85 % des altersentsprechenden Normalgewichts, bei Nahrungsverweigerung auch bereits oberhalb dieses Grenzwertes
- Unzureichender sozialer oder familiärer Unterstützung

Bei Kindern und Jugendlichen gelten andere Grenzwerte. Eine stationäre Behandlung kann bereits indiziert sein, wenn Entwicklung und Wachstumsprozesse gefährdet sind (APA Practice Guideline for the Treatment of Patients with Eating Disorders, 2012). Eine stationäre Aufnahme, im Zweifelsfall auch gegen den Willen des Patienten muss erfolgen, wenn eine präzise Risikoabschätzung durchgeführt wurde, Lebensgefahr vorliegt und alle anderen Maßnahmen ausgeschöpft sind. Nach einschlägiger Rechtsprechung deutscher Gerichte ist dies der Fall bei einem BMI ≤ 13 (Herzog et al. 1997), bestehender akuter Suizidalität (s. Abschn. 3.6 und 6.6) oder lebensbedrohlichen somatischen Komplikationen. Es wird davon ausgegangen, dass ab einem BMI ≤13 so ausgeprägte kognitive Störungen vorliegen, dass die freie Willensbildung krankheitsbedingt zumindest eingeschränkt ist, sodass ein Entscheidungsspielraum auf Seiten von Patient und Arzt praktisch nicht mehr besteht (Herzog et al. 1997; Hewer et al. 1998; Oberlandesgericht-München 2004; Oberlandesgericht Schleswig 2002). Bei Maßnahmen gegen den Willen des Patienten ist frühzeitig zu prüfen, in wie weit Polizei, Ordnungsbehörden oder andere Kräfte angefordert werden müssen.

Ab einem BDI ≤13 ist von einer Schwere der Erkrankung auszugehen, die mit einer krankheitsbedingten Einschränkung der freien Willensbildung einhergeht. Deshalb müssen im Zweifelsfall auch Maßnahmen gegen den Willen des Patienten durchgeführt werden.

Nicht-medikamentöse Strategien

Im Vordergrund stehen Maßnahmen zur Deeskalation und Krisenintervention. Das diagnostische und therapeutische Vorgehen sollte immer und wiederholt erläutert werden. Es sollen alle Maßnahmen durchgeführt werden, um die Zustimmung und Mitarbeit des Patienten hierzu zu gewinnen. (s. Abschn. 5.2 und 5.4). Die Anwendung von Maßnahmen gegen den Willen des Patienten gefährdet den ohnehin erschwerten Aufbau eines therapeutischen Bündnisses (Pajonk und D'Amelio 2007). Maßnahmen gegen den Willen des Patienten (z. B. Fixierungen) können traumatisierend sein und sollten nur in begründeten Ausnahmefällen zur Anwendung kommen (Naumann et al. 2012) und sollten so kurz wie möglich und so wenig invasiv wie möglich durchgeführt werden (Knox und Holloman 2012). Fixierte Patienten erfordern eine engmaschige Überwachung (s. Abschn. 5.5).

Pharmakotherapie

Es gelten die in Abschn. 5.3 genannten Grundlagen.

Im Vordergrund steht die Abwendung lebensbedrohlicher Störungsbilder. Zur Behandlung anorektischer Patienten sind hierzu die Kenntnisse der speziellen und komplexen pathophysiologischen Veränderungen erforderlich, um Komplikationen und negative Therapieerfahrungen der Patienten bei ohnehin fragiler Behandlungsmotivation zu verhindern (Mascolo et al. 2012).

Eine Flüssigkeitssubstitution sollte aufgrund der Gefahr von Herzversagen und Beinödemen nur sehr vorsichtig erfolgen. Empfohlen wird zum Beispiel eine Substitutionsgeschwindigkeit von nicht mehr als 50 ml/h. Es sollte auch bei niedrigem Kaliumspiegel in der Regel nur Kochsalzlösung gegeben werden, um den Hyperaldosteronismus zu beenden. Zur Behandlung und Prävention von Ödemen kommt als Diuretikum in erster Linie Spironolacton in Frage. Andere Diuretika würden den Kreislauf aus Hypovolämie und Hyperaldosteronismus unterhalten (Mascolo et al. 2012).

Es gibt keine Hinweise für eine spezifisch wirksame Psychopharmakotherapie im Notfall.

Bei Erregung, Angst, Unruhe oder Anspannung ist eine medikamentöse Behandlung nur mit großer Zurückhaltung anzuraten, da sie das Autonomiebedürfnis des Patienten gefährden könnte. Sie sollte nur mit seiner Zustimmung oder bei ausgeprägter und nicht anders deeskalierbarer Symptomatik erfolgen.

6.10.1 Präklinik

Da die Betroffenen sich meistens nicht als bedrohlich krank, sondern im Gegenteil als besonders leistungsfähig erleben, löst eine stationäre Behandlung häufig Ängste aus und wird zunächst abgelehnt. Dem Verhalten des Notarztes kommt deshalb in dieser Situation eine entscheidende prognostische Bedeutung zu. Eine Motivation zur stationären Behandlung gelingt am ehesten über die geschilderten Symptome, die zur Inanspruchnahme der Notdienste geführt haben. Das richtige Verhalten, unter Umständen auch ein dringlicher

Hinweis des Notarztes auf die Notwendigkeit einer stationären Therapie, kann den Ausschlag zur Entscheidung für die Behandlung geben. Da es nicht in der Absicht der Patienten liegt, sich zu Tode zu hungern, kann mit deutlichen Hinweisen auf eine vorliegende vitale Gefährdung häufig eine Motivation zur Klinikaufnahme erzielt werden.

Maßnahmen und Therapie
Die Versorgungsmöglichkeiten psychiatrischer Notaufnahmen und Kliniken hinsichtlich Diagnostik, Behandlung und Überwachung sind sehr unterschiedlich. Ob Patienten mit einer schweren Anorexie primär in einer psychiatrischen Klinik versorgt werden können oder zunächst in eine Notaufnahme eines somatischen Krankenhauses transportiert werden, sollte in enger Absprache zwischen den verantwortlichen Personen und Einrichtungen der präklinischen Notfallmedizin, den somatischen Notaufnahmen und Kliniken und den psychiatrischen Kliniken abgestimmt werden.

Bei Maßnahmen gegen den Willen des Patienten müssen die erforderlichen juristischen Schritte eingeleitet werden. Es ist frühzeitig zu prüfen, in wie weit Polizei, Ordnungsbehörden oder andere Kräfte angefordert werden müssen. Gegebenenfalls sind die Vorgehensweisen bei Erregung (6.5.) oder Suizidalität (6.6.) anzuwenden.

6.10.2 Notaufnahme

Für die Erhaltung vitaler Funktionen liegt die Verantwortlichkeit zunächst beim Internisten.

Maßnahmen und Therapie
Patienten mit schweren somatischen Folgestörungen müssen zunächst internistisch und gelegentlich auch intensivmedizinisch behandelt werden, bevor eine Verlegung in eine psychiatrische oder psychosomatische Klinik möglich ist. In der Notaufnahme soll ein psychiatrisches Konsil durch einen Facharzt erfolgen.

Internistische Stationen sind in der Regel nicht gut genug ausgestattet, um anorektische Patienten angemessen zu betreuen. Viele anorektische Patienten nutzen kurze Momente der Unaufmerksamkeit, um Essen verschwinden zu lassen oder sich gewichtsreduzierende Medikamente zu besorgen und einzunehmen. Zur Vermeidung von Komplikationen sollte von Anfang an eine konsiliarische psychiatrische und psychotherapeutische Betreuung erfolgen.

Bei Patienten mit extremem Untergewicht ist eine koordinierte künstliche Ernährung unter den Bedingungen einer 24-Stunden Überwachung einzuleiten. Die Therapie sollte primär auf eine Gewichtsnormalisierung auf 90 % des altersentsprechenden Gewichts und auf eine Verhaltensänderung zielen. Die Phase der wiedereinsetzenden Ernährung ist als besonders gefährlich anzusehen (Refeeding-Syndrom). Auch bei initial unauffälligem Serum-Phosphat-Spiegel ist auf eine ausreichende Phosphatsubstitution zu achten.

Darüber hinaus sind allgemeintherapeutische Maßnahmen, z. B. zur Thrombose-, Embolie-, Pneumonie- und Dekubitusprophylaxe indiziert.

Bei Maßnahmen gegen den Willen des Patienten müssen die erforderlichen juristischen Schritte eingeleitet werden. Es ist frühzeitig zu prüfen, in wie weit Polizei, Ordnungsbehörden oder andere Kräfte angefordert werden müssen. Gegebenenfalls sind die Vorgehensweisen bei Erregung (6.5.) oder Suizidalität (6.6.) anzuwenden.

6.10.3 Psychiatrische Klinik

Vor einer Aufnahme in eine psychiatrische oder psychosomatische Klinik müssen lebensbedrohliche somatische Folgestörungen beseitigt worden sein. Die Behandlung von schwerem Untergewicht sollte interdisziplinär erfolgen.

Maßnahmen und Therapie

Die Unterbringung auf einer geschützten psychiatrischen Station, zusammen mit psychotischen Patienten, ist nicht angemessen (Mitrany und Melamed 2005). Andererseits müssen anorektische Patienten in einer Notfallsituation regelmäßig überwacht und an Manipulationen gehindert werden. Dies kann im Regelfall nur auf einer Station mit besonderer personeller und materieller Ausstattung geschehen.

Bei Patienten mit extremem Untergewicht ist eine koordinierte künstliche Ernährung unter den Bedingungen einer 24-Stunden Überwachung einzuleiten. Die Therapie sollte primär auf eine Gewichtsnormalisierung auf 90 % des altersentsprechenden Gewichts und auf eine Verhaltensänderung zielen. Die Phase der wiedereinsetzenden Ernährung ist als besonders gefährlich anzusehen (Refeeding-Syndrom). Auch bei initial unauffälligem Serum-Phosphat-Spiegel ist auf eine ausreichende Phosphatsubstitution zu achten. Bei Wiederauftreten lebensbedrohlicher somatischer Symptome sollte unverzüglich erneut eine Verlegung auf eine Intensivstation erfolgen.

Darüber hinaus sind allgemeintherapeutische Maßnahmen, z. B. zur Thrombose-, Embolie-, Pneumonie- und Dekubitusprophylaxe indiziert.

Gegebenenfalls sind die Vorgehensweisen bei Erregung (6.5.) oder Suizidalität (6.6.) anzuwenden.

Bei Maßnahmen gegen den Willen des Patienten müssen die erforderlichen juristischen Schritte eingeleitet werden. Fixierungen sollen vermieden und nur absoluten Ausnahmefällen vorbehalten bleiben, in denen auch keine 1:1 Betreuung ausreichend ist.

6.11   Psychosoziale Krise und Traumatisierung

Diagnostik

Es gelten die in Kap. 4 (Diagnostik) dargelegten Grundsätze. Die Erhebung einer Anamnese (inklusive der Erfassung verordneter Medikamente) und nach Möglichkeit einer

Fremdanamnese ist obligat. Entscheidend sind die Erhebung eines psychopathologischen Befunds und die Untersuchung auf eventuelle körperliche Verletzungen. Bei Vorliegen einer Störung nach einer Krise oder Traumatisierung sollte in jedem Fall eine mögliche Suizidalität angesprochen werden.

Maßnahmen und Therapie

Zahlreiche Berufsgruppen mit sehr divergierenden Maßnahmen sind in der Erstversorgung psychisch Traumatisierter tätig. Daher wurden nach vorangegangener wissenschaftlicher Forschung und Evaluation Standards und Empfehlungen zur bundesweiten Strukturierung und Organisation psychosozialer Notfallversorgung entwickelt (Beerlage et al. 2006). Der Begriff „Psychosoziale Notfallversorgung" (PSNV) wurde für die Erstmaßnahmen als verbindlich festgelegt. Vom Bundesamt für Bevölkerungsschutz und Katastrophenhilfe (BBK) wurde im November 2008 eine Konsensus-Konferenz durchgeführt, auf der grundlegende bundeseinheitliche Leitlinien und Standards zur psychosozialen Betreuung von Notfallopfern und Angehörigen nach schweren Unglücksfällen und Katastrophen sowie für die „Hilfe für Helfer" verabschiedet wurden (Bundesamt für Bevölkerungsschutz und Katastrophenhilfe (BBK) 2008). Hieraus entstanden von Beerlage und Kollegen aus dem Netzwerk Psychosoziale Notfallversorgung drei Bände in der Schriftenreihe „Forschung im Bevölkerungsschutz", die von der Homepage des Bundesamts für Bevölkerungsschutz und Katastrophenhilfe heruntergeladen werden können (http://www. bbk.bund.de/DE/Service/Publikationen/Fachpublikationen/fachpublikationen_node.html. Zugegriffen am 14.11.2016).

Notfallmedizinische bzw. fachpsychiatrische Hilfe ist in der Regel dann erforderlich, wenn die klinische Symptomatik so ausgeprägt ist, dass Hilfen anderer Berufsgruppen und verbale Interventionen nicht ausreichend sind, zum Beispiel bei Erregungszuständen, Stupor, starken somatischen Reaktionen, anhaltenden Flashbacks, anhaltender Dissoziation, Eigen- und Fremdgefährdung.

Zur verbalen Krisenintervention siehe Abschn. 5.1 und 5.2. Zu den wichtigsten Akutmaßnahmen in der Behandlung traumatisierter Menschen zählen:

- Reizabschirmung und Verbringung in eine ruhige Umgebung
- Vermittlung von Sicherheit und Wiedergewinnen der Selbstachtung
- Verringerung von Unsicherheit und Hilflosigkeit durch Ermutigung
- Eingehen auf Ängste und irrationale Befürchtungen
- Schutz vor Öffentlichkeit (Zuschauer, Presse)
- Prüfung, ob der Kontakt zu Angehörigen förderlich ist
- Prüfung der Indikation für eine Psychopharmakotherapie

Eine spezifische Pharmakotherapie für die Behandlung akuter Belastungsreaktionen bzw. -störungen existiert nicht, daher muss sich die Gabe von Medikamente an der jeweils im Vordergrund stehenden Symptomatologie orientieren (Qi et al. 2016). In einem Cochrane Review fanden sich keine Hinweise auf die Wirksamkeit einer frühen pharmakotherapeutischen Intervention auf die Vorbeugung einer posttraumatischen Belastungsstörung (PTSD) durch Propanolol, Escitalopram, Tenazepam oder Gabapentin, aber für die Gabe von Hydrokortison unmittelbar nach einem Trauma (Amos et al. 2014; Delahanty et al. 2013). Dagegen konnten zwei Studien zeigen, dass die Rate an PTSD nach Gabe von Benzodiazepinen im Vergleich zur Gabe von Placebo signifikant erhöht war (Gelpin et al. 1996; Mellman et al. 1998). Propanolol galt lange als vielversprechende Substanz (Pitman und Delahanty 2005; Reist et al. 2001), zeigte aber in klinischen Studien lediglich eine Beeinflussung der physiologischen Symptome akuter Belastungsreaktionen, nicht aber in der Vorbeugung PTSD typischer Symptome (Hoge et al. 2012; Pitman et al. 2002; Stein et al. 2007).

Detaillierte Ausführungen zu einzelnen Maßnahmen finden sich in der S2-Leitlinie Akute Folgen psychischer Traumatisierung – Diagnostik und Behandlung, AWMF-Anmeldung 2014.

6.11.1 Präklinik

Vordringlich bei der Erstversorgung ist eine Risikoabschätzung und Gewährleistung der äußeren Sicherheit in Kooperation mit anderen Hilfskräften. Darüber hinaus sollte eine vorsichtige Beziehungsaufnahme und eine Ressourcenabschätzung durchgeführt werden (Akute Folgen psychischer Traumatisierung – Diagnostik und Behandlung, AWMF-Anmeldung 2014).

Maßnahmen und Therapie

Ein Transport verletzter und verhaltensauffälliger Patienten in eine Notaufnahme ist zur weiteren Diagnostik und Verlaufsbeobachtung erforderlich. Eine Pharmakotherapie sollte zunächst vermieden werden, sofern nicht schwere Verhaltensstörungen mit Eigen- und oder Fremdgefährdung vorliegen, die nicht ausreichend auf nicht pharmakologische Maßnahmen ansprechen. Bei Verletzungen sollte eine suffiziente Schmerztherapie erfolgen.

6.11.2 Notaufnahme

Bei der diagnostischen Abklärung von Verletzungen und Erkrankungen sollen unnötige diagnostische Belastungen vermieden werden. Ein psychiatrisches Konsil ist obligat.

Maßnahmen und Therapie

Zunächst sollten Gespräche zur Stabilisierung und Wiedergewinnung von Selbstachtung und Ressourcen geführt und darunter der weitere Spontanverlauf abgewartet werden („watchful waiting"). Nur bei andauernder (länger als 8 Stunden), schwerer akuter psychischer Symptomatik mit gravierenden Einschränkungen oder akuter Fremd- oder Selbstgefährdung ist eine stationäre Behandlung erforderlich. Diese kann auch vorübergehend dann notwendig sein, wenn keine weitere Möglichkeit sozialer Unterstützung im ambulanten Setting zur Verfügung steht.

6.11.3 Psychiatrische Klinik

Eigen- und fremdanamnestisch sind Risikofaktoren wie Vortraumatisierungen, frühere psychische Erkrankungen, psychische Komorbiditäten und relevante körperliche Erkrankungen abzuklären. Wesentlich ist eine sorgfältige Verlaufsbeobachtung des psychopathologischen Befundes. Eine Überbewertung von Verhaltensauffälligkeiten ist zu vermeiden. Psychometrische Verfahren sind nicht erforderlich.

Maßnahmen und Therapie
Psychoedukation und Informationsvermittlung bezüglich traumatypischer Symptome und Verläufe führen häufig zu deutlicher Entlastung. Die längerdauernde stationäre psychiatrische Akutbehandlung wird bei Traumatisierten nur im Ausnahmefall erforderlich sein. Zunächst sollten Gespräche zur Stabilisierung und Wiedergewinnung von Selbstachtung und Ressourcen geführt und darunter der weitere Spontanverlauf abgewartet werden („watchful waiting"). Eine möglichst schnelle Entlassung ist anzustreben, sobald ein Netzwerk aus ambulanter und psychosozialer Versorgung besteht.

Psychotherapeutische oder psychopharmakologische Behandlungsstrategien, die das Risiko einer späteren posttraumatischen Belastungsstörung vermindern könnten, existieren bislang nicht. Studien belegen, dass die meisten Menschen mit einer akuten Belastungsreaktion keine länger dauernden behandlungsbedürftigen Traumafolgestörungen entwickeln (Kessler et al. 1995; Perkonigg et al. 2000). Der „Selbstheilungsprozess" sollte nicht durch zu frühe therapeutische Interventionen gestört werden.

6.12 Psychische Störungen als Folge von Katastrophen und Großschadensereignissen

Zur Therapie individueller belastungs-assoziierter Störungen siehe Abschn. 5.1, 5.2, und 6.11. Es empfiehlt sich eine Einschaltung von Kriseninterventionsteams und Notfallseelsorger (s. Abschn. 8.4).

Bei körperlichen Verletzungen oder Erkrankungen soll primär die somatische Notfallversorgung erfolgen. Danach soll unverzüglich ein psychiatrisches Konsil durchgeführt und ggf. eine psychotraumatologische Notfallversorgung eingeleitet werden.

Bei Vorliegen einer Gruppe von psychisch traumatisierten Menschen im Gefolge von Katastrophen und Großschadensereignissen ist die wichtigste Maßnahme die Identifizierung von Personen, die Symptome einer belastungsassoziierten Erkrankung aufweisen. Auch unverletzte Personen müssen angesprochen und versorgt werden, auch wenn sie im Triageprozess bei Großschadensereignissen und Katastrophen keine Priorität haben. Aufgrund ihrer psychischen Dekompensation können sie die Rettungsabläufe behindern. Ein Transport verletzter und verhaltensauffälliger Patienten sollte gemäß der Festlegungen in einem Katastrophenplan erfolgen. Sollte ein Transport verhaltensauffälliger Patienten in eine geeignete psychiatrische oder psychosomatische Klinik nicht sofort möglich sein, sollten sie vom Ort des Schadensereignisses ohne Sichtkontakt zu diesem entfernt und an einem Sammelplatz gemeinsam zusammengeführt werden. Dort müssen persönliche Daten erhoben werden. Beim Abtransport muss der Zielort dokumentiert werden. Wichtig zur Beruhigung dieser Patienten sind eine sachliche, regelmäßige und umfassende Information und die frühzeitige Benachrichtigung von Bezugspersonen.

Bei ausgeprägten Symptomen, Erregungszuständen und erheblich mangelnder Kooperationsfähigkeit des Patienten ist eine Verabreichung von Benzodiazepinen (z. B. Lorazepam 1–2,5 mg) oral oder parenteral zu erwägen.

6.13 Amok

Bei körperlichen Verletzungen oder Erkrankungen soll primär die somatische Notfallversorgung erfolgen. Danach soll unverzüglich ein psychiatrisches Konsil durchgeführt und ggf. eine psychotraumatologische Notfallversorgung eingeleitet werden.

Menschen, die Opfer oder Zeugen einer Amoktat wurden, sind häufig traumatisiert und benötigen eine Intervention. Darüber hinaus müssen auch die Angehörigen und die beteiligten Ordnungs- und Rettungskräfte, sowie die Täter und ihre Angehörigen im Sinne einer Krisenintervention versorgt werden. Für die Notfallversorgung traumatisierter Menschen siehe Abschn. 5.1, 5.2, und 6.11. Für die Akutversorgung am Tatort sind die Behandlungs- und Verhaltensrichtlinien analog zu anderen Katastrophenfällen anzuwenden (Knaevelsrud 2011). Es empfiehlt sich eine Einschaltung von Kriseninterventionsteams und Notfallseelsorger (s. Abschn. 8.4).

Unverletzte Personen müssen angesprochen, an einen Ort gebracht werden, an dem sie keinen Sichtkontakt zum Ort der Amoktat haben und an einem Sammelplatz gemeinsam zusammengeführt werden. Dort müssen bereits persönliche Daten erhoben werden. Sobald wie möglich sollte ein Transport in eine geeignete psychiatrische oder psychosomatische Klinik erfolgen. Beim Abtransport muss der Zielort dokumentiert und an die Ordnungskräfte übermittelt werden. Wichtig zur Beruhigung dieser Patienten ist eine sachliche, regelmäßige und umfassende Information und die frühzeitige Benachrichtigung von Bezugspersonen.

Bei ausgeprägten Symptomen, Erregungszuständen und erheblich mangelnder Kooperationsfähigkeit des Patienten ist eine Verabreichung von Benzodiazepinen (z. B. Lorazepam 1–2,5 mg) oral oder parenteral zu erwägen.

Erst im späteren Verlauf einer Amoktat müssen Fragen zur Information der Öffentlichkeit, allgemeinen Risikoeinschätzung von Amoktaten und zur forensischen Begutachtung beantwortet werden.

Literatur

Abderhalden, C., Grieser, M., Kozel, B., Seifritz, E., & Rieder, P. (2005). Wie kann der pflegerische Beitrag zur Einschätzung der Suizidalität systematisiert werden? *Psychiatrische Pflege Heute* *11*(3):160-164. https://doi.org/10.1055/s-2005-858213.

Al-Aama, T., Brymer, C., Gutmanis, I., Woolmore-Goodwin, S. M., Esbaugh, J., & Dasgupta, M. (2011). Melatonin decreases delirium in elderly patients: A randomized, placebo-controlled trial. *International Journal of Geriatric Psychiatry, 26*(7), 687–694. https://doi.org/10.1002/gps.2582.

Alexander, J., Tharyan, P., Adams, C., John, T., Mol, C., & Philip, J. (2004). Rapid tranquillisation of violent or agitated patients in a psychiatric emergency setting. Pragmatic randomised trial of intramuscular lorazepam v. haloperidol plus promethazine. *British Journal of Psychiatry, 185*, 63–69. https://doi.org/10.1192/bjp.185.1.63.

Amato, L., Minozzi, S., Vecchi, S., & Davoli, M. (2010). Benzodiazepines for alcohol withdrawal. *The Cochrane Database of Systematic Reviews, 3*, CD005063. https://doi.org/10.1002/14651858.CD005063.pub3.

Amos, T., Stein, D. J., & Ipser, J. C. (2014). Pharmacological interventions for preventing post-traumatic stress disorder (PTSD). *The Cochrane Database of Systematic Reviews, 7*, CD006239. https://doi.org/10.1002/14651858.CD006239.pub2.

Anand, H. S. (1999). Olanzapine in an intensive care unit. *Canadian Journal of Psychiatry, 44*(4), 397.

Appleby, L., Dennehy, J. A., Thomas, C. S., Faragher, E. B., & Lewis, G. (1999a). Aftercare and clinical characteristics of people with mental illness who commit suicide: A case-control study. *Lancet, 353*(9162), 1397–1400. https://doi.org/10.1016/S0140-6736(98)10014-4.

Arnaout, M. S., Antun, F. P., & Ashkar, K. (2001). Neuroleptic malignant syndrome with olanzapine associated with severe hypernatremia. *Human Psychopharmacology, 16*(3), 279–281. https://doi.org/10.1002/hup.250.

Backmund, M., & Eichenlaub, D. (2006). Drogennotfälle. In H. R. Zerkowski & G. Baumann (Hrsg.), *HerzAkutMedizin. Ein Manual für die kardiologische, herzchirurgische, anästhesiologische und internistische Praxis* (S. 591–598). Darmstadt: Steinkopff.

Balas, M. C., Deutschman, C. S., Sullivan-Marx, E. M., Strumpf, N. E., Alston, R. P., & Richmond, T. S. (2007). Delirium in older patients in surgical intensive care units. *Journal of Nursing Scholarship, 39*(2), 147–154. https://doi.org/10.1111/j.1547-5069.2007.00160.x.

Baldaçara, L., Sanches, M., Cordeiro, D. C., & Jackoswski, A. P. (2011). Rapid tranquilization for agitated patients in emergency psychiatric rooms: A randomized trial of olanzapine, ziprasidone, haloperidol plus promethazine, haloperidol plus midazolam and haloperidol alone. *Revista Brasileira De Psiquiatria, 33*(1), 30–39. https://doi.org/10.1590/s1516-44462011000100008.

Baldessarini, R. J., Tondo, L., & Hennen, J. (1999). Effects of lithium treatment and its discontinuation on suicidal behavior in bipolar manic-depressive disorders. *Journal of Clinical Psychiatry, 60*(Suppl 2), 77–84.

Barbee, J. G., Mancuso, D. M., Freed, C. R., & Todorov, A. A. (1992). Alprazolam as a neuroleptic adjunct in the emergency treatment of schizophrenia. *American Journal of Psychiatry, 149*(4), 506–510. https://doi.org/10.1176/ajp.149.4.506.

Battaglia, J., Moss, S., Rush, J., Kang, J., Mendoza, R., Leedom, L., … Goodman, L. (1997). Haloperidol, lorazepam, or both for psychotic agitation? A multicenter, prospective, double-blind, emergency department study. *American Journal of Emergency Medicine, 15*(4), 335–40. https://doi.org/10.1016/s0735-6757(97)90119-4.

Beerlage, I., Hering, T., & Nörenberg, L. (2006). *Entwicklung von Standards und Empfehlungen für ein Netzwerk zur bundesweiten Strukturierung und Organisation psychosozialer Notfallversor-*

gung. Schriftenreihe Zivilschutzforschung – Neue Folge Band 57. Bonn: Bundesamt für Bevölkerungsschutz und Katastrophenhilfe.

Benkert, O., & Hippius, H. (2015). *Kompendium der Psychiatrischen Pharmakotherapie* (10. Auflage). Heidelberg: Springer.

Bieniek, S. A., Ownby, R. L., Penalver, A., & Dominguez, R. A. (1998). A double-blind study of lorazepam versus the combination of haloperidol and lorazepam in managing agitation. *Pharmacotherapy, 18*(1), 57–62.

Breitbart, W., Marotta, R., Platt, M. M., Weisman, H., Derevenco, M., Grau, C., … Jacobson, P. (1996). A double-blind trial of haloperidol, chlorpromazine, and lorazepam in the treatment of delirium in hospitalized AIDS patients. *American Journal of Psychiatry, 153*(2), 231–237.

Briskman, I., Dubinski, R., & Barak, Y. (2010). Treating delirium in a general hospital: A descriptive study of prescribing patterns and outcomes. *International Psychogeriatrics, 22*(2), 328–331. https://doi.org/10.1017/S1041610209990986.

Brown, C., Albrecht, R., Pettit, H., McFadden, T., & Schermer, C. (2000). Opioid and benzodiazepine withdrawal syndrome in adult burn patients. *American Surgeon, 66*(4), 367–370.

Brown, G. K. (2001). *A review of suicide assessment measures for intervention research with adults and older adults.* Philadelphia: University of Pennsylvania. http://ruralccp.org/lyra-data/storage/asset/brown-nd-27cb.pdf. Zugegriffen am 14.11.2016.

Bryan, C. J., & Rudd, M. D. (2006). Advances in the assessment of suicide risk. *Journal of Clinical Psychology, 62*(2), 185–200. https://doi.org/10.1002/jclp.20222.

Bundesamt für Bevölkerungsschutz und Katastrophenhilfe (BBK) (2008). Konsensus-Konferenz 2008: *Qualitätsstandards und Leitlinien zur psychosozialen Notfallversorgung in der Gefahrenabwehr in Deutschland.* Bonn: BBK.

Calver, L. A., & Isbister, G. K. (2014). High dose droperidol and QT prolongation: Analysis of continuous 12-lead recordings. *British Journal of Clinical Pharmacology, 77*(5), 880–886. https://doi.org/10.1111/bcp.12272.

Calver, L. A., Downes, M. A., Page, C. B., Bryant, J. L., & Isbister, G. K. (2010). The impact of a standardised intramuscular sedation protocol for acute behavioural disturbance in the emergency department. *BMC Emergency Medicine, 10*(14). https://doi.org/10.1186/1471-227X-10-14.

Calver, L. A., Drinkwater, V., & Isbister, G. K. (2013). A prospective study of high dose sedation for rapid tranquilisation of acute behavioural disturbance in an acute mental health unit. *BMC Psychiatry, 13*, 225. https://doi.org/10.1186/1471-244X-13-225.

Calver, L. A., Drinkwater, V., Gupta, R., Page, C. B., & Isbister, G. K. (2015a). Droperidol v. haloperidol for sedation of aggressive behaviour in acute mental health: Randomised controlled trial. *British Journal of Psychiatry, 206*(3), 223–228. https://doi.org/10.1192/bjp.bp.114.150227.

Calver, L. A., Page, C. B., Downes, M. A., Chan, B., Kinnear, F., Wheatley, L., … Isbister, G. K. (2015b). The Safety and Effectiveness of Droperidol for Sedation of Acute Behavioral Disturbance in the Emergency Department. *Annals of Emergency Medicine, 66*(3), 230–238.e1. https://doi.org/10.1016/j.annemergmed.2015.03.016.

Canas, F. (2007). Management of agitation in the acute psychotic patient – efficacy without excessive sedation. *European Neuropsychopharmacology, 17*(2), S108–S114. https://doi.org/10.1016/j.euroneuro.2007.02.004.

Cavanaugh, S. V. (1986). Psychiatric emergencies. *The Medical Clinics of North America, 70*(5), 1185–1202.

Cavazzoni, P. A., Berg, P. H., Kryzhanovskaya, L. A., Briggs, S. D., Roddy, T. E., Tohen, M., & Kane, J. M. (2006). Comparison of treatment-emergent extrapyramidal symptoms in patients with bipolar mania or schizophrenia during olanzapine clinical trials. *Journal of Clinical Psychiatry, 67*(1), 107–113.

Chan, E. W., Taylor, D. M., Knott, J. C., Phillips, G. A., Castle, D. J., & Kong, D. C. M. (2013). Intravenous droperidol or olanzapine as an adjunct to midazolam for the acutely agitated patient: A multicenter, randomized, double-blind, placebo-controlled clinical trial. *Annals of Emergency Medicine, 61*(1), 72–81. https://doi.org/10.1016/j.annemergmed.2012.07.118.

Chanques, G., Jaber, S., Barbotte, E., Violet, S., Sebbane, M., Perrigault, P.-F., … Eledjam, J.-J. (2006). Impact of systematic evaluation of pain and agitation in an intensive care unit. *Critical Care Medicine, 34*(6), 1691–1699. https://doi.org/10.1097/01.CCM.0000218416.62457.56.

Chew, M. L., Mulsant, B. H., & Pollock, B. G. (2005). Serum anticholinergic activity and cognition in patients with moderate-to-severe dementia. *American Journal of Geriatric Psychiatry, 13*(6), 535–538. https://doi.org/10.1176/appi.ajgp.13.6.535.

Christ, M., Dodt, C., Geldner, G., Hortmann, M., Stadelmeyer, U., & Wulf, H. (2010). Professionalisierung der klinischen Notfallmedizin – Gegenwart und Zukunft. *Anästhesiologie, Intensivmedizin, Notfallmedizin, Schmerztherapie, 45*(10), 666–671. https://doi.org/10.1055/s-0030-1267533.

Correll, C. U., Leucht, S., & Kane, J. M. (2004). Lower risk for tardive dyskinesia associated with second-generation antipsychotics: A systematic review of 1-year studies. *American Journal of Psychiatry, 161*(3), 414–425. https://doi.org/10.1176/appi.ajp.161.3.414.

Coventry, L. L., Siffleet, J. M., & Williams, A. M. (2006). Review of analgesia use in the intensive care unit after heart surgery. *Critical Care and Resuscitation, 8*(2), 135–140.

Cross-National Collaborative Panic Study, Second Phase Investigators (1992). Drug treatment of panic disorder. Comparative efficacy of alprazolam, imipramine, and placebo. *British Journal of Psychiatry, 160*, 191–202. https://doi.org/10.1192/bjp.160.2.191.

Dasgupta, M., & Dumbrell, A. C. (2006). Preoperative risk assessment for delirium after noncardiac surgery: A systematic review. *Journal of the American Geriatrics Society, 54*(10), 1578–1589. https://doi.org/10.1111/j.1532-5415.2006.00893.x.

Delahanty, D. L., Gabert-Quillen, C., Ostrowski, S. A., Nugent, N. R., Fischer, B., Morris, A., … Fallon, W. (2013). The efficacy of initial hydrocortisone administration at preventing posttraumatic distress in adult trauma patients: A randomized trial. *CNS Spectrums, 18*(2), 103–111. https://doi.org/10.1017/S1092852913000096.

Devlin, J. W., Fong, J. J., Fraser, G. L., & Riker, R. R. (2007). Delirium assessment in the critically ill. *Intensive Care Medicine, 33*(6), 929–940. https://doi.org/10.1007/s00134-007-0603-5.

Devlin, J. W., Roberts, R. J., Fong, J. J., Skrobik, Y., Riker, R. R., Hill, N. S., … Garpestad, E. (2010). Efficacy and safety of quetiapine in critically ill patients with delirium: A prospective, multicenter, randomized, double-blind, placebo-controlled pilot study. *Critical Care Medicine, 38*(2), 419–27. https://doi.org/10.1097/CCM.0b013e3181b9e302.

Diehl, A., & Mann, K. (2004). Qualifizierte Entzugsbehandlung bei Alkoholabhängigkeit. *Psychoneuro, 30*(1), 37–41.

Downey, L. V., Zun, L. S., & Gonzales, S. J. (2007). Frequency of alternative to restraints and seclusion and uses of agitation reduction techniques in the emergency department. *General Hospital Psychiatry, 29*(6), 470–474. https://doi.org/10.1016/j.genhosppsych.2007.07.006.

Dubin, W. R., & Feld, J. A. (1989). Rapid tranquilization of the violent patient. *American Journal of Emergency Medicine, 7*(3), 313–320.

Duggal, M. K., Singh, A., Arunabh Lolis, J. D., & Guzik, H. J. (2005). Olanzapine-induced vasculitis. *American Journal of Geriatric Pharmacotherapy, 3*(1), 21–24.

van Eijk, M. M. J., Roes, K. C. B., Honing, M. L. H., Kuiper, M. A., Karakus, A., van der Jagt, M., … Slooter, A. J. C. (2010). Effect of rivastigmine as an adjunct to usual care with haloperidol on duration of delirium and mortality in critically ill patients: A multicentre, double-blind, placebo-controlled randomised trial. *Lancet, 376*(9755), 1829–1837. https://doi.org/10.1016/S0140-6736(10)61855-7.

Elsayem, A., Bush, S. H., Munsell, M. F., Curry, E., 3rd, Calderon, B. B., Paraskevopoulos, T., … Bruera, E. (2010). Subcutaneous olanzapine for hyperactive or mixed delirium in patients with advanced cancer: A preliminary study. *Journal of Pain and Symptom Management*, *40*(5), 774–82. https://doi.org/10.1016/j.jpainsymman.2010.02.017.

Ely, E., Gautam, S., Margolin, R., Francis, J., May, L., Speroff, T., … Inouye, S. (2001). The impact of delirium in the intensive care unit on hospital length of stay. *Intensive Care Medicine*, *27*(12), 1892–1900.

Ely, E. W., Shintani, A., Truman, B., Speroff, T., Gordon, S. M., Harrell, F. E., … Dittus, R. S. (2004). Delirium as a predictor of mortality in mechanically ventilated patients in the intensive care unit. *JAMA*, *291*(14), 1753–1762. https://doi.org/10.1001/jama.291.14.1753.

Erbe, S. (2011). Intoxikation und Substanzabhängigkeit (Kap. 7). In P. Neu (Hrsg.), *Akutpsychiatrie. Das Notfall-Manual* (2. Aufl., S. 60–73). Stuttgart: Schattauer.

Fleet, R. P., Dupuis, G., Kaczorowski, J., Marchand, A., & Beitman, B. D. (1997). Suicidal ideation in emergency department chest pain patients: Panic disorder a risk factor. *American Journal of Emergency Medicine, 15*(4), 345–349.

Flüchter, P., Müller, V., & Pajonk, F. G. (2012). Suizidalität: Procedere im Notfall. *Medizinische Klinik – Intensivmedizin und Notfallmedizin, 107*(6), 469–475. https://doi.org/10.1007/s00063-012-0123-0.

Freye, E., & Latasch, L. (2003). Toleranzentwicklung unter Opioidgabe – Molekulare Mechanismen und klinische Bedeutung. *Anästhesiologie, Intensivmedizin, Notfallmedizin, Schmerztherapie, 38*(1), 14–26. https://doi.org/10.1055/s-2003-36558.

Furuse, T., & Hashimoto, K. (2010). Sigma-1 receptor agonist fluvoxamine for delirium in intensive care units: Report of five cases. *Annals of General Psychiatry, 9*, 18. https://doi.org/10.1186/1744-859X-9-18.

Gagnon, P. R. (2008). Treatment of delirium in supportive and palliative care. *Current Opinion in Supportive and Palliative Care, 2*(1), 60–66. https://doi.org/10.1097/SPC.0b013e3282f4ce05.

Galvin, R., Brathen, G., Ivashynka, A., Hillbom, M., Tanasescu, R., & Leone, M. A. (2010). EFNS guidelines for diagnosis, therapy and prevention of Wernicke encephalopathy. *European Journal of Neurology, 17*(12), 1408–1418. https://doi.org/10.1111/j.1468-1331.2010.03153.x.

Gamberini, M., Bolliger, D., Lurati Buse, G. A., Burkhart, C. S., Grapow, M., Gagneux, A., … Steiner, L. A. (2009). Rivastigmine for the prevention of postoperative delirium in elderly patients undergoing elective cardiac surgery – a randomized controlled trial. *Critical Care Medicine, 37*(5), 1762–8. https://doi.org/10.1097/CCM.0b013e31819da780.

Gao, K., Kemp, D. E., Ganocy, S. J., Gajwani, P., Xia, G., & Calabrese, J. R. (2008). Antipsychotic-induced extrapyramidal side effects in bipolar disorder and schizophrenia: A systematic review. *Journal of Clinical Psychopharmacology, 28*(2), 203–209. https://doi.org/10.1097/JCP.0b013e318166c4d5.

Garriga, M., Pacchiarotti, I., Kasper, S., Zeller, S. L., Allen, M. H., Vázquez, G., … Vieta, E. (2016). Assessment and management of agitation in psychiatry: Expert consensus. *World Journal of Biological Psychiatry, 17*(2), 86–128. https://doi.org/10.3109/15622975.2015.1132007.

Gelpin, E., Bonne, O., Peri, T., Brandes, D., & Shalev, A. Y. (1996). Treatment of recent trauma survivors with benzodiazepines: A prospective study. *Journal of Clinical Psychiatry, 57*(9), 390–394.

Gilchrist, N. A., Asoh, I., & Greenberg, B. (2012). Atypical antipsychotics for the treatment of ICU delirium. *Journal of Intensive Care Medicine, 27*(6), 354–361. https://doi.org/10.1177/0885066611403110.

Girard, T. D., & Ely, E. W. (2008). Delirium in the critically ill patient. *Handbook of Clinical Neurology, 90*, 39–56. https://doi.org/10.1016/S0072-9752(07)01703-4.

Girard, T. D., Pandharipande, P. P., & Ely, E. W. (2008). Delirium in the intensive care unit. *Critical Care, 12*(*Suppl 3*), S3. https://doi.org/10.1186/cc6149.

Goldney, R. D. (2008). *Suicide prevention*. Oxford: Oxford University Press.

Grover, S., Kumar, V., & Chakrabarti, S. (2011). Comparative efficacy study of haloperidol, olanzapine and risperidone in delirium. *Journal of Psychosomatic Research, 71*(4), 277–281. https://doi.org/10.1016/j.jpsychores.2011.01.019.

Guenther, U., Popp, J., Koecher, L., Muders, T., Wrigge, H., Ely, E. W., & Putensen, C. (2010). Validity and reliability of the CAM-ICU Flowsheet to diagnose delirium in surgical ICU patients. *Journal of Critical Care, 25*(1), 144–151. https://doi.org/10.1016/j.jcrc.2009.08.005.

Han, C. S., & Kim, Y. K. (2004). A double-blind trial of risperidone and haloperidol for the treatment of delirium. *Psychosomatics, 45*(4), 297–301.

Hanania, M., & Kitain, E. (2002). Melatonin for treatment and prevention of postoperative delirium. *Anesthesia and Analgesia, 94*(2), 338–339. https://doi.org/10.1097/00000539-200202000-00019.

Harari, D., Hopper, A., Dhesi, J., Babic-Illman, G., Lockwood, L., & Martin, F. (2007). Proactive care of older people undergoing surgery (‚POPS‘): Designing, embedding, evaluating and funding a comprehensive geriatric assessment service for older elective surgical patients. *Age and Ageing, 36*(2), 190–196. https://doi.org/10.1093/ageing/afl163.

Harris, E. C., & Barraclough, B. (1998). Excess mortality of mental disorder. *British Journal of Psychiatry, 173*, 11–53.

Harvey, J. H., Barnett, K., & Overstreet, A. (2004). Trauma growth and other outcomes attendant to loss. *Psychological Inquiry, 15*(1), 26–29.

Hegerl, U., & Fichter, M. M. (2005). Suizidales Verhalten und Suizid. *Verhaltenstherapie, 15*, 4–5.

Herzog, W., Deter, H. C., Fiehn, W., & Petzold, E. (1997). Medical findings and predictors of long-term physical outcome in anorexia nervosa: A prospective, 12-year follow-up study. *Psychological Medicine, 27*(2), 269–279.

Hestermann, U., Backenstrass, M., Gekle, I., Hack, M., Mundt, C., Oster, P., & Thomas, C. (2009). Validation of a German version of the Confusion Assessment Method for delirium detection in a sample of acute geriatric patients with a high prevalence of dementia. *Psychopathology, 42*(4), 270–276. https://doi.org/10.1159/000224151.

Hewer, W., & Rössler, W. (2007). *Akute psychische Erkrankungen. Management und Therapie* (2. Aufl.). München/Jena: Urban & Fischer/Elsevier.

Hewer, W., Rössler, W., & Deter, H. C. (1998). Essstörungen. In W. Hewer & W. Rössler (Hrsg.), *Das Notfallpsychiatrie-Buch* (S. 394–404). München/Wien/Baltimore: Urban & Schwarzenberg.

Hoge, E. A., Worthington, J. J., Nagurney, J. T., Chang, Y., Kay, E. B., Feterowski, C. M., … Pitman, R. K. (2012). Effect of acute posttrauma propranolol on PTSD outcome and physiological responses during script-driven imagery. *CNS Neuroscience and Therapeutics, 18*(1), 21–27. https://doi.org/10.1111/j.1755-5949.2010.00227.x.

Holbrook, A. M., Crowther, R., Lotter, A., Cheng, C., & King, D. (1999). Meta-analysis of benzodiazepine use in the treatment of acute alcohol withdrawal. *Canadian Medical Association Journal, 160*(5), 649–655.

Holzbach, R. (2010). Benzodiazepin-Langzeitgebrauch und -abhängigkeit. *Fortschritte der Neurologie-Psychiatrie, 78*(07), 425–434. https://doi.org/10.1055/s-0029-1245354.

Horikawa, N., Yamazaki, T., Miyamoto, K., Kurosawa, A., Oiso, H., Matsumoto, F., … Takamatsu, K. (2003). Treatment for delirium with risperidone: Results of a prospective open trial with 10 patients. *General Hospital Psychiatry, 25*(4), 289–92. https://doi.org/10.1016/S0163834303000240.

Huang, C. L.-C., Hwang, T.-J., Chen, Y.-H., Huang, G.-H., Hsieh, M. H., Chen, H.-H., & Hwu, H.-G. (2015). Intramuscular olanzapine versus intramuscular haloperidol plus lorazepam for the treatment of acute schizophrenia with agitation: An open-label, randomized controlled trial.

Journal of the Formosan Medical Association, 114(5), 438–445. https://doi.org/10.1016/j.jfma.2015.01.018.

Inouye, S. K. (2004). A practical program for preventing delirium in hospitalized elderly patients. *Cleveland Clinic Journal of Medicine, 71*(11), 890–896.

Inouye, S. K., van Dyck, C. H., Alessi, C. A., Balkin, S., Siegal, A. P., & Horwitz, R. I. (1990). Clarifying confusion: The confusion assessment method. A new method for detection of delirium. *Annals of Internal Medicine, 113*(12), 941–948.

Inouye, S. K., Bogardus, S. T., Charpentier, P. A., Leo-Summers, L., Acampora, D., Holford, T. R., & Cooney, L. M. (1999). A multicomponent intervention to prevent delirium in hospitalized older patients. *New England Journal of Medicine, 340*(9), 669–676. https://doi.org/10.1056/NEJM199903043400901.

Isbister, G. K., Calver, L. A., Page, C. B., Stokes, B., Bryant, J. L., & Downes, M. A. (2010). Randomized controlled trial of intramuscular droperidol versus midazolam for violence and acute behavioral disturbance: The DORM study. *Annals of Emergency Medicine, 56*(4), 392–401.e1. https://doi.org/10.1016/j.annemergmed.2010.05.037.

Jacobi, J., Fraser, G. L., Coursin, D. B., Riker, R. R., Fontaine, D., Wittbrodt, E. T., … Task Force of the American College of Critical Care Medicine (ACCM) of the Society of Critical Care Medicine (SCCM), American Society of Health-System Pharmacists (ASHP), American College of Chest Physicians. (2002). Clinical practice guidelines for the sustained use of sedatives and analgesics in the critically ill adult. *Critical Care Medicine, 30*(1), 119–141.

Jahnsen, K., Roser, P., & Hoffmann, K. (2015). Probleme der Dauertherapie mit Benzodiazepinen und verwandten Substanzen. *Deutsches Ärzteblatt, 112*(1–2), 1–7. https://doi.org/10.3238/arztebl.2015.0001.

Kalisvaart, K. J., de Jonghe, J. F. M., Bogaards, M. J., Vreeswijk, R., Egberts, T. C. G., Burger, B. J., … van Gool, W. A. (2005). Haloperidol prophylaxis for elderly hip-surgery patients at risk for delirium: A randomized placebo-controlled study. *Journal of the American Geriatrics Society, 53*(10), 1658–1666. https://doi.org/10.1111/j.1532-5415.2005.53503.x.

Kane, J. M. (2004). Tardive dyskinesia rates with atypical antipsychotics in adults: Prevalence and incidence. *Journal of Clinical Psychiatry, 65*(Suppl 9), 16–20.

Kemper, U., Takla, T., & Holzbach, R. (2009). Score-gesteuerter Alkoholentzug. *Suchttherapie, 10*(S 01), S544. https://doi.org/10.1055/s-0029-1240352.

Kessler, R. C., Sonnega, A., Bromet, E., Hughes, M., & Nelson, C. B. (1995). Posttraumatic stress disorder in the National Comorbidity Survey. *Archives of General Psychiatry, 52*(12), 1048–1060.

Kim, S. W., Yoo, J. A., Lee, S. Y., Kim, S. Y., Bae, K. Y., Yang, S. J., … Yoon, J. S. (2010). Risperidone versus olanzapine for the treatment of delirium. *Human Psychopharmacology, 25*(4), 298–302. https://doi.org/10.1002/hup.1117.

King, C. A., O'Mara, R. M., Hayward, C. N., & Cunningham, R. M. (2009). Adolescent suicide risk screening in the emergency department. *Academic Emergency Medicine, 16*(11), 1234–1241. https://doi.org/10.1111/j.1553-2712.2009.00500.x.

Kinn, M., Holzbach, R., & Pajonk, F. G. (2008). Psychosozialer Notfall – Substanzinduzierte Störungen durch Alkohol. *Anästhesiologie, Intensivmedizin, Notfallmedizin, Schmerztherapie, 43*(10), 664–673. https://doi.org/10.1055/s-0028-1102983.

Kinn, M., Pajonk, F. G., & Holzbach, R. (2013). Drogennotfälle. In J. Scholz, B. W. Böttiger, V. Dörges, V. Wenzel, & P. Sefrin (Hrsg.), *Notfallmedizin* (3. Aufl., S. 320–329). Stuttgart: Georg Thieme.

Kinon, B. J., Stauffer, V. L., Kollack-Walker, S., Chen, L., & Sniadecki, J. (2008). Olanzapine versus aripiprazole for the treatment of agitation in acutely ill patients with schizophrenia. *Journal of Clinical Psychopharmacology, 28*(6), 601–607. https://doi.org/10.1097/JCP.0b013e31818aaf6c.

Knaevelsrud, C. (2011). Traumatisierungen (Kap. 12). In P. Neu (Hrsg.), *Akutpsychiatrie. Das Notfall-Manual* (2. Aufl., S. 113–122). Stuttgart: Schattauer.

Knott, J. C., Taylor, D. M., & Castle, D. J. (2006). Randomized clinical trial comparing intravenous midazolam and droperidol for sedation of the acutely agitated patient in the emergency department. *Annals of Emergency Medicine, 47*(1), 61–67. https://doi.org/10.1016/j.annemergmed.2005.07.003.

Knox, D. K., & Holloman, G. H. (2012). Use and avoidance of seclusion and restraint: Consensus statement of the american association for emergency psychiatry project Beta seclusion and restraint workgroup. *Western Journal of Emergency Medicine, 13*(1), 35–40. https://doi.org/10.5811/westjem.2011.9.6867.

Lange-Asschenfeldt, C., Müller, M. J., Szegedi, A., Anghelescu, I., Klawe, C., & Wetzel, H. (2003). Symptom-triggered versus standard chlormethiazole treatment of inpatient alcohol withdrawal: Clinical implications from a chart analysis. *European Addiction Research, 9*(1), 1–7. https://doi.org/10.1159/000067729.

Larsen, K. A., Kelly, S. E., Stern, T. A., Bode, R. H., Price, L. L., Hunter, D. J., … Potter, A. W. (2010). Administration of olanzapine to prevent postoperative delirium in elderly joint-replacement patients: A randomized, controlled trial. *Psychosomatics, 51*(5), 409–418. https://doi.org/10.1176/appi.psy.51.5.409.

Lee, K. U., Won, W. Y., Lee, H. K., Kweon, Y. S., Lee, C. T., Pae, C. U., & Bahk, W. M. (2005). Amisulpride versus quetiapine for the treatment of delirium: A randomized, open prospective study. *International Clinical Psychopharmacology, 20*(6), 311–314. https://doi.org/10.1097/00004850-200511000-00005.

Leucht, S., Cipriani, A., Spineli, L., Mavridis, D., Orey, D., Richter, F., … Davis, J. M. (2013). Comparative efficacy and tolerability of 15 antipsychotic drugs in schizophrenia: A multiple-treatments meta-analysis. *Lancet, 382*(9896), 951–962. https://doi.org/10.1016/S0140-6736(13)60733-3.

Lim, C. J., Trevino, C., & Tampi, R. R. (2006). Can olanzapine cause delirium in the elderly? *Annals of Pharmacotherapy, 40*(1), 135–138. https://doi.org/10.1345/aph.1G318.

Lin, S.-M., Liu, C.-Y., Wang, C.-H., Lin, H.-C., Huang, C.-D., Huang, P.-Y., … Kuo, H.-P. (2004). The impact of delirium on the survival of mechanically ventilated patients. *Critical Care Medicine, 32*(11), 2254–2259.

Liptzin, B., Laki, A., Garb, J. L., Fingeroth, R., & Krushell, R. (2005). Donepezil in the prevention and treatment of post-surgical delirium. *American Journal of Geriatric Psychiatry, 13*(12), 1100–1106. https://doi.org/10.1176/appi.ajgp.13.12.1100.

Liu, C. Y., Juang, Y. Y., Liang, H. Y., Lin, N. C., & Yeh, E. K. (2004). Efficacy of risperidone in treating the hyperactive symptoms of delirium. *International Clinical Psychopharmacology, 19*(3), 165–168. https://doi.org/10.1097/00004850-200405000-00008.

Lonergan, E., Britton, A. M., Luxenberg, J., & Wyller, T. (2007). Antipsychotics for delirium. *Cochrane Database of Systematic Reviews, 2*(2). http://onlinelibrary.wiley.com/doi/10.1002/14651858.CD005594.pub2/epdf/standard.

Lütz, A., Heymann, A., Radtke, F. M., Chenitir, C., Neuhaus, U., Nachtigall, I., … Spies, C. D. (2010). Different assessment tools for intensive care unit delirium: Which score to use? *Critical Care Medicine, 38*(2), 409–418. https://doi.org/10.1097/CCM.0b013e3181cabb42.

Lütz, A., Radtke, F. M., Franck, M., Seeling, M., Gaudreau, J.-D., Kleinwächter, R., … Spies, C. D. (2008). Die Nursing Delirium Screening Scale (Nu–DESC) – Richtlinienkonforme Übersetzung für den deutschsprachigen Raum. *Anästhesiologie, Intensivmedizin, Notfallmedizin, Schmerztherapie, 43*(2), 98–102. https://doi.org/10.1055/s-2008-1060551.

Lütz, A., Heymann, A., Radtke, F. M., & Spies, C. D. (2010). Was wir nicht messen, detektieren wir meist auch nicht. *Anästhesiologie, Intensivmedizin, Notfallmedizin, Schmerztherapie, 45*(2), 106–111. https://doi.org/10.1055/s-0030-1248145.

Mackin, P. (2008). Cardiac side effects of psychiatric drugs. *Human Psychopharmacology, 23*(*Suppl 1*), 3–14. https://doi.org/10.1002/hup.915.

Majumdar, S. K. (1991). Chlormethiazole: Current status in the treatment of the acute ethanol withdrawal syndrome. *Drug and Alcohol Dependence, 27*(3), 201–207.

Marcantonio, E. R., Flacker, J. M., Wright, R. J., & Resnick, N. M. (2001). Reducing delirium after hip fracture: A randomized trial. *Journal of the American Geriatrics Society, 49*(5), 516–522.

Mascolo, M., Trent, S., Colwell, C., & Mehler, P. S. (2012). What the emergency department needs to know when caring for your patients with eating disorders. *International Journal of Eating Disorders, 45*(8), 977–981. https://doi.org/10.1002/eat.22035.

McAllister-Williams, R. H., & Ferrier, I. N. (2002). Rapid tranquillisation: Time for a reappraisal of options for parenteral therapy. *The British Journal of Psychiatry, 180*, 485–489.

McDowell, J. A., Mion, L. C., Lydon, T. J., & Inouye, S. K. (1998). A nonpharmacologic sleep protocol for hospitalized older patients. *Journal of the American Geriatrics Society, 46*(6), 700–705.

McGrath, S. D. (1975). A controlled trial of chlormethiazole and chlordiazepoxide in the treatment of the acute withdrawal phase of alcoholism. *British Journal of Addiction to Alcohol and Other Drugs, 70*(1), 81–90.

Mellman, T. A., Byers, P. M., & Augenstein, J. S. (1998). Pilot evaluation of hypnotic medication during acute traumatic stress response. *Journal of Traumatic Stress, 11*(3), 563–569. https://doi.org/10.1023/A:1024460814230.

Meltzer, H. Y., Alphs, L., Green, A. I., Altamura, A. C., Anand, R., Bertoldi, A., … International Suicide Prevention Trial Study Group. (2003). Clozapine treatment for suicidality in schizophrenia: International Suicide Prevention Trial (InterSePT). *Archives of General Psychiatry, 60*(1), 82–91.

Menninger, W. W. (1993). Management of the aggressive and dangerous patient. *Bulletin of the Menninger Clinic, 57*(2), 208–217.

Milbrandt, E. B., Deppen, S., Harrison, P. L., Shintani, A. K., Speroff, T., Stiles, R. A., … Ely, E. W. (2004). Costs associated with delirium in mechanically ventilated patients. *Critical Care Medicine, 32*(4), 955–962.

Mitrany, E., & Melamed, Y. (2005). Compulsory treatment of anorexia nervosa. *Israel Journal of Psychiatry and Related Sciences, 42*(3), 185–190.

Mittal, D., Jimerson, N. A., Neely, E. P., Johnson, W. D., Kennedy, R. E., Torres, R. A., & Nasrallah, H. A. (2004). Risperidone in the treatment of delirium: Results from a prospective open-label trial. *Journal of Clinical Psychiatry, 65*(5), 662–667.

Miyaji, S., Yamamoto, K., Hoshino, S., Yamamoto, H., Sakai, Y., & Miyaoka, H. (2007). Comparison of the risk of adverse events between risperidone and haloperidol in delirium patients. *Psychiatry and Clinical Neurosciences, 61*(3), 275–282. https://doi.org/10.1111/j.1440-1819.2007.01655.x.

Morita, T., Tei, Y., Shishido, H., & Inoue, S. (2004). Olanzapine-induced delirium in a terminally ill cancer patient. *Journal of Pain and Symptom Management, 28*(2), 102–103. https://doi.org/10.1016/j.jpainsymman.2004.04.008.

Mundle, G., Banger, M., Mugele, B., Stetter, F., Soyka, M., Veltrup, C., & Schmidt, L. G. (2006). Akutbehandlung alkoholbezogener Störungen. In L. G. Schmidt, M. Gastpar, P. Falkai, & W. Gaebel (Hrsg.), *Evidenzbasierte Suchtmedizin. S2 Behandlungsleitlinie substanzbezogener Störungen* (S. 25–52). Köln: Deutscher Ärzteverlag.

Muzyk, A. J., Fowler, J. A., Norwood, D. K., & Chilipko, A. (2011). Role of alpha2-agonists in the treatment of acute alcohol withdrawal. *Annals of Pharmacotherapy, 45*(5), 649–657. https://doi.org/10.1345/aph.1P575.

Naber, D., Lambert, M., Krausz, M., & Haasen, C. (2000). *Atypische Neuroleptika.* Bremen: UNImed.

Naumann, U., Mavrogiorgou, P., Pajonk, F. G., & Juckel, G. (2012). Der psychiatrische Notfall – Behandlung von Psychosen im Notarztdienst und in Notaufnahmen. *Anästhesiologie, Intensivmedizin, Notfallmedizin, Schmerztherapie, 47*(6), 382–390. https://doi.org/10.1055/s-0032-1316479.

NICE. (2011).http://www.nice.org.uk/guidance/CG133/chapter/introduction. Zugegriffen am 14.11.2016.

Nordstrom, K., Zun, L., Wilson, M. P., Stiebel, V., Ng, A., Bregman, B., & Anderson, E. (2012). Medical evaluation and triage of the agitated patient: Consensus statement of the American Association for Emergency Psychiatry Project BETA Medical Evaluation Workgroup. *Western Journal of Emergency Medicine, 13*(1), 3–10. https://doi.org/10.5811/westjem.2011.9.6863.

Oberlandesgericht-München (2004). Arzthaftung: Grob fehlerhafte Behandlung einer Anorexie-Patientin. 1 U 3882/03. München.

Oberlandesgericht Schleswig (2002). Unterbringung: Zulässigkeit einer Zwangsbehandlung bei Magersucht. 2 W 17/02. Schleswig

Overshott, R., Karim, S., & Burns, A. (2008). Cholinesterase inhibitors for delirium. *Cochrane Database of Systematic Reviews, 1*, CD005317. https://doi.org/10.1002/14651858.CD005317.pub2.

Ozbolt, L. B., Paniagua, M. A., & Kaiser, R. M. (2008). Atypical antipsychotics for the treatment of delirious elders. *Journal of the American Medical Directors Association, 9*(1), 18–28. https://doi.org/10.1016/j.jamda.2007.08.007.

Pajonk, F. G., & D'Amelio, R. (2007). Psychologische Krisenintervention in der Notfallmedizin. *Notfallmedizin up2date, 2*(3), 253–268.

Pajonk, F. G., & D'Amelio, R. (2008). Erregungszustände, Aggression und gewalttätiges Verhalten im Notarzt- und Rettungsdienst. *Anästhesiologie, Intensivmedizin, Notfallmedizin, Schmerztherapie, 43*(7–8), 514–521. https://doi.org/10.1055/s-0028-1083093.

Pajonk, F.-G., & Messer, T. (2009). Psychiatrische Notfälle. *Psychiatrie und Psychotherapie up2date, 3*(4), 257–276.

Pajonk, F. G., Stoewer, S., Kinn, M., & Fleiter, B. (2006). Psychopharmakotherapie in der Notfallmedizin. *Notfall- und Rettungsmedizin, 9*, 393–402. https://doi.org/10.1007/s10049-006-0831-1

Pajonk, F. G., Schmitt, P., Biedler, A., Richter, J. C., Meyer, W., Luiz, T., & Madler, C. (2008). Psychiatric emergencies in prehospital emergency medical systems: A prospective comparison of two urban settings. *General Hospital Psychiatry, 30*(4), 360–366. https://doi.org/10.1016/j.genhosppsych.2008.03.005.

Pandharipande, P. P., Shintani, A., Peterson, J., Pun, B. T., Wilkinson, G. R., Dittus, R. S., … Ely, E. W. (2006). Lorazepam is an independent risk factor for transitioning to delirium in intensive care unit patients. *Anesthesiology, 104*(1), 21–26.

Pandharipande, P. P., Pun, B. T., Herr, D. L., Maze, M., Girard, T. D., Miller, R. R., … Ely, E. W. (2007). Effect of sedation with dexmedetomidine vs lorazepam on acute brain dysfunction in mechanically ventilated patients: The MENDS randomized controlled trial. *JAMA, 298*(22), 2644–2653. https://doi.org/10.1001/jama.298.22.2644.

Pandharipande, P. P., Sanders, R. D., Girard, T. D., McGrane, S., Thompson, J. L., Shintani, A. K., … MENDS investigators. (2010). Effect of dexmedetomidine versus lorazepam on outcome in patients with sepsis: An a priori-designed analysis of the MENDS randomized controlled trial. *Critical Care, 14*(2), R38. https://doi.org/10.1186/cc8916.

Perkonigg, A., Kessler, R. C., Storz, S., & Wittchen, H. U. (2000). Traumatic events and post-traumatic stress disorder in the community: Prevalence, risk factors and comorbidity. *Acta Psychiatrica Scandinavica, 101*(1), 46–59.

Peterson, J. F., Pun, B. T., Dittus, R. S., Thomason, J. W. W., Jackson, J. C., Shintani, A. K., & Ely, E. W. (2006). Delirium and its motoric subtypes: A study of 614 critically ill patients. *Journal of the American Geriatrics Society, 54*(3), 479–484. https://doi.org/10.1111/ j.1532-5415.2005.00621.x.

Pierce, D. W. (1981). The predictive validation of a suicide intent scale: A five year follow-up. *British Journal of Psychiatry, 139*, 391–396.

Pisani, F., Oteri, G., Costa, C., Di Raimondo, G., & Di Perri, R. (2002). Effects of psychotropic drugs on seizure threshold. *Drug Safety, 25*(2), 91–110. https://doi.org/10.2165/00002018-200225020-00004

Pitman, R. K., & Delahanty, D. L. (2005). Conceptually driven pharmacologic approaches to acute trauma. *CNS Spectrums, 10*(2), 99–106.

Pitman, R. K., Sanders, K. M., Zusman, R. M., Healy, A. R., Cheema, F., Lasko, N. B., … Orr, S. P. (2002). Pilot study of secondary prevention of posttraumatic stress disorder with propranolol. *Biological Psychiatry, 51*(2), 189–192.

Poser, W., Böning, J., Holzbach, R., & Schmidt, L. G. (2006). Medikamentenabhängigkeit (Sedativa, Hypnotika, Analgetika, Psychostimulanzien). In L. G. Schmidt, M. Gastpar, P. Falkai, & W. Gaebel (Hrsg.), *Evidenzbasierte Suchtmedizin. Behandlungsleitlinie Substanzbezogene Störungen* (S. 271–307). Köln: Deutscher Ärzteverlag.

Preuß, U. W., Bahlmann, M., Koller, G., & Soyka, M. (2000). Die Behandlung der Kokainabhängigkeit. *Fortschritte der Neurologie-Psychiatrie, 68*(05), 224–238. https://doi.org/10.1055/ s-2000-11634.

Qi, W., Gevonden, M., & Shalev, A. (2016). Prevention of post-traumatic stress disorder after Trauma: Current evidence and future directions. *Current Psychiatry Reports, 18*(2), 20. https:// doi.org/10.1007/s11920-015-0655-0.

Radtke, F. M., Franck, M., Oppermann, S., Lütz, A., Seeling, M., Heymann, A., … Spies, C. D. (2009). Die Intensive Care Delirium Screening Checklist (ICDSC) – Richtlinienkonforme Übersetzung und Validierung einer intensivmedizinischen Delirium–Checkliste. *Anästhesiologie, Intensivmedizin, Notfallmedizin, Schmerztherapie, 44*(2), 80–86. https://doi.org/10.1055/s-0029-1202647.

Raivio, M. M., Laurila, J. V., Strandberg, T. E., Tilvis, R. S., & Pitkala, K. H. (2007). Neither atypical nor conventional antipsychotics increase mortality or hospital admissions among elderly patients with dementia: A two-year prospective study. *American Journal of Geriatric Psychiatry, 15*(5), 416–424. https://doi.org/10.1097/JGP.0b013e31802d0b00.

Raveendran, N. S., Tharyan, P., Alexander, J., Adams, C. E., & TREC-India II Collaborative Group (2007). Rapid tranquillisation in psychiatric emergency settings in India: Pragmatic randomised controlled trial of intramuscular olanzapine versus intramuscular haloperidol plus promethazine. *BMJ, 335*(7625), 865. https://doi.org/10.1136/bmj.39341.608519.BE.

Ravona-Springer, R., Dolberg, O. T., Hirschmann, S., & Grunhaus, L. (1998). Delirium in elderly patients treated with risperidone: A report of three cases. *Journal of Clinical Psychopharmacology, 18*(2), 171–172.

Rea, R. S., Battistone, S., Fong, J. J., & Devlin, J. W. (2007). Atypical antipsychotics versus haloperidol for treatment of delirium in acutely ill patients. *Pharmacotherapy, 27*(4), 588–594. https:// doi.org/10.1592/phco.27.4.588.

Reist, C., Duffy, J. G., Fujimoto, K., & Cahill, L. (2001). beta-Adrenergic blockade and emotional memory in PTSD. *International Journal of Neuropsychopharmacology, 4*(4), 377–383. https:// doi.org/10.1017/S1461145701002607.

Richmond, J. S., Berlin, J. S., Fishkind, A. B., Holloman, G. H., Zeller, S. L., Wilson, M. P., … Ng, A. T. (2012). Verbal De-escalation of the Agitated Patient: Consensus Statement of the American Association for Emergency Psychiatry Project BETA De-escalation Workgroup. *Western Journal of Emergency Medicine, 13*(1), 17–25. https://doi.org/10.5811/westjem.2011.9.6864.

Riker, R. R., Shehabi, Y., Bokesch, P. M., Ceraso, D., Wisemandle, W., Koura, F., … SEDCOM (Safety and Efficacy of Dexmedetomidine Compared With Midazolam) Study Group. (2009).

Dexmedetomidine vs midazolam for sedation of critically ill patients: A randomized trial. *JAMA, 301*(5), 489–499. https://doi.org/10.1001/jama.2009.56.

Ritola, E., & Malinen, L. (1981). A double-blind comparison of carbamazepine and clomethiazole in the treatment of alcohol withdrawal syndrome. *Acta Psychiatrica Scandinavica, 64*(3), 254–259.

Rubino, A. S., Onorati, F., Caroleo, S., Galato, E., Nucera, S., Amantea, B., … Renzulli, A. (2010). Impact of clonidine administration on delirium and related respiratory weaning after surgical correction of acute type-A aortic dissection: Results of a pilot study. *Interactive Cardiovascular and Thoracic Surgery, 10*(1), 58–62. https://doi.org/10.1510/icvts.2009.217562.

Rund, D. A., Ewing, J. D., Mitzel, K., & Votolato, N. (2006). The use of intramuscular benzodiazepines and antipsychotic agents in the treatment of acute agitation or violence in the emergency department. *Journal of Emergency Medicine, 31*(3), 317–324. https://doi.org/10.1016/j.jemermed.2005.09.021.

Sampson, E. L., Raven, P. R., Ndhlovu, P. N., Vallance, A., Garlick, N., Watts, J., … Ritchie, C. W. (2007). A randomized, double-blind, placebo-controlled trial of donepezil hydrochloride (Aricept) for reducing the incidence of postoperative delirium after elective total hip replacement. *International Journal of Geriatric Psychiatry, 22*(4), 343–9. https://doi.org/10.1002/gps.1679.

Samuels, S., & Fang, M. (2004). Olanzapine may cause delirium in geriatric patients. *Journal of Clinical Psychiatry, 65*(4), 582–583.

Schmitt, T. K., & Pajonk, F.-G. (2008). Postoperatives Delir beim Intensivpatienten. *Der Anaesthesist 57*(4):403-431. https://doi.org/10.1007/s00101-008-1359-1.

Schuchardt, V., & Hacke, W. (2000). Klinik und Therapie alkoholassoziierter neurologischer Störungen. In H. K. Seitz, C. S. Lieber, & U. A. Simanowski (Hrsg.), *Handbuch Alkohol, Alkoholismus, alkoholbedingte Organschäden* (S. 516–535). Heidelberg: Johann Ambrosius Barth.

Siddiqi, N., Stockdale, R., Britton, A. M., & Holmes, J. (2007). Interventions for preventing delirium in hospitalised patients. *Cochrane Database of Systematic Reviews, 2*, CD005563. https://doi.org/10.1002/14651858.CD005563.pub2.

Simon, R. I., & Hales, R. E. (2012). *The American Psychiatric Publishing textbook of suicide assessment and management* (2. Aufl.). Arlington: American Psychiatric Publishing.

Singh, D., Chander, V., & Chopra, K. (2005). Rhabdomyolysis. *Methods and Findings in Experimental and Clinical Pharmacology, 27*(1), 39–48. https://doi.org/10.1358/mf.2005.27.1.875435.

Skrobik, Y. K., Bergeron, N., Dumont, M., & Gottfried, S. B. (2004). Olanzapine vs haloperidol: Treating delirium in a critical care setting. *Intensive Care Medicine, 30*(3), 444–449. https://doi.org/10.1007/s00134-003-2117-0.

Solomons, K., & Geiger, O. (2000). Olanzapine use in the elderly: A retrospective analysis. *Canadian Journal of Psychiatry, 45*(2), 151–155.

Soyka, M. (2006). Alkoholhalluzinose und Eifersuchtswahn. *Fortschritte der Neurologie-Psychiatrie, 74*(6), 346-352-354.. https://doi.org/10.1055/s-2005-915641.

Spasovski, G., Vanholder, R., Allolio, B., Annane, D., Ball, S., Bichet, D., … Hyponatraemia Guideline Development Group. (2014). Clinical practice guideline on diagnosis and treatment of hyponatraemia. *European Journal of Endocrinology, 170*(3), G1-47. https://doi.org/10.1530/EJE-13-1020.

Spies, C. D. (2000). Anästhesiologische Aspekte bei Alkoholmissbrauch. *Therapeutische Umschau, 57*(4), 261–263. https://doi.org/10.1024/0040-5930.57.4.261.

Spies, C. D., & Rommelspacher, H. (1999). Alcohol withdrawal in the surgical patient: Prevention and treatment. *Anesthesia and Analgesia, 88*(4), 946–954.

Spies, C. D., Neuner, B., Neumann, T., Blum, S., Müller, C., Rommelspacher, H., … Schaffartzik, W. (1996). Intercurrent complications in chronic alcoholic men admitted to the intensive care unit following trauma. *Intensive Care Medicine, 22*(4), 286–293.

Spies, C. D., Otter, H. E., Hüske, B., Sinha, P., Neumann, T., Rettig, J., … Sellers, E. M. (2003). Alcohol withdrawal severity is decreased by symptom-orientated adjusted bolus therapy in the ICU. *Intensive Care Medicine, 29*(12), 2230–2238. https://doi.org/10.1007/s00134-003-2033-3.

Stehr, S. N., Kollner, V., & Frank, M. D. (2004). Anorexia nervosa: Implikationen für den Rettungsdienst. *Der Anaesthesist, 53*(2), 157–162. https://doi.org/10.1007/s00101-003-0614-8.

Steil, B. (2003). Delirantes Syndrom nach Olanzapin-Intoxikation. *Der Nervenarzt, 74*(11), 1009–1011. https://doi.org/10.1007/s00115-003-1510-9.

Stein, M. B., Kerridge, C., Dimsdale, J. E., & Hoyt, D. B. (2007). Pharmacotherapy to prevent PTSD: Results from a randomized controlled proof-of-concept trial in physically injured patients. *Journal of Traumatic Stress, 20*(6), 923–932. https://doi.org/10.1002/jts.20270.

Steinert, T. (2012). Pharmakotherapie bei aggressivem Verhalten. In G. Walter, J. Nau, & N. Bergemann (Hrsg.), *Aggression und Aggressionsmanagement - Praxishandbuch für Gesundheits- und Sozialberufe* (S. 215–229). Bern: Huber.

Stevens, R. D., & Bhardwaj, A. (2006). Approach to the comatose patient. *Critical Care Medicine, 34*(1), 31–41.

Stowell, K. R., Florence, P., Harman, H. J., & Glick, R. L. (2012). Psychiatric evaluation of the agitated patient: Consensus statement of the American Association for Emergency Psychiatry Project BETA Psychiatric Evaluation Workgroup. *Western Journal of Emergency Medicine, 13*(1), 11–16. https://doi.org/10.5811/westjem.2011.9.6868.

Sultan, S. S. (2010). Assessment of role of perioperative melatonin in prevention and treatment of postoperative delirium after hip arthroplasty under spinal anesthesia in the elderly. *Saudi Journal of Anaesthesia, 4*(3), 169–173. https://doi.org/10.4103/1658-354X.71132.

Tahir, T. A., Eeles, E., Karapareddy, V., Muthuvelu, P., Chapple, S., Phillips, B., … Bisson, J. I. (2010). A randomized controlled trial of quetiapine versus placebo in the treatment of delirium. *Journal of Psychosomatic Research, 69*(5), 485–90. https://doi.org/10.1016/j.jpsychores.2010.05.006.

Tonn, P., Reuter, S., Gerlach, N., Dahmen, N., & Pajonk, F. G. (2008). Psychiatrische Patienten in der Notaufnahme. *Notfall- und Rettungsmedizin, 11*, 537–546.

TREC Collaborative Group (2003). Rapid tranquillisation for agitated patients in emergency psychiatric rooms: A randomised trial of midazolam versus haloperidol plus promethazine. *BMJ, 327*(7417), 708–713. https://doi.org/10.1136/bmj.327.7417.708.

Triltsch, A. E., Welte, M., von Homeyer, P., Grosse, J., Genähr, A., Moshirzadeh, M., … Spies, C. D. (2002). Bispectral index-guided sedation with dexmedetomidine in intensive care: A prospective, randomized, double blind, placebo-controlled phase II study. *Critical Care Medicine, 30*(5), 1007–1014.

Villari, V., Rocca, P., Fonzo, V., Montemagni, C., Pandullo, P., & Bogetto, F. (2008). Oral risperidone, olanzapine and quetiapine versus haloperidol in psychotic agitation. *Progress in Neuro-Psychopharmacology and Biological Psychiatry, 32*(2), 405–413. https://doi.org/10.1016/j.pnpbp.2007.09.007.

Wabnitz, F., Hädrich, F., & Pajonk, F. G. (2011). Umgang mit alkoholisierten Patienten – Tipps für die Notaufnahme. *Lege artis, 1*(2), 96–99.

Wilson, M. P., Pepper, D., Currier, G. W., Holloman, G. H., & Feifel, D. (2012). The psychopharmacology of agitation: Consensus statement of the american association for emergency psychiatry project Beta psychopharmacology workgroup. *Western Journal of Emergency Medicine, 13*(1), 26–34. https://doi.org/10.5811/westjem.2011.9.6866.

Wolf, A., & Pajonk, F. G. (2012b). Psychische Störungen in der Intensivmedizin – Teil 2: Prävention und Therapie. *Anästhesiologie, Intensivmedizin, Notfallmedizin, Schmerztherapie, 47*(4), 214–223. https://doi.org/10.1055/s-0032-1307462.

Wolf, A., Müller, M. J., & Pajonk, F. G. (2013). Psychopharmakotherapie im Notarztdienst. *Medizinische Klinik – Intensivmedizin und Notfallmedizin, 108*(8), 683–696. https://doi.org/10.1007/s00063-013-0318-z.

Wolf, A., Müller, M. J., & Pajonk, F. G. (2014). Psychopharmaka im Notarztdienst. *Medizinische Klinik – Intensivmedizin und Notfallmedizin, 109*(1), 71–81. https://doi.org/10.1007/s00063-013-0331-2.

Wolfersdorf, M. (2002). *Der suizidale Patient in Klinik und Praxis*. Stuttgart: Wissenschaftliche Verlagsgesellschaft.

Wolfersdorf, M. (2008). Suizidalität. *Der Nervenarzt, 79*(11), 1319-34–6. https://doi.org/10.1007/s00115-008-2478-2.

Yoshimasu, K., Kiyohara, C., & Miyashita, K. (2008). Suicidal risk factors and completed suicide: Meta-analyses based on psychological autopsy studies. *Environmental Health and Preventive Medicine, 13*(5), 243–256. https://doi.org/10.1007/s12199-008-0037-x.

Zvosec, D. L., Smith, S. W., Litonjua, R., & Westfal, R. E. J. (2007). Physostigmine for gamma-hydroxybutyrate coma: Inefficacy, adverse events, and review. *Clinical Toxicology, 45*(3), 261–265. https://doi.org/10.1080/15563650601072159.

Inhaltsverzeichnis

7.1   Alte Menschen

Der steigende Anteil alter Menschen an der Bevölkerung führt dazu, dass Ärzte aller Fachrichtungen zunehmend mit psychiatrischen Akutsituationen in dieser Altersgruppe konfrontiert werden. Es wird geschätzt, dass – bei Berücksichtigung aller Schweregrade – 10–25 % der über 65-jährigen psychische Störungen aufweisen, wobei Depressionen sowie Demenzen und andere organisch bedingte psychische Störungen im Vordergrund stehen. Im Vergleich zu jungen Patienten haben psychiatrische Notfälle im höheren Lebensalter häufiger eine körperliche Ursache. Weit mehr als 50 % der Patienten weisen somatische Begleiterkrankungen auf, häufig im Sinne einer Multimorbidität. Somatische Erkrankungen können in vielfältiger Weise psychische Störungen verursachen, auslösen, verstärken oder auch vortäuschen.

© Springer-Verlag GmbH Deutschland, ein Teil von Springer Nature 2020   177
F.-G. Pajonk et al. (Hrsg.), *S2k-Leitlinie Notfallpsychiatrie*,
https://doi.org/10.1007/978-3-662-61174-6_7

Somatische Erkrankungen im höheren Lebensalter sind vor allem durch die folgenden Faktoren gekennzeichnet:

- Reduzierte Stresstoleranz und Einschränkung der funktionellen Reserven aller Organsysteme
- Reduzierter intrazellulärer, interzellulärer und intravasaler Flüssigkeitsgehalt (isotone, hypotone und hypertone Dehydratation, Exsikkose)
- Abnahme der Sauerstoffaufnahmekapazität
- Veränderungen der Immunfunktion
- Gebrechlichkeit
- Einschränkung sensorischer und kognitiver Funktionen

Die Kombination dieser für das höhere Lebensalter charakteristischen Veränderungen kann rasch dazu führen, dass ein lokal begrenzter Krankheitsprozess sich systemisch ausbreitet (im Sinne einer Multiorgandysfunktion oder eines Multiorganversagens) bzw. eine eigentlich harmlose Erkrankung lebensbedrohlich wird. Von diesen Veränderungen ist auch das Gehirn nicht ausgenommen. Die zerebralen Funktionen speziell älterer Menschen reagieren sensibel auf die Veränderungen der Homöostase. Eine solche Veränderung kann eine Vielzahl unterschiedlicher neurologischer und/oder psychiatrischer Symptome als unspezifische Antwort auf eine zerebrale oder extrazerebrale Erkrankung hervorrufen. Die Kombination vielfältiger somatischer und neuro-psychiatrischer Symptome kann sich zudem gegenseitig verstärken und führt zu dem für ältere Menschen typischen „atypischen" Krankheitsbild.

Ausgangspunkt für eine solche Kaskade von Funktionsstörungen kann beispielsweise das verminderte Durstempfinden älterer Menschen mit der Folge einer Dehydratation sein (Stachenfeld et al. 1997). Wenn sich auf diesem Boden ein banaler Infekt (z. B. ein Harnwegsinfekt) bei allgemein anerger Immunitätslage entwickelt, wird ein Arzt in der Regel bereits einen stark verlangsamten, verwirrten oder deliranten Patienten vorfinden. Präklinisch ist eine Diagnosestellung kaum möglich, im Krankenhaus stellt sich nicht selten eine Sepsis mit Multiorgandysfunktion dar. Zu den Vulnerabilitätsfaktoren zählen u. a. Multimorbidität, banale Infekte mit und ohne Fieber, Malnutrition oder Exsikkose. Als Präzipitationsfaktoren gelten erworbene Risiken im Rahmen einer medizinischen Versorgung, z. B. Polypharmakotherapie, Katheterisierung, diagnostische Eingriffe und Operationen, Fixierungen und Wechsel von Personal und Umgebung (Weinrebe et al. 2001).

Differentialdiagnostisch muss darüber hinaus eine Intoxikation oder eine Übersedierung bedacht werden. Gerade beim älteren Menschen kann die Exposition von Medikamenten oder anderen exogenen Substanzen bereits in niedrigen und von einem gesunden Organismus üblicherweise problemlos vertragenen Mengen Verwirrtheitszustände oder Delirien auslösen.

Auslöser akuter Exazerbationen sowohl psychiatrischer wie somatischer Erkrankungen kann auch sein, dass Aktivitäten des täglichen Lebens nicht mehr bewältigt werden können bzw. Unterstützung durch Familie oder soziales Umfeld entfallen sind.

Es gibt Hinweise darauf, dass Akutsituationen im Alter häufig dadurch entstehen, dass die Patienten aus Scheu, Angst, Verleugnung eines Problems oder Mangel an Einsicht psychiatrische Hilfen im Vorfeld zu wenig nutzen oder ablehnen. Aus Scham werden Wahn- oder Suizidgedanken oft nicht mitgeteilt und individuelle Defizite verschwiegen. Erst bei erheblichen Verhaltensauffälligkeiten gelangen sie dann – oft gegen ihren Willen – mit Angehörigen oder der Polizei in stationäre Behandlung.

Die Multimorbidität im Alter verursacht häufig eine Polypharmazie. Zahl und Menge der von alten Menschen eingenommenen Medikamente sind überdurchschnittlich hoch. Ca. 42 % der über 65-jährigen gesetzlich Versicherten erhalten eine Polypharmazie (fünf oder mehr Wirkstoffe), wobei frei verkäufliche Medikamente nicht berücksichtigt sind, ca. 20–25 % nehmen potenziell inadäquate Medikamente. Von letzteren entfallen ca. 15 % auf Beruhigungs- und Schlafmittel, 13 % auf Antidepressiva und 7 % auf Antidementiva (Günster 2012). Ca. 25 % der Personen dieser Altersgruppe nehmen Psychopharmaka ein. Die Rate unerwünschter Arzneimittelwirkungen (UAW) ist bei alten Menschen besonders hoch, in etwa 8 % der Fälle sind diese Grund für eine stationäre Aufnahme (Mühlberg und Sieber 2014; Wehling und Burkhardt 2013). Es ist davon auszugehen, dass bei einem erheblichen Anteil gerontopsychiatrischer Akutsituationen Medikamente mitverantwortlich sind (s. auch Abschn. 7.5). Bei Einnahme einer Vielzahl von Medikamenten sind die daraus resultierenden pharmakologischen Interaktionen häufig nicht prognostizierbar, weshalb eine präzise Medikamentenanamnese unerlässlich ist (Dormann et al. 2013; Maßhammer et al. 2016). Darüber hinaus ist es auch bedeutsam, Hinweise für eine nicht sachgemäße Medikamenteneinnahme im Sinne einer Über- bzw. Untermedikation zu identifizieren. Besonders gefährdet hinsichtlich einer Fehleinnahme sind verhaltensauffällige und vor allem aggressive Patienten mit Demenzen.

Unverzichtbar ist es, möglichst frühzeitig Informationen über die Lebenssituation des Patienten einzuholen. Häufig sind es weniger Veränderungen im Gesundheitszustand als Versorgungsprobleme, die im Zusammenhang mit einer psychischen Erkrankung auftreten und akuten Handlungsbedarf bedingen, wie z. B. bei einer Krankenhausaufnahme des bisher versorgenden Ehepartners. In diesem Kontext sollte auch frühzeitig geklärt werden, ob rechtliche Regelungen bestehen, die bei der Entscheidungsfindung in der Akutsituation hilfreich sind und in jedem Fall beachtet werden müssen (z. B. gesetzliche Betreuung, Vorsorgevollmacht, Patientenverfügung, s. Abschn. 8.6).

Ältere Patienten in der Notfallmedizin
Studien zur Häufigkeit psychiatrischer Notfälle älterer Menschen im Notarzt- und Rettungsdienst, in Notaufnahmen oder in psychiatrischen Kliniken existieren bislang kaum. Entsprechend der Häufigkeit psychischer Erkrankungen im Senium ist davon auszugehen, dass Demenzen, Depressionen mit und ohne Suizidalität, Missbrauch und Abhängigkeit von psychotropen Substanzen (z. B. Alkohol, Benzodiazepine oder Hypnotika) und Angststörungen die häufigsten Ursachen von psychiatrischen Notfällen sind. Diese stellen sich im Notfall meist als Erregungszustände, Verwirrtheitszustände oder Delirien und Stupor dar. Die Rate an Erregungszuständen mit Aggressivität wird beispielsweise bei Patienten

mit einer Demenz vom Alzheimer-Typ auf bis zu 60 %, mindestens aber 20 % geschätzt (Tsai et al. 1996).

Im Notarztdienst finden sich Hinweise auf eine kontinuierliche Zunahme älterer Patienten (Schlechtriemen et al. 2013), vereinzelt liegt der Anteil der über 75 Jährigen bereits bei 30 % (Messelken et al. 2010). In deutschen Notaufnahmen beträgt der Anteil über 70 jähriger Patienten nach einer Umfrage ca. 30 % (Groening et al. 2015). Etwa 35 % der geriatrischen Patienten, die in eine Notaufnahme kommen, haben vorbestehende akustische, visuelle und kognitive Einschränkungen (Carpenter et al. 2011; Han und Wilber 2013). Die Verweildauer in der Notaufnahme ist deutlich länger als bei jüngeren Patienten (Biber et al. 2012; Singal et al. 1992), geriatrische Patienten werden signifikant häufiger stationär aufgenommen (Aminzadeh und Dalziel 2002; Kada et al. 2011). Jeder zweite multimorbide ältere Patient mit einer neurokognitiven Erkrankung erreicht das Krankenhaus als Notfall (Renteln-Kruse et al. 2015).

Kennzahlen und Qualitätsindikatoren für die notfallmedizinische Versorgung älterer Patienten fehlten bislang weitgehend und lagen nur für Patienten mit kognitiven Einschränkungen vor (Schnitker et al. 2015a, b). In einem neu entwickelten Katalog wird, im Einklang mit Curricula anderer europäischer Fachgesellschaften, als Qualitätsindikator in der Notaufnahme unter anderem der Ausschluss eines Delirs obligatorisch verlangt (Bellou et al. 2016; Schuster et al. 2015; Singler et al. 2016).

Diagnostik

Die Behandlung eines notfallmäßig erkrankten gerontopsychiatrischen Patienten erfordert besondere Fachkenntnisse. Generell gilt, dass eine gründliche und zuverlässige Anamneseerhebung in mehr als 75 % aller Konsultationen eine direkte Diagnose ermöglicht und sich somit anderen klinischen und paraklinischen Untersuchungsverfahren als weitaus überlegen erweist (Hampton et al. 1975; Peterson 1992).

Aufgrund möglicherweise bestehender kognitiver Defizite ist allerdings eine verlässliche Anamnese oft schwierig und zeitaufwendig und daher insbesondere in einer Notfallsituation nicht realistisch. Im Anamnesegespräch ist es wichtig, die Geschwindigkeit und den Inhalt auf die sensorischen und kognitiven Beeinträchtigungen des Patienten einzustellen.

Besondere Bedeutung kommt dabei der Fremdanamnese zu. Hilfreich sind ergänzende Angaben von:

- Rettungsdienstmitarbeitern
- Hausärzten
- Familienangehörigen
- Betreuungspersonen/Nachbarn

In der Fremdanamnese müssen folgende Informationen erfragt werden:

- Aktuelle Medikation, Medikamentenvorräte und Einnahmecompliance

- Häusliche Versorgung/Heimunterbringung
- Wohnsituation (Versorgung mit Strom, Wasser, Lebensmitteln, Müllentsorgung, hygienische Bedingungen, Telefon, Hausnotruf)
- Bestehen einer Betreuung oder Vollmacht/Vorsorgevollmacht
- Bezugspersonen

Ergänzend sind eine allgemeine Labordiagnostik mit Medikamentenspiegeln und toxikologische Untersuchungen durchzuführen.

In der Notfallsituation ist es meist nicht möglich, die kognitiven Beeinträchtigungen und affektiven Störungen sowie die Einschränkungen der Alltagskompetenz mit Hilfe von Tests zu quantifizieren und damit zu objektivieren. Sie können im Erstgespräch häufig nur durch die eigenen ärztlichen Erfahrungen beurteilt werden.

Zur Beurteilung kognitiver Störungen im höheren Lebensalter stehen vor allem der Mini-Mental-Status-Test, der DemTect, der Montreal-Cognitive-Assessment (MoCA)-Test und der Uhrentest zur Verfügung.

Pharmakotherapie

Die medikamentöse Behandlung erfolgt in der Regel wie bei jüngeren Erwachsenen, wenngleich häufig mit geringeren Dosen. Es muss mit einer Leber- und Niereninsuffizienz als Folge einer bestehenden Vorschädigung oder altersbedingter Funktionsstörung der Organe gerechnet werden, über die die meisten Pharmaka deaktiviert oder eliminiert werden, so dass es auch unter üblichen therapeutischen Dosierungen zu Überdosierungen kommen kann. Sollte ein Benzodiazepin zur Therapie gewählt werden, sind daher Substanzen mit kurzer Halbwertszeit und fehlenden aktiven Metaboliten zu bevorzugen (z. B. Lorazepam).

> Aufgrund reduzierter Organfunktionen kann es bei älteren Menschen auch unter üblichen therapeutischen Dosierungen zu Überdosierungserscheinungen oder vermehrten Nebenwirkungen kommen. Daher ist die Dosis in der Regel niedriger zu wählen.

Auch das Nebenwirkungsprofil der Medikamente kann unterschiedlich sein. So finden sich bei Menschen im höheren Lebensalter z. B. häufiger paradoxe Reaktionen auf Benzodiazepine. Auch unter oraler Gabe kann es bei Patienten mit respiratorischer Partial- oder Globalinsuffizienz zu einer pulmonalen Dekompensation mit Hyperkapnie kommen. Zusätzlich können Schlafapnoen verstärkt werden. Bei Gabe von Antipsychotika ist das deutlich erhöhte Risiko für die Entwicklung extrapyramidalmotorischer Störungen und tardiver Dyskinesien zu beachten.

Einige Antipsychotika und Antidepressiva weisen eine α_1-adrenolytische Aktivität auf, die Blutdruckabfälle und damit besonders beim alten Menschen Synkopen und Stürze herbeiführen können. Unter trizyklischen Psychopharmaka (z. B. niederpotente Antipsychotika, Antidepressiva) mit anticholinerger Wirksamkeit können sich u. a. Darmatonien mit Subileussymptomatik, ein Harnverhalt bei Prostatahypertrophie oder ein Glaukomanfall entwickeln. Außerdem verschlechtern anticholinerg wirksame Pharmaka die Vigilanz und Koordination und können damit ebenfalls eine erhöhte Sturzneigung hervorrufen.

7.2   Patienten mit Migrationshintergrund

Unter „Menschen mit Migrationshintergrund" werden in Deutschland offiziell alle Menschen verstanden, die nach 1949 in das heutige Gebiet der Bundesrepublik Deutschland zugezogen sind, sowie alle in Deutschland geborenen Ausländer und alle in Deutschland als Deutsche Geborenen mit zumindest einem zugezogenen oder als Ausländer in Deutschland geborenen Elternteil (Statistisches Bundesamt 2011). Damit handelt es sich nicht um eine einheitliche, sondern um zahlreiche heterogene Gruppen von Menschen verschiedener Herkunftsländer und Migrationsgenerationen, mit sehr unterschiedlicher kultureller, ethnischer, religiöser und sozialer Herkunft, unterschiedlichen Bildungshintergründen und sozioökonomischen Lebenssituationen. Auch Migrationsmotiv und -dauer, Aufenthaltsstatus, Familiensituation oder Arbeits- und Wohnsituation sind hoch variabel (Gavranidou 2009).

Psychische Störungen bei Migranten
Der Prozess der Migration ist vielschichtig und beinhaltet den Umgang mit Verlusten (z. B. von Beziehungen und Kompetenzen) und die Verarbeitung vieler neuer Erfahrungen. Diese ziehen häufig langwierige Akkulturationsprozesse nach sich, die unter Umständen zu körperlichen und psychischen Beschwerden führen können.

Dies ist besonders relevant, da ein Teil der Migrationsbevölkerung großen gesundheitlichen Risiken ausgesetzt ist:

- Deutlich mehr kritische „live events" (z. B. traumatische Erlebnisse wie Folter und Misshandlung, fragliche Zukunftsorientierung und -perspektiven, Identitätskrisen, Rollen- und Statusverluste, Entwurzelungs- und Verlustgefühle)
- Unrealistische Erwartungen und fehlendes Wissen über Land, Bräuche, Sitten und Sprache
- Misstrauen gegenüber offiziellen Institutionen des Landes, unsichere Aufenthaltssituation
- Diskriminierung, höhere Arbeitslosigkeit, geringere Bildungschancen und schlechtere Wohnbedingungen
- Sprachliche und kulturelle Verständnisprobleme und hoher Segregationsgrad (v. a. bei der ersten, z. T. aber auch bei der zweiten und dritten Generation)

- Belastende Spannungssituation zwischen Rückkehr- und Verbleibentscheidung, durch ethnische und kulturelle Diversifizierung bestehende Generationenkonflikte (Gavranidou 2009)

Personen mit Diskriminierungserfahrungen verfügen über eine signifikant schlechtere Gesundheit (Igel et al. 2010).

Migrationsspezifische Faktoren haben Einfluss auf Prävalenz, Manifestation und Verlauf seelischer Erkrankungen bei Menschen mit Migrationshintergrund (Bhugra 2006; Bhugra und Mastrogianni 2004; Cantor-Graae und Selten 2005; Jablensky et al. 1992; Selten et al. 2007). Als Ursachen für eine erhöhte Vulnerabilität wird die Kombination aus hohen Anpassungsanforderungen an die neue Lebensumwelt und der Verlust der Anbindung an das Herkunftsland vermutet.

Die Prävalenz psychischer Störungen insgesamt ist bei Migranten vermutlich genauso hoch wie bei Einheimischen (Gavranidou 2009), wobei davon ausgegangen wird, dass sich erhöhte Raten bei Asylsuchenden, Flüchtlingen und illegalen Migranten finden (Bermejo et al. 2010; Gavranidou 2006). Wahrscheinlich bestehen auch höhere Raten für Depressionen, posttraumatische Belastungsstörungen und auch für Psychosen bei Erwachsenen und Kindern mit Migrationshintergrund (Lindert et al. 2008a). Es gibt deutliche Unterschiede in Abhängigkeit von Herkunftsland (z. B. erhöhte Rate für Suchterkrankungen bei Migranten aus der ehemaligen UdSSR, für Schizophrenien bei Migranten mit dunklen Hautfarben, Suizidraten entsprechen den Raten im Herkunftsland), Alter, Geschlecht, Sozialstatus und Aufenthaltsdauer bzw. Einwanderergeneration. Häufig bestehen bei Ausbruch der Erkrankung Probleme, die durch Schwierigkeiten in der Akkulturation, Entwurzelung, Rollenverluste oder Ambivalenz in der Zukunftsplanung (z. B. aufrechterhaltene Rückkehrillusion) entstehen (Assion 2005; Igel et al. 2010; Koch und Brähler 2008; Schouler-Ocak und Haasen 2008; Tagay et al. 2008; Veling et al. 2008; Zaumseil 2006).

Trotz kulturunabhängiger Kernsymptome für die meisten psychischen Erkrankungen (s. ICD-10, DSM-5, welche aber in ihrer Entwicklung überwiegend auf westliche Werte, Normen, Gefühle und Lebenswelten zurückgreifen) finden sich interkulturelle Symptomvarianten, die das Erkennen, die Diagnose und die Behandlung psychischer Störungen bei Migranten im neuen Lebensumfeld erschweren. Verhaltensweisen, die im Westen als abnormal angesehen wurden, erscheinen andernorts nicht immer als ungewöhnlich oder unerwünscht. Symptome einer Krankheit werden in verschiedenen Kulturen unterschiedlich wahrgenommen und mitgeteilt. In nicht-westlichen und mediterranen Kulturen präsentieren sich z. B. depressive Verstimmungen häufiger mit somatischen Symptomen (z. B. als „Ganzkörperschmerz"). Stress kann sich in einer Form äußern, die in einer europäischen Psychiatrie als akuter Erregungszustand mit Impulskontrollverlust, dissoziative Störung oder akute psychotische Störung (z. B. mit Pseudohalluzinationen) diagnostiziert wird. Erklärungs- und Handlungsmuster sind oft übernatürlich orientiert. Die Erkrankten sprechen vom „bösen Blick", der sie getroffen habe, oder von einer Verwünschung oder einem „Besessen sein von einem Geist" (Cindik 2009). Dementsprechend spielen religiöse Vorstellungen und auch Familienstrukturen nicht nur im Krankheitserleben sondern auch in der Symptomdarstellung, der Entwicklung der Bewältigungsstrategien und der Inanspruchnahme und Wirksamkeit medizinischer Versorgung eine wichtige Rolle (Bermejo et al. 2010; Bhui et al. 2003). Darüber hinaus gibt es sogenannte „kulturgebundene Syndrome" (CBS), wie z. B. „Brain fag" („Gehirnermüdung") bei Studierenden in Afrika südlich der Sahara, „Susto" („Seelenverlust") in Südamerika, „Jerusalem-Syndrom" bei Pilgern im Heiligen Land.

Psychiatrische Versorgung von Menschen mit Migrationshintergrund

Daten zur Inanspruchnahme ambulanter und stationärer psychiatrischer und psychotherapeutischer Versorgung durch Patienten mit Migrationshintergrund sind bis jetzt in Deutschland noch immer lückenhaft (Koch et al. 2007; Koch und Brähler 2008; Lindert et al. 2008b), obwohl die Ergebnisse des Mikrozensus 2009 zeigten, dass fast ein Fünftel (19,6 %) der Bevölkerung in Deutschland einen Migrationshintergrund aufweist (Statistisches Bundesamt 2010). Der ethnischen Vielfalt in Deutschland steht eine weitgehend monokulturelle Versorgungsstruktur im Gesundheitswesen gegenüber (Madler et al. 2009). Die Ergebnisse nationaler und internationaler Studien bestätigen die Notwendigkeit, sprachliche und kulturelle Faktoren bei der Behandlung von Patienten stärker zu berücksichtigen (Bermejo et al. 2009; Bhugra und Mastrogianni 2004; Jonnalagadda und Diwan 2005).

Es wurde unter anderem eine zahlenmäßig meist verringerte oder häufig erst späte Inanspruchnahme durch Menschen mit Migrationshintergrund erkennbar (Koch 2005; Lindert et al. 2008b; Penka et al. 2012). Verantwortlich für diese Versorgungslage können unterschiedliche Aspekte wie fehlende Informationen über die Versorgungsmöglichkeiten im deutschen Gesundheitssystem, aufenthaltsrechtliche Faktoren (Grüsser und Becker 1999), Verständigungsschwierigkeiten und „kulturelle" Missverständnisse (Penka et al. 2003; Schouler-Ocak et al. 2015; Wohlfart und Kluge 2007; Zaumseil 2006) sein, die den Weg in das Versorgungssystem verhindern bzw. verzögern (Penka et al. 2012). Zudem führen ein unterschiedliches kulturell geprägtes Krankheitsverständnis (z. B. spirituelle Zuschreibung, Tabuisierung) und kommunikative Barrieren zu Problemen von Unter-, Über- und Fehlversorgung von Menschen mit Migrationshintergrund (z. B. Fehl- bzw. Endlosdiagnostik, Chronifizierungen, verstärkter Einsatz invasiver Therapiemaßnahmen) (Lauderdale et al. 2006) mit dadurch zum Teil erheblich erhöhten Kosten für Therapie und Pflege. Eine Vernachlässigung des transkulturellen Ansatzes bei der Prävention, Diagnostik, Therapie und Rehabilitation psychischer Störungen wird den Erfordernissen einer evidenzbasierten Versorgung von Menschen mit Migrationshintergrund nicht gerecht und gefährdet unter Umständen damit letztlich die Integration von Menschen mit Migrationshintergrund, besonders bei schweren psychischen Störungen (Behrens und Calliess 2008; Brucks und Wahl 2003).

> Eine Vernachlässigung des transkulturellen Ansatzes bei der Prävention, Diagnostik, Therapie und Rehabilitation psychischer Störungen wird den Erfordernissen einer evidenzbasierten Versorgung von Menschen mit Migrationshintergrund nicht gerecht.

In der ambulanten psychiatrischen Versorgung sind Migranten eher unterrepräsentiert. Sie erhalten weniger ambulante psychotherapeutische und rehabilitative Behandlungen, deren Qualität häufig unterhalb der Standards bei Einheimischen liegen (Machleidt 2005).

In einer repräsentativen Umfrage 2006 in 131 psychiatrisch-psychotherapeutischen Kliniken in der Bundesrepublik Deutschland wurde keine Minderbelegung durch Patienten mit Migrationshintergrund gefunden (17 % bei 18,6 % Menschen mit Migrationshintergrund in der Bevölkerung). Bei genauer Betrachtung der einzelnen Abteilungen ist allerdings festzustellen, dass in den Abteilungen für Psychotherapie/Psychosomatik (4,5 %), Gerontopsychiatrie (9,2 %) und Kinder- und Jugendpsychiatrie (11,4 %) sowie Sucht/Rehabilitation (11,4 %) eine Unter-, in der Forensik (27,2 %) und der Abteilung für Abhängigkeitserkrankungen (21,8 %) eine Überrepräsentation bestand. Bei Patienten mit Migrationshintergrund wurde signifikant häufiger eine Diagnose aus dem F2-Spektrum gestellt (Schouler-Ocak et al. 2008). Migranten werden häufiger als zu erwarten langfristig (als Schwer- und Mehrfacherkrankte) behandelt, befanden sich häufiger als Nichtmigranten in Intensivbehandlung, sind seltener in freiwilliger psychiatrischer Behandlung und werden häufiger auf einer rechtlichen Grundlage gegen ihren Willen eingewiesen (Koch et al. 2007).

Migranten erhalten mehr Notfallleistungen. Zur Unterrepräsentation in den offenen stationären und teilstationären Bereichen sowie in den Ambulanzen tragen Unkenntnis und Aversionen gegenüber psychiatrischen und kommunalen Institutionen bei (Machleidt 2005). Zur Überwindung der Sprachbarriere bestehen die folgenden Möglichkeiten:

- Geschulte Dolmetscher vor Ort
- Telefondolmetscher mit Video- bzw. Lautsprecherschaltung (vor allem in dringlichen Situationen bzw. zur Wahrung der Anonymität auf Wunsch des Patienten)
- Für dringliche Maßnahmen und bei Unerreichbarkeit von Dolmetschern: Medizinisches Vokabular mit den wichtigsten Wörtern in den häufigsten Sprachen im Laptop gespeichert oder als kleine Tafeln im Taschenformat, Google Translator
- Mehrsprachige Informations- und Aufklärungsmaterialien
- Videos, Piktogramme für Routineabläufe in mehreren Sprachen (insbesondere für Analphabeten)
- Bevorzugte Einstellung von Mitarbeitern mit Migrationshintergrund im Gesundheitswesen und Förderung ihrer Mehrsprachigkeit

Zur besseren psychiatrisch-psychotherapeutischen Versorgung von Menschen mit Migrationshintergrund wurden 2002 die Sonnenberger Leitlinien (Machleidt et al. 2006) formuliert.

Daten aus Notfalleinrichtungen
Daten zur Versorgung in Notfallsituationen sind noch rarer. Es liegen lediglich Daten aus einzelnen Studien, einem Review und Berichte sowie Empfehlungen von Experten und klinisch Erfahrenen vor. Die wenigen Studien, die sich mit der Inanspruchnahme der Not-

fallambulanzen befassen, zeigen, dass diese aufgrund ihrer Niedrigschwelligkeit und der Rund-um-die-Uhr Erreichbarkeit vor allem für ethnische Minderheiten, Frauen und jüngere Menschen sowohl bei gesundheitlichen aber auch bei eher psychosozialen Problemen eine wichtige Anlaufstelle darstellen (Borde et al. 2003; Braun 2004). Daten aus Spanien und USA weisen darauf hin, dass Notfallambulanzen durch sozial benachteiligte, ethnische Minoritäten eine hohe Rate von „unangemessener" Nutzung aufweisen (Blöchlinger et al. 1998; Lowe und Abbuhl 2001; Lucas und Sanford 1998; Sempere-Selva et al. 2001).

Dass die Ethnizität bei der Inanspruchnahme eine Rolle spielt, wurde vor allem in Bezug auf die Schmerz- und Beschwerdewahrnehmung und dem Zeitpunkt der Inanspruchnahme von Einrichtungen der Notfallversorgung erkennbar. So gaben Frauen und Männer mit nichtdeutscher Muttersprache deutlich höhere Werte für die Stärke ihrer Schmerzen und mehr Schmerzregionen an und schätzten die Dringlichkeit der ärztlichen Behandlung insgesamt höher ein als deutsche Muttersprachler (Borde et al. 2003; Braun 2004). Die Analyse von 5753 Erste-Hilfe-Scheine an drei Studienstandorten in Berlin ergab auf der Basis der Namensanalyse, dass etwa ein Drittel der internistischen und fast die Hälfte der gynäkologischen Notfallpatienten einer ethnischen Minderheit angehörten. Diese Patienten kamen deutlich häufiger in den Abend- und Nachtstunden sowie am Wochenende in die Klinik und nahmen das Rettungs- und Transportwesen seltener in Anspruch (Braun 2004). Das Diagnosespektrum offenbarte die Bedeutung psychosozialer Aspekte im Kontext der Inanspruchnahme von Notfallambulanzen und deutete darauf hin, dass psychische und soziale Problemlagen bei einem Teil der Patienten ihren Ausdruck in körperlichen Beschwerden und Schmerzen finden und dementsprechend als medizinisches Problem an die Notfallambulanzen herangetragen werden. Dabei wiesen Patienten mit Migrationshintergrund eine stärkere psychosoziale Alltagsbelastung auf als einheimische Deutsche, wurden jedoch seltener wegen psychischer Probleme behandelt (Borde und David 2011).

Anforderungen an die Notfallpsychiatrie
Die ambulanten und stationären Einrichtungen der Notfallversorgung sind bei Migranten mit den oben beschriebenen vielfältigen Herausforderungen konfrontiert. In der Behandlung von Migranten ist interkulturelle Kompetenz, die sich im Wahrnehmen, Urteilen und Handeln äußert, gefordert. Offenheit, Interesse und respektvolle Neugier auf Ungewohntes stellen die Grundpfeiler interkultureller Kompetenz dar (Oestereich und Hegemann 2010). Eine affekt- und kulturneutrale Sichtweise bei scheinbarer Objektivität hilft im Behandlungsprozess nicht weiter. Erforderlich sind Wissen über andere Kulturen, Sprachkompetenz, Anerkennung der Relativität von Werten und Einfühlungsvermögen. Medizinisches Fachpersonal, das in der Versorgung von Notfällen und Krisen tätig ist, ist besonders gefordert, da bei Nichtbeachtung eines transkulturellen Ansatzes die Gefahr einer ineffektiven Krisenintervention, einer Chronifizierung oder einer Psychiatrisierung besteht. Von Bedeutung kann u. a. der verstärkte Einbezug der Familie System in die Behandlung sein, damit Ärzte, Pflegepersonal oder Rettungsdienstfachpersonal nicht primär als von außen intervenierende Autoritätspersonen betrachtet werden, die Loyalitätskon-

flikte oder Rivalitätsgefühle auslösen (Yilmaz 2006). Praktische kulturgebundene Tipps zur Notfallversorgung von Migranten wurden jüngst publiziert (Pluntke 2016).

> Medizinisches Fachpersonal, das in der Versorgung von Notfällen und Krisen tätig ist, ist besonders gefordert, da bei Nichtbeachtung eines transkulturellen Ansatzes die Gefahr einer ineffektiven Krisenintervention besteht. Eine affekt- und kulturneutrale Sichtweise bei scheinbarer Objektivität hilft im Behandlungsprozess nicht weiter

7.3 Menschen mit Intelligenzminderung

Mit Intelligenzminderung beschreibt das ICD-10 (F70-F79) eine sich in der Entwicklung manifestierende, stehengebliebene oder unvollständige Entwicklung der geistigen Fähigkeiten mit besonderer Beeinträchtigung von Fertigkeiten wie Kognition, Sprache und motorischen oder sozialen Fähigkeiten. In der Bundesrepublik Deutschland leben schätzungsweise 400.000 bis 800.000 Menschen mit Intelligenzminderung, exakte Zahlen liegen allerdings nicht vor. Menschen mit Intelligenzminderung haben ein 3–4fach erhöhtes Risiko psychiatrisch zu erkranken (Cooper et al. 2007). Je nach Ursache und Ausprägung der Behinderung besteht zudem ein erhöhtes Risiko für z. B. neurologische, internistische und andere Erkrankungen oder Behinderungen.

Die häufig eingeschränkte sprachliche Mitteilbarkeit begünstigt das Auftreten von Krisen und Notfallsituationen und erschwert deren Zuordnung. Es liegen nur sehr wenige Untersuchungen zur psychiatrisch-medizinischen Notfallversorgung von Menschen mit Intelligenzminderung vor. Es ist zu vermuten, dass ein hoher Prozentsatz psychiatrischer Notfälle nicht primär in Strukturen der psychiatrischen Notfallversorgung behandelt wird und umgekehrt eine Reihe somatischer Notfälle primär psychiatrisch versorgt werden. Wesentlichen Einfluss auf die Zuführung zur medizinischen Versorgung haben Personen des unmittelbaren Bezugsfeldes wie Angehörige oder Mitarbeiter von Einrichtungen der Behindertenhilfe. Grundsätzlich ist in der notfallpsychiatrischen Versorgung von denselben Gegebenheiten auszugehen wie bei einer durchschnittlich intelligenten Klientel.

Psychische Störungen und Verhaltensstörungen bei Menschen mit Intelligenzminderung

Bei Menschen mit Intelligenzminderung ist die Differenzierung zwischen psychischen Störungen und Störungen des Erlebens und Verhaltens, die primär im Rahmen der Intelligenzminderung bzw. einer Entwicklungsstörung zu verstehen sind, häufig schwierig (Costello und Bouras 2006; Dosen et al. 2010). Die mögliche psychische Komorbidität umfasst das ganze Spektrum psychischer Störungen. Die teils atypische Manifestation von psychiatrischen Störungsbildern hat eine eingeschränkte Anwendbarkeit internationaler Klassifikationssysteme wie ICD-10 und DSM-5 zur Folge. Aktuell existieren Adaptionen für ICD-10 und DSM-IV TR (Fletcher et al. 2007). Eine Untersuchung der Prävalenz psychischer Störungen bei Intelligenzminderung an einer deutschen Population ergab eine Prävalenz von 21 % bei normaler Intelligenz, 32 % bei leichter und 42–63 % bei schwerer Intelligenzminderung. Eine Untersuchung der Ausprägung depressiver Störungen zeigte eine oft atypische Ausgestaltung mit aggressivem und selbstverletzendem Verhalten (Meins 1993). Cooper et al. (2007) fanden an einer Population von 1023 Menschen mit Intelligenzminderung eine Punktprävalenz psychiatrischer relevanter Störungen von 40,9 %, wobei diese zu einem insgesamt geringeren Prozentsatz die Kriterien von ICD-10 (16,6 %) und DSM-IV TR (15,7 %) treffen, als die einer spezifischen Klassifikation, z. B. der Diagnostic Criteria for Psychiatric Disorders for Use with Adults with Learning Disabilities/Mental Retardation (DC-LD) (35,2 %). Von den 40,9 % entfällt ein überwiegender Teil von 22,5 % auf Verhaltensstörungen, 4,4 % auf psychotische Störungen, 6,6 % auf affektive Störungen und 7,5 % auf Autismusspektrum-Störungen. Für autistische Verhaltensweisen besteht eine Korrelation mit zunehmendem Schweregrad einer geistigen Behinderung, insbesondere einem IQ < 50.

Die nach ICD-10 mit F7x.1 zu klassifizierende „deutliche Verhaltensstörung, die Beobachtung oder Behandlung erfordert" entspricht im Angloamerikanischen dem Modell des „Challenging Behaviour", nach Emerson einem „kulturell unangemessenen Verhalten von einer Intensität, Häufigkeit und Dauer, das die physische Sicherheit der Personen oder Anderer ernsthaft gefährdet, oder Verhalten, das gravierend die Nutzung von Einrichtungen der Gemeinschaft begrenzt oder dazu führt, dass der Zugang zu diesen verweigert wird" (Emerson 1995). Zu aggressiven Verhaltensstörungen zählen sich oder andere schlagen, beißen, kratzen, kneifen, die Haare ausreißen, verbale Aggressionen wie Schreien, Beschimpfen, Zerstörung von Gegenständen, das Verschlucken von nicht zum Verzehr geeigneten Gegenständen (Pica-Syndrom) und oppositionelles verweigerndes Verhalten. Es handelt sich also um ein ätiologiefreies Konzept, oft sind allgemein interaktionale Probleme im Sinne einer Störung des Verhältnisses zwischen Individuum und Kontextfaktoren mitverursachend (Theunissen 2005).

Die möglichen Zusammenhänge zwischen Verhaltensstörungen und psychischen Störungen sind vielfältig und komplex (Allen 2008; Costello und Bouras 2006; Dosen et al. 2010) und fordern nach Dosen (2010) eine entwicklungsbasierte Diagnostik und Therapie, welche allerdings den Rahmen einer Notfallversorgung sprengt. Ein wesentlicher Beitrag der Notfallversorgung, kann neben dem Management des Notfalls die Anbahnung einer Weiterbehandlung in dafür geeigneten regional erreichbaren Strukturen der Regelversorgung sein (Bradley und Lofchy 2005; Lin et al. 2006; Lunsky und Elserafi 2011).

Interventionsbedürftige Notfälle bei Menschen mit Intelligenzminderung sind z. B. Angst-, Unruhe- und Erregungszustände, hartnäckige Schlafstörungen, aggressives Verhalten, Selbstverletzungen, hartnäckige Zwangssymptome, psychotische Zustandsbilder, atypische epileptische Anfälle. Typische Auslöser psychiatrischer Notfälle können sein:

- Eingeschränkte Mitteilbarkeit
- Schmerzen

- Abnorme Erlebnisreaktionen
- Veränderungen der Lebenssituation und des Bezugsfeldes
- Psychiatrische Komorbidität
- Kritische Lebensereignisse und traumatische Erfahrungen

Kritische Lebensereignisse sind für Menschen mit Intelligenzminderung Erfahrungen wie Streit mit Freunden, Umzug, ernsthafte Erkrankungen oder Todesfälle von Freunden oder Angehörigen, Wechsel von betreuenden Mitarbeitern, der Verlust von Gegenständen oder eine ungerecht erlebte Behandlung. Sie können verzögert wahrgenommen und möglicherweise atypisch verarbeitet werden (Hastings et al. 2004).

Lebensgeschichtlich belastende Erfahrungen bei Menschen mit Intelligenzminderung begünstigen das Auftreten psychiatrischer Auffälligkeiten (Hastings et al. 2004) und die Inanspruchnahme der Notfallversorgung (Lunsky und Elserafi 2011).

Menschen mit Intelligenzminderung haben insgesamt eine erhöhte Disposition für Verlusterfahrungen in ihrem Leben (Brickell und Munir 2008). Dem sollte besonders auch in Notfallsituationen mit Aufmerksamkeit begegnet und Rechnung getragen werden.

Für traumatische Erfahrungen speziell durch Missbrauch besteht bei Menschen mit Intelligenzminderung ein erhöhtes Risiko und aller Wahrscheinlichkeit nach eine hohe Dunkelziffer.

Maßnahmen und Therapie

Untersucher sind bei Menschen mit Intelligenzminderung und Verhaltensstörungen bzw. psychischen Symptomen mit den in Tab. 7.1 genannten diagnostischen und methodologischen Problemen konfrontiert.

Die Zuordnung von Verhaltensstörungen i. R. einer Krisen- oder Notfallsituation an einem bio-psycho-sozialen Modell erlaubt eine systematische Vorgehensweise (Bradley und Lofchy 2005; Dosen et al. 2010). Das bio-psychosoziale Modell empfiehlt eine dreischrittige Vorgehensweise mit dem Fokus der Suche nach Hinweisen für

- Das Bestehen einer körperlichen Erkrankung
- Psychosoziale und emotionale Belastungsfaktoren im sozialen Umfeld
- Das Bestehen eines psychiatrischen Störungsbildes.

Tab. 7.1 Diagnostische und methodologische Probleme bei Menschen mit Intelligenzminderung

Underreporting	Eingeschränkte Mitteilbarkeit, Selbstwahrnehmung und Ausdrucksmöglichkeiten bedingen eine verminderte Mitteilung bzw. Erkennung psychopathologischer Erlebnisweisen
Diagnostic overshadowing	Zuschreibung des psychopathologischen Verhaltens zur Intelligenzminderung (Reiss und Szyszko 1983)
Baseline exaggeration	Das Hinzukommen einer psychischen Störung (z. B. Depression) verstärkt vorbestehende Verhaltensauffälligkeiten (z. B. selbstverletzendes Verhalten) (Sovner und Hurley 1986)
Overreporting	Verhaltensauffälligkeiten (im Rahmen neuropsychologischer Defizite) werden als Symptom einer psychischen Störung gewertet
Psychosocial masking	Typischerweise eingeschränkte soziale Fertigkeiten und Erfahrungen bei leichter geistiger Behinderung führen zu weniger vielfältigen Symptomen einer Erkrankung als in der Allgemeinbevölkerung, z. B. Aggressivität, Rückzug oder somatische Beschwerden statt typischere depressive Symptome wie Gefühle der Hoffnungslosigkeit (Sovner 1986)
Cognitive disintegration	Erniedrigte Schwellen für Ängste vor Überwältigung und Kontrollverlust (Sovner 1986)

Empfehlungen für die Gestaltung der Untersuchungssituation sind die Vermeidung langer Wartezeiten, einfache, ruhige und klare Sprache, Erklärung der Vorgehensweise, abgegrenzte, überschaubare und ruhige Gesprächssituation, empathischer Kontakt mit dem Patienten, Beachtung nonverbaler Signale und das Nutzen visueller Verständigungsmöglichkeiten, empathischer Kontakt zu Begleitpersonen, Stress vermeiden durch geeignete Mittel der Reizabschirmung. Wesentlich ist die Klärung rechtlicher und sonstiger Zuständigkeiten, die meisten Menschen mit Intelligenzminderung haben eine gesetzliche Betreuung (Bradley und Lofchy 2005; Bradley et al. 2002; Deb et al. 2009; Grossman et al. 2000).

> Für den Verlauf der Behandlung ist die Gestaltung der Untersuchungssituation bedeutsam. Hierbei sollte auf die Vermeidung langer Wartezeiten, eine einfache und klare Sprache, wiederholte Erklärungen der Vorgehensweise, eine überschaubare und ruhige Gesprächssituation, einen empathischen Kontakt mit dem Patienten, die Beachtung nonverbaler Signale und das Nutzen visueller Verständigungsmöglichkeiten, einen empathischen Kontakt zu Begleitpersonen, und geeignete Mittel der Reizabschirmung geachtet werden.

Präventiv sollte mit Hilfe eines antizipierenden Krisenmanagements eine Eskalation vermieden werden (Wüllenweber und Theunissen 2001). Die Entwicklung und konsequente Umsetzung eines Planes zum Umgang in Krisensituationen sieht nach Möglichkeit mehrere Stufen vor, um frühzeitig und angemessen auf problematische Verhaltensweisen reagieren und damit langfristig zu einer Unterstützung der Selbstregulation beitragen zu können. Hier können eine Bedarfsmedikation (z. B. Benzodiazepine), Rückzugsmöglichkeiten, Entspannungsmaßnahmen, ein Umgebungswechsel bis hin zur stationären Aufnahme erwogen werden. Ein Stufenplan für Krisen sollte auch für den Patienten transparent und nachvollziehbar sein, den individuellen Bedürfnissen und Gegebenheiten angepasst sein und auch bezüglich seiner Tauglichkeit und dem angemessenen Einsatz der Mittel immer wieder überprüft werden.

Bei der Pharmakotherapie von Menschen mit Intelligenzminderung sind einige Besonderheiten zu beachten. Hierzu zählen, dass

- Sie in der Regel nicht einwilligungsfähig sind
- Sie zusätzlich Medikamente anderer Substanzklassen erhalten
- Sie über längere Zeiträume Psychopharmaka erhalten
- Eine erhöhte Empfindlichkeit für UAWs mit dem Risiko einer Symptomverschlechterung bestehen kann
- UAWs in bereits praktizierte Stereotypien und Rituale eingebunden werden können, die dann an Intensität und Frequenz zunehmen

Untersuchungen zur Prävalenz psychopharmakologischer Behandlungen bei Menschen mit Intelligenzminderung in Einrichtungen der Behindertenhilfe in Deutschland und international zeigen, dass überwiegend Antipsychotika verwendet werden (Hennicke 2008).

Bei akut erregten Patienten mit Intelligenzminderung ist zunächst eine rasche und sichere Sedierung gewünscht, um selbst- und fremdgefährlichem Verhalten vorzubeugen und weitere diagnostische Maßnahmen zu ermöglichen. Hierzu gelten die in Abschn. 6.5 genannten Empfehlungen. Wegen zuverlässiger Wirksamkeit und Steuerbarkeit wird bei Menschen mit Intelligenzminderung trotz möglicher unerwünschter Nebenwirkungen als hochpotentes Antipsychotikum weiterhin Haloperidol (5 mg p.o. oder i.m.) empfohlen. Darüber hinaus können niederpotente Antipsychotika eingesetzt werden, wobei wegen geringer bzw. fehlender anticholinerger Nebenwirkungen und kurzer Eliminationshalbwertszeiten besonders Melperon und Pipamperon geeignet sind. Levomepromazin sollte wegen des Risikos orthostatischer Dysregulation und der hemmenden Wirkung auf Zytochrom P450 (CYP) 2D6 und daraus resultierender Wechselwirkungen mit anderen Medikamenten vermieden werden (Messer et al. 2015). Eine Zulassung für die Behandlung aggressiver Verhaltensstörungen bei Menschen mit Intelligenzminderung haben in Deutschland ausschließlich Risperidon und Zuclopentixol (Bayer Vital GmbH 2013; Janssen-Cilag 2013). Als Benzodiazepin der Wahl wird Lorazepam, vorzugsweise als schnell auflösende Schmelztablette, empfohlen (Dose 2007).

> Für Menschen mit Intelligenzminderung ist Haloperidol weiter das Antipsychotikum der Wahl.

Über das Management der akuten Notfallsituation hinaus ist es für die Patienten von besonderer Wichtigkeit, dass eine Weiterbehandlung angebahnt wird, die auf zusätzliche Therapieverfahren zurückgreift und eine unnötig hohe Dauermedikationen vermeidet.

Weitere Anmerkungen

Zur Diagnostik und Therapie psychiatrischer oder Verhaltensstörungen bei Menschen mit Intelligenzminderung finden sich weitere Informationen bei zahlreichen Verbänden und Organisationen. Die Empfehlungen folgender Verbände und Organisationen wurden u. a. bei der Erstellung dieser Leitlinie berücksichtigt:

- Deutsche Gesellschaft für seelische Gesundheit bei Menschen mit geistiger Behinderung e.V. (DGSGB),
- Bundesarbeitsgemeinschaft Ärzte für Menschen mit geistiger und Mehrfachbehinderung,
- Arbeitsgruppe Geistige Behinderung der Bundesdirektorenkonferenz

7.4 Pharmakologisch induzierte psychiatrische Notfälle

Unerwünschte Arzneimittelwirkungen (UAWs) und damit auch pharmakologisch induzierte psychiatrische Notfälle nehmen seit Jahren zu. Für diese Zunahme gibt es folgende Gründe:

- Steigende Zahl zugelassener Medikamente
- Bessere Kenntnisse von UAWs (bei neuen Medikamenten durch genauere Erfassung in Zulassungsstudien, bei Altzulassung effektivere Pharmakovigilanz)
- Polypharmazie bei einer multimorbiden, alternden Bevölkerung
- Immer häufigerer Einsatz von Psychopharmaka (bis zu 50 % der Patienten), wobei ältere Patienten besonders anfällig für UAWs sind, z. B. durch geringeres Körpergewicht, geringerer Plasmaeiweißgehalt mit geringerer Medikamentenbindung, abnehmender hepatischer Metabolismus, eingeschränkte Nierenfunktion, höhere Empfänglichkeit für zerebrale UAWs durch Hirninvolution

Das Auftreten unerwünschter psychischer Arzneimittelnebenwirkungen als psychiatrischer Notfall wird durch das Zusammenwirken von drei Faktoren bestimmt:

- Eigenschaften der Substanz (z. B. Galenik, pharmakodynamische Interaktionen, pharmakokinetische Interaktionen)
- Individuelle Faktoren (z. B. Alter, Geschlecht, Konstitution, bewusste oder akzidentelle Unter- oder Überdosierung, Pharmakogenetik, familiäre Disposition)
- Krankheitsspezifische Faktoren (z. B. switch-to-mania unter einem Antidepressivum bei einem bipolaren Patienten)

Die weitaus häufigste Ursache für pharmakologisch induzierte psychiatrische Notfälle sind dabei relative Überdosierungen, oftmals auch iatrogen durch Überdosierung eines oder mehrerer psychotroper Pharmaka, oft auch ausgelöst durch Medikamenteninteraktionen.

Über die zerebralen bzw. synaptischen Wirkmechanismen der einzelnen unerwünschten psychischen Effekte von Arzneimitteln gibt es nur wenig gesichertes Wissen. Viele UAWs sind dosisabhängig mit Ausnahme der idiosynkratischen oder anaphylaktisch-allergischen Reaktionen im Rahmen von Arzneimittelunverträglichkeiten. Schwere UAWs unter Pharmakotherapie im Sinne eines Notfalls treten unter absoluter Überdosierung (Intoxikation) häufiger auf als unter relativer Überdosierung. Zu berücksichtigen ist, dass arzneimittelinduzierte psychiatrische Syndrome heterogen sein können und häufig atypische oder abortive Formen annehmen, was in einer Metaanalyse für iatrogene, depressive Syndrome gezeigt wurde (Kotlyar et al. 2005). Schwierigkeiten bei der Erfassung von psychiatrischen Nebenwirkungen von Medikamenten ergeben sich auch, weil dazu bisher keine systematischen Untersuchungen vorliegen und die Erfassung der Syndrome meist nicht mit evaluierten Symptomskalen erfolgt. Meist existieren nur sporadische Berichte von primär nicht-psychiatrisch tätigen Ärzten.

> Arzneimittelinduzierte psychiatrische Syndrome weisen häufig eine atypische oder abortive Symptomatik auf.

Die Diagnose erfolgt nach Ausschluss anderer somatischer Faktoren, basierend auf einer exakten Medikamentenanamnese, letztlich jedoch insbesondere als Ausschlussdiagnose (Gören 2010). Nach Möglichkeit ist zur Bestimmung der Plasmakonzentration eine Blutprobe zu asservieren. Als therapeutische Maßnahme sollte die auslösende Medikation in der Dosis reduziert oder abgesetzt werden. Kontrollierte randomisierte Studien oder Beobachtungsstudien mit höherer Fallzahl liegen nicht vor, die therapeutischen Empfehlungen basieren auf klinischer Erfahrung und Experteneinschätzungen (Benkert und Hippius 2015).

Folgende Kriterien können helfen, das klinische Zustandsbild als unerwünschte Arzneimittelwirkung zu erkennen und z. B. von der Grunderkrankung abzugrenzen. In manchen Fällen, z. B. bei mehreren Substanzwechseln, kann dies aber auch schwierig bis unmöglich sein:

- Das Auftreten eines von der Grunderkrankung abweichenden oder atypischen Störungsbildes
- Der Nachweis eines zeitlichen Zusammenhangs zwischen unerwünschten Symptomen und einer Arzneimitteleinnahme oder Änderung von Dosis oder Medikament
- Die Dosisabhängigkeit der vermuteten Nebenwirkung
- Das Abklingen der Symptome nach Absetzen des entsprechenden Arzneimittels

- Das Wiederauftreten nach erneuter Medikation mit derselben Substanz (Rechallenge). Eine solche Maßnahme sollte aber nur in Einzelfällen und nur bei UAWs angewendet werden, die keinen Notfall auslösen können.

Je nach Art des auslösenden Medikamentes kann zwischen psychiatrischen Notfällen ausgelöst durch (Neuro-)Psychopharmaka und durch andere Pharmaka („Nicht-Psychopharmaka") unterschieden werden.

7.4.1 Psychiatrische Notfälle durch (Neuro-) Psychopharmaka

(Neuro-) Psychopharmaka können eine Vielzahl von UAWs hervorrufen, aus denen sich psychiatrische und andere somatische Notfälle entwickeln können. Hierzu zählen u. a. Hypo- und Hypertension, Brady- und Tachykardien, Herzrhythmusstörungen (z. B. Torsades de pointes Tachykardien), Stürze, Bewegungsstörungen aller Art (z. B. akute Dystonien), Nierenfunktionsstörungen, Verwirrtheitszustände und Delirien, Verringerung der kognitiven Leistungsfähigkeit, Obstipation, Mundtrockenheit.

Typische psychiatrische Notfälle als Folge einer Behandlung mit (Neuro-) Psychopharmaka sind:

- Erregungszustände, Agitation, psychotische Störungen (mit dominierender paranoider, halluzinatorischer oder maniformer Symptomatik)
- Depressiv-suizidales Syndrom
- Angstsyndrome
- Bewegungsstörungen (Frühdyskinesien, Dystonien)
- Epileptische Anfälle
- Serotonin-Syndrom
- Zentrales Anticholinerges Syndrom
- Malignes Neuroleptisches Syndrom
- Lithiumintoxikation
- Zentrale Atemdepression
- Syndrom der inadäquaten ADH-Sekretion (SIADH; Schwartz-Bartter-Syndrom)

Erregungszustände, Agitation, psychotische Störungen (mit dominierender paranoider, halluzinatorischer oder maniformer Symptomatik)
Unruhe, Impulsivität, gehoben-gereizte oder ängstliche Stimmung, Antriebssteigerung und Wahrnehmungsstörungen können als psychotisches oder maniformes Syndrom oder als Mischform unter einer Reihe von Psychopharmaka auftreten (Gören 2010). Hauptsächliche Risikogruppen und -faktoren sind geriatrische oder pädiatrische Patienten, Polypharmazie, individuelle Disposition mit poor-metabolizer Status, eingeschränkte Leber- und/oder Nierenfunktion, zerebrale Vorschädigungen.

Als auslösende Neuropsychopharmaka können alle Antidepressiva, vor allem bei Kindern und Jugendlichen (Sharma et al. 2016), insbesondere trizyklische Antidepressiva, Bupropion oder auch duale Substanzen (z. B. Venlafaxin), Stimulanzien (z. B. Methylphenidat oder Modafinil), Methylxanthine, direkte oder indirekte dopaminerg wirkende Parkinsonmittel (z. B. L-DOPA, Dopamin-D2-Rezeptor-Agonisten), Anticholinergika, NMDA-Antagonisten (z. B. Amantadin), Ketamin und therapeutisch verwendete Cannabinoide und Opioide gelten. Selten kommt es auch unter Antipsychotika zu Erregungszuständen. Ätiologisch wird von einer direkten oder indirekten agonistischen Wirkung in den monoaminergen oder exzitatorischen Neurotransmittersystemen ausgegangen.

Depressiv-suizidales Syndrom
Einige Psychopharmaka können depressive Verstimmungen und/oder sogar Suizidalität auslösen bzw. verstärken. Die Diagnose der Psychopharmaka-assoziierten Depression ist nur nach Ausschluss anderer somatischer Faktoren und basierend auf einer genauen Medikamentenanamnese möglich im Sinne einer Ausschlussdiagnose. Eine Auslösung von Unruhe, Impulsivität und Antriebssteigerung scheint bei manchen Substanzen, wie aktivierenden Antidepressiva, eine Rolle zu spielen. Der Evidenzgrad für die Assoziation der einzelnen Substanzen mit Depression und Suizidalität ist meist gering, da er in der Regel auf retrospektiven oder Pharmakovigilanzstudien beruht (Botts und Ryan 2010). Als vordringliche Maßnahme gilt das Absetzen der mutmaßlich auslösenden Medikation unter sorgfältiger Nutzen-Risiko-Abwägung.

Folgende Substanzen können mit Depression und Suizidalität assoziiert sein:

- Klassische Antipsychotika: schwache Hinweise für depressiogene Effekte bei Schizophrenie, möglicherweise weniger depressiogene Effekte von atypischen Antipsychotika, wobei für Clozapin sogar eine antisuizidale Wirksamkeit bei Schizophrenien nachgewiesen wurde. Bei affektiven Störungen stehen klassische Antipsychotika im Verdacht, depressiogen zu wirken, andererseits ist das Antipsychotikum Quetiapin sogar zur Therapie der bipolaren Depression und als add-on-Medikation bei therapierefraktärer Depression zugelassen.
- Neuere Antidepressiva (SSRI und SNRI) können in der Initialphase der Therapie Suizidalität hervorrufen, insbesondere bei Kindern und jungen Erwachsenen (Fergusson et al. 2005; Hammad et al. 2006; Hetrick et al. 2012; Laughren 2006; Sharma et al. 2016; Stone et al. 2009; Termorshuizen et al. 2016; Whittington et al. 2004)
- Benzodiazepine: Ein plötzliches Absetzen stark anxiolytisch wirksamer Benzodiazepine, z. B. Lorazepam, kann mit auftretender Suizidalität assoziiert sein.
- Antikonvulsiva: Die FDA veröffentliche 2008 eine Warnung für das gehäufte Auftreten von Suizidgedanken und -handlungen nach Analyse von 199 randomisierten kontrollierten Studien mit elf verschiedenen Antikonvulsiva (Carbamazepin, Felbamat, Gabapentin, Lamotrigin, Levetiracetam, Oxcarbazepin, Pregabalin, Tiagabin, Topiramat, Valproat, Zonisamid). Unter den Antikonvulsiva war dies bei 0,42 % der Patienten der Fall, unter Placebo nur bei 0,22 %. Es ergaben sich keine Unterschiede für die elf ge-

nannten Substanzen. Die Risikoerhöhung war höher bei der Gabe der Substanzen in der Indikation Epilepsie gegenüber der Indikation psychiatrische Störung (Mood-Stabilizer) (FDA 2008).

Beim Einsatz von Antidepressiva, insbesondere bei Kindern und Jugendlichen, und Antiepileptika, vor allem in der Indikation Epilepsie, ergeben sich Hinweise für das gehäufte Auftreten von Suizidalität. Daher ist beim Einsatz dieser Substanzen das Nutzen-Risiko Verhältnis genau abzuwägen und im Verlauf der Behandlung nach Suizidgedanken zu fragen.

Angstsyndrome

Eine Vielzahl von Neuro-(Psychopharmaka) und auch Nicht-Psychopharmaka können Angstsyndrome auslösen. Da es sich dabei um keine Notfälle im engeren Sinn handelt, werden sie in dieser Leitlinie nicht gesondert aufgeführt.

Bewegungsstörungen (Frühdyskinesien, Dystonien)

Unwillkürliche extrapyramidal-motorische Störungen (EPS) treten unter sogenannten klassischen Antipsychotika dosisabhängig bei 2–17 % der Patienten, bei atypischen Antipsychotika bei bis zu 5 % der Patienten auf (Chen und Swope 2010). Sie treten überwiegend in der Frühphase der Behandlung auf (50 % in den ersten 48 Stunden, 90 % in den ersten 5 Tagen). Darüber hinaus finden sich Berichte über das Auftreten von akuten EPS unter Behandlung mit Metoclopramid und einigen trizyklischen Antidepressiva. Als Risikofaktoren gelten männliches Geschlecht, junges Alter, parenterale Gabe von Antipsychotika, hohe Dosierungen oder rasche Dosissteigerungen, Kombinationsbehandlungen und nicht-schizophrene Grunderkrankungen. Es wird von einer deutlichen individuellen Disposition mit unterschiedlicher Sensitivität für antidopaminerg wirkende Substanzen ausgegangen.

Klinisch imponieren spontane, nicht willentlich beeinflussbare dystone, choreatiforme oder athetoide Bewegungsstörungen mit akutem Beginn, die häufig von Unruhe und Angst begleitet sind. Im Notfall imponiert ein krampfartiges Herausstrecken der Zunge und Verkrampfungen der Rachenmuskulatur mit Dysarthrie und Dysphagie, Seit- oder Aufwärtsbewegungen der Augen, eventuell begleitet von Nackenbeugen (okulogyre Krise), Trismus (Kieferklemme), Torti-/Laterocollis, Beteiligung des Platysma, der Nacken-Schulter-Muskulatur und der Extremitäten. Selten treten auch laryngeale Spasmen mit drohender Ventilationsstörung als vitale Gefährdung auf.

Therapeutisch wird Biperiden 2,5 bis 5 mg langsam i.v. gegeben (cave: Induktion von Tachykardie, Schwindel, Nausea und Vomitus bei zu schneller Injektion), worunter in den meisten Fällen eine prompte Besserung eintritt. Anschließend werden eine Dosisreduktion oder eine Umstellung des Antipsychotikums und/oder die Gabe retardierten Biperidens zur Prävention empfohlen.

> Bei akuten extrapyramidalmotorischen Störungen als Folge einer Behandlung mit Antipsychotika sollte Biperiden per os oder parenteral i. m. oder langsam i. v. appliziert werden.

> Es liegen bislang keine verlässlichen Daten für eine prophylaktische Gabe von Biperiden vor einer Behandlung mit Antipsychotika vor, so dass hier eine individuelle Nutzen-Risiko Abwägung erforderlich ist.

Epileptische Anfälle
Über die Inzidenz eines medikamentös-induzierten Anfalls ist wenig bekannt, die Inzidenz eines ersten Anfalls in der Normalpopulation liegt bei ca. 70 bis 100 pro 100.000 und Jahr (Welty 2010). Unter Antidepressiva oder Antipsychotika wird die Inzidenz eines ersten Anfalls mit 0,1 % bis 1,5 % der Patienten angegeben und ist damit gegenüber der Normalbevölkerung erhöht (Pisani et al. 2002), wobei sich das Risiko in Abhängigkeit von der Substanz und der Dosis deutlich unterscheidet. Risikofaktoren für psychopharmakainduzierte Anfälle sind vor allem Polypharmazie und regelmäßiger Alkoholkonsum. Bei Intoxikationen mit Psychopharmaka kommt es in bis zu 30 % zu einem Anfall, bei SSRI-Intoxikationen bei ca. 2 % (Welty 2010). EEG-Veränderungen mit Zeichen einer gesteigerten zerebralen Erregbarkeit (ohne Anfall) finden sich bei vielen mit Antipsychotika behandelten Patienten (bei Clozapin und Olanzapin bei mehr als einem Drittel aller Patienten), ebenso unter manchen Antidepressiva, z. B. Mirtazapin.

Folgende (Neuro-)Psychopharmaka haben ein besonders hohes Risiko, einen epileptischen Anfall auszulösen:

- Trizyklische Antidepressiva, besonders Clomipramin
- Tetrazyklische Antidepressiva (Maprotilin)
- Bupropion
- Atypische Antipsychotika, besonders Clozapin (dosisabhängig 1–10 %)
- Olanzapin, Quetiapin, Antiparkinson-Mittel, Antihystaminika, Psychostimulanzien (Methylphenidat), selten Disulfiram, Donepezil, Rivastigmin, Memantine

Andere Nicht-Psychopharmaka können ebenfalls Anfälle provozieren, hierzu zählen Propofol, Antibiotika (besonders Carbapenem, Gyrasehemmer, Cephalosporine, Penicillin), Zytostatika (Chlorambucil, Methotrexat), Theophyllin, Hydroxychloroquin, Opioide.

Bei jedem erstmaligen Anfall sollte neben einer neurologischen Untersuchung eine zerebrale Bildgebung erfolgen. Zur medikamentösen Anfallskupierung sind Benzodiazepine oral oder parenteral Mittel der Wahl. Bei psychopharmakobedingter Genese des Anfalls sind die anfallsauslösenden Substanzen in der Dosis zu reduzieren oder abzusetzen.

Zentrales Serotonin-Syndrom

Beim Zentralen Serotonin-Syndrom (ZSS) handelt sich um ein Krankheitsbild, das vermutlich auf einer exzessiven serotonergen Stimulation zentraler und peripherer 5-HT-Rezeptoren basiert und durch serotonerg wirksame Antidepressiva (z. B. SSRI, Venlafaxin, Mirtazapin (additiv), trizyklische Antidepressiva, insbesondere in Kombination mit MAO-Inhibitoren), Serotonin-Agonisten, Tryptophan, Drogen (z. B. Kokain, Amphetamine), Lithium oder durch pharmakologische Interaktionen ausgelöst wird (Boyer und Shannon 2005; Gillman 1998). Es besteht eine Bandbreite von leichten Symptomen (z. B. Unruhe, Myokloni, Mydriasis, Flush, Tachykardie, Frösteln, Schwitzen, Kopfschmerzen, Akathisie) bis zu lebensbedrohlichen Zuständen mit schwerer Muskelrigidität, Hyperreflexie und starker Hyperthermie (Boyer und Shannon 2005). Bei einem Einsatz von serotonergen Medikamenten im normalen Dosisbereich tritt ein ZSS in der Regel nur bei einer pharmakogenetischer Disposition, bei Kombination von serotonerg wirkenden Substanzen oder Medikamenteninteraktionen (typischerweise ausgelöst durch potente CYP-Inhibitoren) auf. Die Häufigkeit unter normal dosierter Therapie mit selektiven Serotonin-Wiederaufnahmehemmern (SSRI) beträgt ca. 1 %, bei SSRI-Intoxikationen ca. 14–16 % (Isbister et al. 2004). Wegen häufigerer Verschreibung serotonerger Medikamente und dem Aufkommen illegaler serotonerger Modedrogen (MDMA, Ecstasy) nimmt das ZSS zu. Die Symptomatik entwickelt sich rasch innerhalb von 24–48 Stunden. Es lassen sich leichte motorische Frühwarnzeichen wie Akathisie, Tremor oder Kloni beobachten, bevor die schweren neuromuskulären, vegetativen und zentralnervösen Symptome (z. B. Verwirrtheit, Agitiertheit, Angst, Insomnie, Halluzinationen) einsetzen. Vital bedrohlich wird das ZSS durch einen Anstieg der Körpertemperatur, eine Rhabdomyolyse, Herz-Rhythmusstörungen, eine disseminierte intravasale Gerinnung, Azidose, Multiorganversagen und Koma.

Die Diagnose wird nach den oben genannten Zeichen klinisch gestellt. Es gibt keine beweisenden Laborbefunde, wobei das Auftreten von Kloni als diagnostisch wegweisend gilt. Differenzialdiagnostisch müssen u. a. das Maligne Neuroleptische Syndrom (MNS), das Zentrale Anticholinerge Syndrom (ZAS), die perniziöse Katatonie oder Infektionen des ZNS erwogen werden. Typisch für das ZSS in Abgrenzung zum MNS ist die Substanzanamnese und zum ZAS das Vorhandensein von Schwitzen und Myoklonien.

> Bei klinischem Verdacht auf ein Serotonin-Syndrom sollten eine umfassende Diagnostik und differenzialdiagnostische Überlegungen (MNS, ZAS) erfolgen.

Die Therapie sollte sich nach dem Grad der Ausprägung richten. Da leichte Formen des ZSS deutlich überwiegen, reicht in 90 % der Fälle ein Absetzen der auslösenden Medikation. Bei Intoxikationen sollten gegebenenfalls nach Maßgabe der Giftzentrale vorgegangen werden. Es sollte eine Überwachung unter intensivmedizinischen Bedingungen sowie eine symptomatische Therapie, Kühlung, Volumensubstitution erfolgen. Bei schwerem Verlauf kann Cyproheptadin 4–8 mg initial p.o. und bis 0,5 mg/kg/Tag appliziert werden. Cyproheptadin wirkt als zentraler Serotonin- und Histamin-H_1-Rezeptor-Antagonist mit zudem schwacher anticholinerger Wirkung (Brown et al. 1996).

> Erhärtet sich der Verdacht auf ein Serotonin-Syndrom sollten alle serotonergen Substanzen abgesetzt werden. Bei schweren Verlaufsformen sollte eine intensivmedizinische Überwachung mit umfassendem Monitoring (Embolie- und Pneumonieprophylaxe, Volumenbilanzierung etc.) und Einsatz von Cyproheptadin erfolgen.

Zentrales Anticholinerges Syndrom (ZAS)

Das ZAS entsteht durch die Blockade zentral-nervöser muskarinerger Acetylcholin-Rezeptoren und ist regelhaft von einer Reihe peripher-anticholinerger Syndrome begleitet. Es kann sich unter einer Behandlung mit Pharmaka mit anticholinerger Haupt- oder Nebenwirkung und durch den Konsum anticholinerger Drogen entwickeln. Das ZAS wird unter Überdosierungen, aber auch Medikation im normalen Dosisbereich (z. B. bei slow metabolizern) beobachtet. Ein besonderes Risiko besteht bei älteren Patienten durch ein cholinerges Defizit und durch additive anticholinerge Effekte bei Polypharmazie (Tune 2001). Klinisch besteht ein Kontinuum von leichten peripheren anticholinergen UAWs bis zum Vollbild eines anticholinergen Delirs.

Auslösende Neuropsychopharmaka können niederpotente klassische Antipsychotika, Clozapin oder andere sogenannte atypische Antipsychotika, trizyklische Antidepressiva, Antihistaminika mit trizyklischer Struktur sowie zentral wirkende Anticholinergika sein. Auslöser können auch internistische Medikamente mit wenig bekannten anticholinergen Seiteneffekten sein, wie z. B. Cimetidin, Prednisolon, Theophyllin, Digoxin, Furosemid, Nifedipin, Ranitidin, Warfarin, Codein oder Dipyridamol.

Das ZAS ist potentiell lebensbedrohlich. Es manifestiert sich in der Regel mit peripher-anticholinerger Symptomatik (Mundtrockenheit, trocken-heiße Haut, Tachykardie, arterielle Hypotonie, Bronchospasmus, Mydriasis, Akkomodationsstörungen, Obstipation bis zum paralytischen Ileus, Miktionsstörungen bis Harnverhalt). Neuropsychiatrisch finden sich typischerweise Unruhe, Angst, Antriebssteigerung, illusionäre Verkennungen, optische, szenische und akustische Halluzinationen, partielle oder vollständige Desorientierung bis zum Vollbild eines Delirs, Dysarthrie oder zerebrale Krampfanfälle. Differenzialdiagnostisch kann das ZAS vom ZSS oder MNS, die beide mit Schwitzen einhergehen, typischerweise durch die trockene Haut abgegrenzt werden.

Therapeutisch sollen anticholinerg wirksame Substanzen sofort abgesetzt werden, eine Überwachung (auf peripher-anticholinerge Komplikationen inkl. EKG-Monitoring) und eine symptomatische Therapie, z. B. bei Hypotonie, Herzrhythmusstörungen, Elektrolytentgleisung oder Krampfanfällen erfolgen. Bei Persistenz bzw. schwerer Ausprägung können unter intensivmedizinischen Bedingungen mit kontinuierlichem Monitoring der Kreislauffunktionen und Möglichkeit der assistierten Beatmung 2–4 mg Physostigmin i.m. oder langsam i.v. (sowohl bei agitierter als auch sedativer Verlaufsform wirksam) und ggf. als Dauerinfusion über Perfusor (2–4 mg/h) appliziert werden. Bei Agitiertheit können Benzodiazepine zum Einsatz kommen, bei schwerem Verlauf mit Delir erfolgt die Behandlung auf einer Intensivstation. Zur medikamentösen Behandlung des Delirs s. Abschn. 6.2.

> Erhärtet sich der Verdacht auf ein Zentrales Anticholinerges Syndrom sollten alle anticholinergen Substanzen abgesetzt werden. Bei agitierter Verlaufsform können ggf. Benzodiazepine und/oder Antipsychotika je nach Symptomausprägung eingesetzt werden. Bei schweren Verlaufsformen sollte eine intensivmedizinische Überwachung mit umfassendem Monitoring und der Einsatz von Physostigmin erfolgen.

Malignes Neuroleptisches Syndrom (MNS)

Das MNS ist eine seltene schwere Komplikation einer Behandlung mit klassischen hochpotenten oder, seltener, atypischen Antipsychotika, die sich mit Hyperthermie, Rigor mit Rhabdomyolyse und vegetativer Entgleisung manifestiert und von einem akuten organischen Psychosyndrom begleitet wird. Das MNS manifestiert sich fast immer innerhalb von 2 Wochen nach Beginn einer Gabe von Antipsychotika, seltener nach Dosissteigerungen (Strawn et al. 2007).

Ein MNS entsteht meist rasch über ein bis drei Tage. Die Häufigkeit ist gering (0,01–3 %), die Letalität jedoch hoch (10–20 % der behandelten Fälle). Ein MNS kann auch unter Clozapin auftreten, wobei hier die Symptomatik mit geringerer Muskelrigidität einhergeht (Trollor et al. 2009). Als Risikofaktoren werden männliches Geschlecht, jüngeres Alter, Lithium-Komedikaton und wiederholte i.m. Injektionen angesehen. Pathogenetisch wird eine potente Dopamin-D2-Rezeptor-Blockade angenommen (Strawn et al. 2007), die möglicherweise die zentrale Thermoregulation stört.

Als typische Symptome eines MNS gelten die rasche bis fulminante Entwicklung von Fieber, Rigor, Akinese oder auch Dys- und Hyperkinesien, fluktuierenden Bewusstseinsstörungen, Schluckstörungen und vegetativen Symptomen (Blutdrucklabilität, Tachykardie, Tachypnoe, Schwitzen, Harninkontinenz, Hypersalivation). Nicht selten kommt es zu internistischen Komplikationen in Folge der Immobilisation (Thrombose, Lungenembolie) oder Rhabdomyolyse (Nierenversagen). Laborchemisch wegweisend ist eine Erhöhung der Kreatinkinase (CK), nicht selten entwickeln sich auch eine Erhöhung der Transaminasen, alkalischen Phosphatase, eine Leukozytose und eine metabolische Azidose. Myoglobinämie bzw. -urie (Rhabdomyolyse) mit drohenden renalen Komplikationen sind möglich, daher sind Verlaufsbestimmungen auch von Kreatinkinase und Kreatinin bei Verdacht auf ein Malignes Neuroleptisches Syndrom und bei Myalgien wichtig.

Differentialdiagnostisch muss das MNS von einem ZSS, ZAS oder auch der Malignen Hyperthermie (Anästhesiezwischenfall) abgegrenzt werden. Am ehesten eignet sich hierfür die muskuläre Rigidität mit starkem CK-Anstieg. Abzugrenzen sind weiter Enzephalitiden und andere Formen einer pharmakogenen Rhabomyolyse (z. B. durch Statine) und vor allem eine sogenannte perniziöse Katatonie. Diese seltene, besonders schwere Form der katatonen Schizophrenie zeigt sich klinisch wie ein MNS. Eine perniziöse Katatonie ist bei einem antipsychotika-naiven Patienten mit einer bekannten Schizophrenie anzunehmen. Zur weiteren Differenzialdiagnostik und -therapie siehe Abschn. 3.9 und 6.9.

> Bei klinischem Verdacht auf ein Malignes Neuroleptisches Syndrom sollten eine umfassende Diagnostik und differenzialdiagnostische Überlegungen insbesondere zur perniziösen Katatonie erfolgen.

Das therapeutische Vorgehen richtet sich nach der Schwere des MNS. Bei leichten Formen, geringer Temperaturerhöhung und vegetativer Symptomatik reicht das sofortige Absetzen der Antipsychotika, eine vorübergehende Gabe von Benzodiazepinen und eine intravenöse Volumentherapie (Vollelektrolytlösung) unter Laborkontrolle (CK, Leukozyten, Kreatinin, Elektrolyte und U-Status sowie Temperaturkontrollen). Bei allen schweren Formen sollte eine Behandlung auf einer Intensivstation erfolgen. Ein Therapieversuch sollte mit Lorazepam 2–4 mg/24 h i.v./i.m. (maximal 7,5 mg/24 h), bei schwersten Verläufen auch mit Dantrolen (2,5 mg/kg KG i.v., ggf. danach Dauerinfusion bis zu 10 mg/kg KG/24 h i.v. und anschließend 2,5 mg/kg KG/24 h i.v.), alternativ auch mit Bromocriptin (10–30 mg/24 h i.v., bis 60 mg/24 h) oder Amantadin (i.v. 200–400 mg/24 h i.v.) erfolgen. Als ultima ratio gilt die Elektrokrampftherapie (EKT).

> Erhärtet sich der Verdacht auf ein Malignes Neuroleptisches Syndrom, sollten alle antidopaminergen Substanzen, z. B. Antipsychotika abgesetzt werden. Es soll eine intensivmedizinische Überwachung mit umfassendem Monitoring (Embolie- und Pneumonieprophylaxe, Volumenbilanzierung, etc.) und in schweren Verlaufsformen der Einsatz von Dantrolen erfolgen.

Wegen des Rezidivrisikos von 15–30 % sollte eine Karenz von Antipsychotika von mindestens 14 Tagen eingehalten werden. Wenn ein Antipsychotikum erforderlich ist, sollte eine geringe Testdosis gegeben werden, wobei ein atypisches Antipsychotikum zu bevorzugen ist (Strawn et al. 2007).

Lithiumintoxikation

Bei chronischer oder akuter Lithiumeinnahme (auch bereits unter hochnormalen Spiegeln ab 1,0 mval/l), können Symptome einer Lithiumintoxikation auftreten. Sowohl akzidentelle Lithiumerhöhungen (durch gleichzeitige Einnahme von Diuretika, NSAIDs, bei Natrium-armer Diät, Diarrhoe, Fastenkuren, usw.) als auch Überdosierungen in suizidaler Absicht kommen vor. Die geringe therapeutische Breite der Lithiumsalze erhöht das Risiko einer Intoxikation. Ab einer Lithiumkonzentration im Serum von mehr als 2,0 mval/l sind mit hoher Wahrscheinlichkeit folgende Symptome zu erwarten:

- Übelkeit, Erbrechen, Leibschmerzen, Diarrhöe, Durst, Mundtrockenheit, Dysarthrie, Tremor, Schwindel, Stupor, Somnolenz, Koma, Hyperreflexie, Muskelfaszikulieren, zerebrale Krampfanfälle, Hyperthermie, Niereninsuffizienz, Hypotonie, Herzrhythmusstörungen, Asystolie.
- EKG-Veränderungen mit QT-Zeitverlängerung, T-Abflachung,
- EEG-Veränderungen (Allgemeinveränderungen)

Lithiumintoxikationen gehen mit einer hohen Letalität einher.

> Besteht eine Lithiumintoxikation, so ist in Abhängigkeit von der Schwere eine intensivmedizinische Behandlung ggf. unter Einleitung einer Hämodialyse oder einer Hämofiltration erforderlich. In leichteren Fällen (Lithium-Spiegel 1,5–2 mval/l) soll eine Natriumsubstitution zur Steigerung der renalen Lithiumclearence erfolgen. Die Diurese kann mit Triamteren, Spironolacton oder Euphyllin gesteigert werden. Thiazide und Schleifendiuretika sind kontraindiziert.

Zentrale Atemdepression

Eine Reihe von Psychopharmaka blockiert das Atemzentrum mit den Folgen einer Bradypnoe bis hin zur Apnoe. Es handelt sich um eine sehr seltene, aber mit einer besonders hohen Letalität verbundene UAW, die für mindestens 25 % aller medikamenten-induzierten Todesfälle verantwortlich ist. Besonders gefährlich sind Kombinationen und Intoxikationen aus mehreren atemdepressiven Substanzen (und/oder Alkohol), vor allem bei parenteraler Applikation (besonders schnelle i.v.-Injektionen). Bei Benzodiazepinen wird zusätzlich der Atemweg durch muskelrelaxierende Effekte an der pharyngealen Muskulatur erschwert.

Folgende Neuropsychopharmaka können eine Atemdepression auslösen:

- Opiate/Opioide in der Substitution
- Barbiturate
- Benzodiazepine
- Antihistaminika

Bei Intoxikationen haben atypische Antipsychotika ebenfalls ein höheres Risiko für eine Atemdepression als klassische Antipsychotika (Ciranni et al. 2009). Bei Gabe von Clozapin oder Olanzapin i.m. ist die zusätzliche parenterale Gabe von Benzodiazepinen kontraindiziert (Marder et al. 2010), die orale Gabe darf nur unter strenger Indikation erfolgen.

Syndrom der inadäquaten ADH-Sekretion (SIADH; Schwartz-Bartter-Syndrom)
Eine übermäßige Produktion und Sekretion von ADH (Vasopressin) führt zu einer renalen Wasserretention mit Abfall der Natriumkonzentration im Serum, was zu einem akuten organischen Psychosyndrom führen kann. Das SIADH kann auch durch Psychopharmaka ausgelöst oder im Rahmen einer schweren Alkoholkrankheit beobachtet werden (Foote 2010). Als Risikogruppe gelten ältere Menschen, besonders Frauen.

Neben idiopathischen und paraneoplastischen Formen kommen ätiologisch zerebrale Erkrankungen mit Beteiligung von Hypothalamus und Hypophyse und Medikamente (z. B. Thiazid-Diuretika, Vasopressin, Oxytozin, Vincristin, Cisplatin, Antidepressiva, Carbamazepin und Antipsychotika) in Frage (Meulendijks et al. 2010). Bei einer Natriumkonzentration im Serum < 120 mmol/l und raschem Natriumabfall zeigen sich häufig neurologische Symptome in Folge eines Hirnödems (Reizbarkeit, Desorientierung, Delir, Anfälle bis zum Koma), darüber hinaus Asthenie, Inappetenz, Nausea, Vomitus und Kopfschmerzen.

Differenzialdiagnostisch kommen alle anderen Ursachen einer Hyponatriämie in Betracht, z. B. eine Alkoholabhängigkeit oder eine psychogene Polydipsie. Je nach Ätiologie erfolgt eine kausale oder symptomatische Therapie. Risikobehaftete Medikamente sollten abgesetzt werden und weniger risikoreiche Substanzen eingesetzt werden. Ziel sollte eine Natriumnormalisierung sein, die Geschwindigkeit der Korrektur des Natriumspiegels hängt von der Geschwindigkeit der Entstehung des Natriummangels und klinischen Symptomen ab (s. Abschn. 6.3). Zusätzlich können Vaptane eingesetzt werden. Bei neurologischen Ausfällen sollte eine Verlegung in eine internistische oder neurologische Klinik erfolgen, um durch kontrollierte Balancierung des Serum-Natriums das Risiko einer Zentralen Pontinen Myelinolyse zu minimieren.

7.4.2 Psychiatrische Notfälle durch Nicht-Psychopharmaka

Es gibt eine Vielzahl von Medikamenten, die primär nicht über das ZNS aktiv sind, aber dennoch Notfälle mit primär psychiatrischer Symptomatik auslösen können. Unter diesen scheinbar nicht-psychotropen Medikamenten sind einige der am häufigsten verwendeten Substanzgruppen überhaupt, z. B. Kortikosteroide und Antibiotika. Eine Übersicht findet sich in Tab. 7.2. Die Psychopathologie reicht dabei von Unruhe, Schlafstörungen oder Angststörungen bis hin zu Erregungszuständen, maniformen, psychotischen oder depressiv-suizidalen Syndromen. In aller Regel besteht ein enger zeitlicher Zusammenhang (Latenz von Tagen bis Wochen) zwischen dem Ansetzen des neuen Medikaments und dem Auftreten der psychiatrischen Symptomatik. Es ist schwierig, das Auftreten psychopatho-

Tab. 7.2 Psychiatrische Notfälle durch Nicht-Psychopharmaka (nach Benkert und Hippius 2015; Botts und Ryan 2010; Gören 2010; Patten und Barbui 2004); besonders risikoreiche Substanz(klass)en sind **fett** gedruckt

Substanzklasse	Depressiv-suizidales Syndrom	Erregt-agitierte und maniforme Syndrome	psychotische Störungen
Nichtsteroidale Antiphlogistika			Ibuprofen, Salizylate
Opioide	Codein, Tramadol, Fentanyl	Buprenorphin Pentazozin	Buprenorphin, Morphin, Pentazozin Tramadol
Antiarrhythmika	Amiodaron, Chinidin, Disopyramid, Lidocain, Procainamid, Verapamil	Procainamid, Propafenon	Amiodaron, Chinidin, Lidocain (i.v.), Procainamid, Propafenon
H_1-/H_2-Blocker	Cimetidin, Famotidin, Ranitidin	Cimetidin, Ranitidin, Terfenadin	Cimetidin, Ranitidin
ACE-Hemmstoffe und AT_1-Antagonisten	Enalapril, Losartan	Captopril, Enalapril	
Beta-Blocker	Atenolol, Metoprolol, **Propranolol**, Timolol		Propranolol, Timolol
Kalziumantagonisten	Diltiazem, Felodipin, Flunarizin, Nifedipin	Diltiazem, Hydralazin	Diltiazem, Hydralazin, Nifedipin
Antisympathotonika	Clonidin, alpha-Methlydopa, Guanethidin Reserpin	Clonidin	
Diuretika	Thiazide		
Antibiotika	Cotrimoxazol, Isoniazid, Sulfonamide	Isoniazid, **Linezolid,** Procain-Penicillin G	**Gyrasehemmer (Chinolone):** Ciprofloxacin, Ofloxacin, Levofloxazin; **Linezolid Makrolide:** Clarithromycin, Erythromycin; Sulfonamide; Amoxicillin, Cefuroxim, Colistin, Gentamicin, Isoniazid, Procain-Penicillin G, Tobramycin, Trimethoprim-Sulfamethoxazol
Antimykotika	Amphotericin B, Clotrimazol, Terbinafin		Ketoconazol

Tab. 7.2 (Fortsetzung)

Substanzklasse	Depressiv-suizidales Syndrom	Erregt-agitierte und maniforme Syndrome	psychotische Störungen
Virustatika	Aciclovir, Amantadin, Ganciclovir, **Efavirenz**	Zidovudin	Amantadin
Zytostatika	L-Asparaginase, Mithramycin, Vincristin	Procarbazin	Cisplatin, Ifosfamid
andere Antiinfektiva	Dapson, Mefloquin	Chloroquin	Chinin, Chinidin, Chloroquin, Dapson, **Mefloquin, D-Cycloserin**
Immunmodulatoren	**IFN-alpha**>IFN-beta; **Interleukin-2**		
Kortikosteroide	Abgesehen von inhalativen Stoffen **alle** dosisabhängig (über der Cushing-Schwelle)	Abgesehen von inhalativen Stoffen **alle** dosisabhängig (über der Cushing-Schwelle)	Abgesehen von inhalativen Stoffen **alle** dosisabhängig (über der Cushing-Schwelle)
Kontrazeptiva	Verschiedene; **bes. Progestin-freisetzende implantierte Kontrazeptiva**		
Gestagene	Norethisteron		
andere Stoffe mit Effekten im Geschlechtshormon-Stoffwechsel	**GnRH-Analoga** Tamoxifen	**Anabole Steroide**	Methyltestosteron; **anabole Steroide**
Schilddrüsenhormone		**L-Thyroxin**	**L-Thyroxin**
Sympathomimetika		Salbutamol	Ephedrin, Oxymetazolin, Phenylephrin, Phenylpropanolamin, Salbutamol
Mittel zum Abstillen			**Cabergolin, Bromocriptin**
Andere Pharmaka	Allopurinol, Amantadin, Aminophyllin, Baclofen, Flunisolid, **Statine**, Metoclopramid, Ondansetron, Phenylpropanolamin, Physostigmin, Prazosin, Retinoide: Isotretinoin, Streptokinase, Sulfasalazin, Theophyllin	Amantadin, Baclofen, Bromocriptin, Ciclosporin, Digoxin, L-Dopa, Metoclopramid, Theophyllin	Carbimazol, Disopyramid, Erythropoetin, **Ketamin**, Streptokinase, Sulfasalazin

logischer Symptome auf ein einziges Pharmakon zurückzuführen. Therapeutisch reicht meist ein Absetzen des auslösenden Medikaments. Falls die Symptome persistieren sollten, ist ein vorübergehender Einsatz von störungsspezifischen Psychopharmaka sinnvoll und bei akuter Gefahr für den Patienten oder Dritte notwendig. In diesen Fällen sollte fachpsychiatrisch das weitere Vorgehen festgelegt werden, z. B. die Aufnahme in eine psychiatrische Klinik.

Tab. 7.3 Auswahl häufiger somatischer Notfallsituationen als Folge einer Behandlung mit (Neuro-) Psychopharmaka

Organsystem	Auslösende (Neuro-) Psychopharmaka
Periphere anticholinerg vermittelte Notfälle (z. B. Ileus, Glaukomanfall, Harnverhalt)	Clozapin, viele niederpotente Antipsychotika, trizyklische Antidepressiva, Quetiapin, Olanzapin)
Akutes Leberversagen	Valproat, Carbamazepin, alle tri- und tetrazyklischen Antipsychotika und Antidepressiva, Acetylcholinesterase-Inhibitoren
Akute Pankreatitis	Valproat
Akutes Nierenversagen	Lithium
Orthostatische Hypotonie mit Synkope und Sturz	Benzodiazepine, niederpotente Antipsychotika, trizyklische Antidepressiva, alle anderen Substanzen mit alpha1-adrenolytischer Wirkung wie z. B. Clozapin, Quetiapin, Risperidon
Hypertensive Blutdruckentgleisung	SSNRI (z. B. Venlafaxin, Duloxetin), SNRI (Reboxetin, Atomoxetin), DNRI (Bupropion), Stimulanzien (z. B. Methylphenidat, D-Amphetamin-Saft)
Herzrhythmusstörungen	Klassische und atypische Antipsychotika, trizyklische Antidepressiva, Lithium, SSRI
Agranulozytose	Clozapin, andere tri- und tetrazyklische Antipsychotika und Antidepressiva, Carbamazepin
Akute Blutungen	SSRI (vor allem in Kombination mit ASS oder Gerinnungshemmern)
Priapismus	Trazodon
Epidermiolysis acuta toxica (Lyell-Syndrom)	Lamotrigin, Carbamazepin
Polyserositis	Clozapin

7.4.3 Andere somatische Notfälle als Folge einer Behandlung mit (Neuro-) Psychopharmaka

In der folgenden Tab. 7.3 werden somatische Notfälle, die durch (Neuro-) Psychopharmaka ausgelöst werden können, zusammenfassend dargestellt.

Literatur

Allen, D. (2008). The relationship between challenging behaviour and mental ill-health in people with intellectual disabilities: A review of current theories and evidence. *Journal of Intellectual Disabilities, 12*(4), 267–294. https://doi.org/10.1177/1744629508100494.

Aminzadeh, F., & Dalziel, W. B. (2002). Older adults in the emergency department: A systematic review of patterns of use, adverse outcomes, and effectiveness of interventions. *Annals of Emergency Medicine, 39*(3), 238–247.

Assion, H. J. (2005): *Migration und seelische Gesundheit.* Heidelberg: Springer

Bayer Vital GmbH. (2013). *Fachinfo Ciatyl-Z® 2 mg Filmtabletten.*

Behrens, K., & Calliess, I. T. (2008). Migration biography and culture as determinants of diagnostic and therapeutic processes in mentally ill immigrants. A systematic differentiation based on a qualitative content analysis of treatment courses. *Psychotherapie, Psychosomatik, Medizinische Psychologie, 58*(3–4), 162–168. https://doi.org/10.1055/s-2008-1067355.

Bellou, A., Conroy, S. P., & Graham, C. A. (2016). The European curriculum for geriatric emergency medicine. *European Journal of Emergency Medicine, 23*(4), 239. https://doi.org/10.1097/MEJ.0000000000000414.

Benkert, O., & Hippius, H. (2015). *Kompendium der Psychiatrischen Pharmakotherapie* (10. Auflage). Heidelberg: Springer.

Bermejo, I., Klärs, G., Böhm, K., Hundertmark-Mayser, J., Lampert, T., Maschewsky-Schneider, U., … Härter, M. (2009). Evaluation des nationalen Gesundheitsziels „Depressive Erkrankungen: verhindern, früh erkennen, nachhaltig behandeln". *Bundesgesundheitsblatt – Gesundheitsforschung – Gesundheitsschutz, 52*(10), 897–904. https://doi.org/10.1007/s00103-009-0939-9.

Bermejo, I., Mayninger, E., Kriston, L., & Härter, M. (2010). Psychische Störungen bei Menschen mit Migrationshintergrund im Vergleich zur deutschen Allgemeinbevölkerung. *Psychiatrische Praxis, 37*(05), 225–232. https://doi.org/10.1055/s-0029-1223513.

Bhugra, D. (2006). Severe mental illness across cultures. *Acta Psychiatrica Scandinavica, 113*(s429), 17–23. https://doi.org/10.1111/j.1600-0447.2005.00712.x.

Bhugra, D., & Mastrogianni, A. (2004). Globalisation and mental disorders. Overview with relation to depression. *British Journal of Psychiatry, 184*, 10–20.

Bhui, K., Stansfeld, S., Hull, S., Priebe, S., Mole, F., & Feder, G. (2003). Ethnic variations in pathways to and use of specialist mental health services in the UK. Systematic review. *British Journal of Psychiatry, 182*, 105–116.

Biber, R., Bail, H. J., Sieber, C., Weis, P., Christ, M., & Singler, K. (2012). Correlation between Age, emergency department length of stay and hospital admission rate in emergency department patients aged ≥70 years. *Gerontology, 59*(1), 17–22. https://doi.org/10.1159/000342202.

Blöchlinger, C., Osterwalder, J., Hatz, C., Tanner, M., & Junghanss, T. (1998). Asylsuchende und Flüchtlinge in der Notfallstation. *Sozial- und Präventivmedizin, 43*(1), 39–48.

Borde, T., & David, M. (2011). Ethnizität und Inanspruchnahme von klinischen Notfallambulanzen. In W. Machleidt & A. Heinz (Hrsg.), *Praxis der interkulturellen Psychiatrie und Psychotherapie: Migration und psychische Gesundheit* (S. 467–474). München: Elsevier.

Borde, T., Braun, T., & David, M. (2003). Unterschiede in der Inanspruchnahme klinischer Notfallambulanzen durch deutsche Patient(inn)en und Migrant(inn)en – Problembeschreibung. Schlussbericht zum Forschungsprojekt BMBF/Spitzenverbände der Krankenkassen, Förderkennzeichen 10 GL 0009.

Botts, S., & Ryan, M. (2010). Depression (Chapter 18). In J. E. Tisdale & D. A. Miller (Hrsg.), *Drug-induced diseases: Prevention, detection, and management* (2. Aufl., S. 317–332). Bethesda: American Society of Health-System Pharmacists.

Boyer, E. W., & Shannon, M. (2005). The serotonin syndrome. *New England Journal of Medicine, 352*(11), 1112–1120. https://doi.org/10.1056/NEJMra041867.

Bradley, E. A., & Lofchy, J. (2005). Learning disability in the accident and emergency department. *Advances in Psychiatric Treatment, 11*(1), 45–57. https://doi.org/10.1192/apt.11.1.45.

Bradley, E. A., Thompson, A., & Bryson, S. E. (2002). Mental retardation in teenagers: Prevalence data from the Niagara region, Ontario. *Canadian Journal of Psychiatry, 47*(7), 652–659.

Braun, T. (2004). *Einfluss von Geschlecht, Ethnizität und Alter auf die Inanspruchnahme von Rettungsstellen und die dortige Behandlung*. Berlin: Berlin (Charité).

Brickell, C., & Munir, K. (2008). Grief and its complications in individuals with intellectual disability. *Harvard Review of Psychiatry, 16*(1), 1–12. https://doi.org/10.1080/10673220801929786.

Brown, T. M., Skop, B. P., & Mareth, T. R. (1996). Pathophysiology and management of the serotonin syndrome. *Annals of Pharmacotherapy, 30*(5), 527–533.

Brucks, U., & Wahl, W. B. (2003). Über-, Unter-, Fehlversorgung? Bedarfslücken und Strukturprobleme in der ambulanten Gesundheitsversorgung für Migrantinnen und Migranten. In T. Borde & M. David (Hrsg.), *Gut versorgt? Migrantinnen und Migranten im Gesundheits- und Sozialwesen* (S. 15–34). Frankfurt: Mabuse.

Cantor-Graae, E., & Selten, J.-P. (2005). Schizophrenia and migration: A meta-analysis and review. *American Journal of Psychiatry, 162*(1), 12–24. https://doi.org/10.1176/appi.ajp.162.1.12.

Carpenter, C. R., DesPain, B., Keeling, T. N., Shah, M., & Rothenberger, M. (2011). The Six-Item Screener and AD8 for the detection of cognitive impairment in geriatric emergency department patients. *Annals of Emergency Medicine, 57*(6), 653–661. https://doi.org/10.1016/j.annemergmed.2010.06.560.

Chen, J. J., & Swope, D. M. (2010). Movement disorders (Chapter 12). In J. E. Tisdale & D. A. Miller (Hrsg.), *Drug-induced diseases: Prevention, detection, and management* (2. Aufl., S. 211–235). Bethesda: American Society of Health-System Pharmacists.

Cindik, E. D. (2009). Migration, seelische Gesundheit und Transkulturelle Psychiatrie. *Dossier Der Heinrich Böll Stiftung*, 44-48. https://heimatkunde.boell.de/sites/default/files/dossier_migration_und_gesundheit_2.pdf. Zugegriffen am 03.07.2020.

Ciranni, M. A., Kearney, T. E., & Olson, K. R. (2009). Comparing acute toxicity of first- and second-generation antipsychotic drugs: A 10-year, retrospective cohort study. *Journal of Clinical Psychiatry, 70*(1), 122–9. https://doi.org/10.4088/jcp.08m04315.

Cooper, S.-A., Smiley, E., Morrison, J., Williamson, A., & Allan, L. (2007). Mental ill-health in adults with intellectual disabilities: Prevalence and associated factors. *British Journal of Psychiatry, 190*(1), 27–35. https://doi.org/10.1192/bjp.bp.106.022483.

Costello, H., & Bouras, N. (2006). Assessment of mental health problems in people with intellectual disabilities. *Israel Journal of Psychiatry and Related Sciences, 43*(4), 241–251.

Deb, S., Kwok, H., Bertelli, M., Salvador-Carulla, L., Bradley, E., Torr, J., … Guideline Development Group of the WPA Section on Psychiatry of Intellectual Disability. (2009). International guide to prescribing psychotropic medication for the management of problem behaviours in adults with intellectual disabilities. *World Psychiatry, 8*(3), 181–186.

Dormann, H., Sonst, A., Müller, F., Vogler, R., Patapovas, A., Pfistermeister, B., … Maas, R. (2013). Adverse Drug Events in Older Patients Admitted as an Emergency. *Deutsches Ärzteblatt International, 110*, 213–219.

Dose, M. (2007). Akutsituationen bei minderbegabten Menschen. In W. Hewer & W. Rössler (Hrsg.), *Akute psychische Erkrankungen* (2. Aufl., S. 407–419). München: Urban & Fischer. http://www.sciencedirect.com/science/article/pii/B9783437228803500275

Dosen, A., Gardner, W., Griffiths, D., King, R., & Lapointe, A. (2010). *Praxisleitlinien und Prinzipien*. Materialien der Deutschen Gesellschaft für seelische Gesundheit bei Menschen mit geistiger Behinderung e. V. (DGSGB), Band 21. Berlin: Eigenverlag der DGSGB.

Emerson, E. (1995). *Challenging Behaviour: Analysis and Intervention in People with Learning Disabilities*. Cambridge University Press. http://eric.ed.gov/?id=ED401657

United States Food and Drug Administration (FDA). (2008). http://www.fda.gov/Drugs/DrugSafety/ PostmarketDrugSafetyInformationforPatientsandProviders/ucm100197.htm. Zugegriffen am 14.11.2016.

Fergusson, D., Doucette, S., Glass, K. C., Shapiro, S., Healy, D., Hebert, P., & Hutton, B. (2005). Association between suicide attempts and selective serotonin reuptake inhibitors: Systematic review of randomised controlled trials. *BMJ, 330*(7488), 396. https://doi.org/10.1136/ bmj.330.7488.396.

Fletcher, R. J., Loschen, E., & Stavrakaki, C. (2007). *Diagnostic Manual-Intellectual Disability (DM-ID): A textbook of diagnosis of mental disorders in persons with intellectual disability.* Kingston NY: National Association for the Dually Diagnosed.

Foote, E. F. (2010). Syndrome of Inappropiate Antidiuretic Hormone Secretion and Diabetes Insipidus (Chapter 45). In J. E. Tisdale & D. A. Miller (Hrsg.), *Drug-induced diseases: Prevention, detection, and management* (2. Aufl., S. 885–902). Bethesda: American Society of Health-System Pharmacists.

Gavranidou, M. (2006). Migration als Krise. Psychologische Krisenmodelle des Migrationsprozesses. *Suizidprophylaxe, 33*(4), 154–158.

Gavranidou, M. (2009). *Psychische Gesundheit und Armut von Frauen mit Migrationshintergrund.* Vorgestellt auf der AKF-Tagung Frauengesundheit in sozialer Ungleichheit. Kassel.

Gillman, P. K. (1998). Serotonin syndrome: History and risk. *Fundamental and Clinical Pharmacology, 12*(5), 482–491. https://doi.org/10.1111/j.1472-8206.1998.tb00976.x.

Gören, J. L. (2010). Psychosis (Chapter 20). In J. E. Tisdale & D. A. Miller (Hrsg.), *Drug-induced diseases: Prevention, detection, and management* (2. Aufl., S. 344–358). Bethesda: American Society of Health-System Pharmacists.

Groening, M., Grossmann, F., Hilmer, T., Schuster, S., Singler, K., Somasundaram, R., & Wilke, P. (2015). ÄLPANO–erste Ergebnisse der DGINA-Umfrage zur Versorgung älterer Notfallpatienten. *Notfall- und Rettungsmedizin, 18*(1), 13.

Grossman, S. A., Richards, C. F., Anglin, D., & Hutson, H. R. (2000). Caring for the patient with mental retardation in the emergency department. *Annals of Emergency Medicine, 35*(1), 69–76.

Grüsser, S., & Becker, K. (1999). Drogenabhängigkeit und Migration innerhalb der Europäischen Union (EU). *Moderne Suchtmedizin, 5*, 1–5.

Günster, C. (2012). *Versorgungs-Report 2012. Schwerpunkt: Gesundheit im Alter.* Stuttgart: Schattauer.

Hammad, T. A., Laughren, T., & Racoosin, J. (2006). Suicidality in pediatric patients treated with antidepressant drugs. *Archives of General Psychiatry, 63*(3), 332–339. https://doi.org/10.1001/ archpsyc.63.3.332.

Hampton, J. R., Harrison, M. J., Mitchell, J. R., Prichard, J. S., & Seymour, C. (1975). Relative contributions of history-taking, physical examination, and laboratory investigation to diagnosis and management of medical outpatients. *British Medical Journal, 2*(5969), 486–489.

Han, J. H., & Wilber, S. T. (2013). Altered mental status in older patients in the emergency department. *Clinics in Geriatric Medicine, 29*(1), 101–136. https://doi.org/10.1016/j.cger.2012.09.005.

Hastings, R. P., Hatton, C., Taylor, J. L., & Maddison, C. (2004). Life events and psychiatric symptoms in adults with intellectual disabilities. *Journal of Intellectual Disability Research, 48*(1), 42–46.

Hennicke, K. (2008). Psychopharmaka in Wohnstätten der Behindertenhilfe. Vermutungen über eine zunehmend unerträgliche Situation. In K. Hennicke (Ed.), Psychopharmaka in der Behindertenhilfe-Fluch oder Segen (S. 4–22). Materialien der Deutschen Gesellschaft für seelische Gesundheit bei Menschen mit geistiger Behinderung e. V. (DGSGB), Band 17. Berlin: Eigenverlag der DGSGB.

Hetrick, S. E., McKenzie, J. E., Cox, G. R., Simmons, M. B., & Merry, S. N. (2012). Newer generation antidepressants for depressive disorders in children and adolescents. *The Cochrane Database of Systematic Reviews, 11*, CD004851. https://doi.org/10.1002/14651858.CD004851.pub3.

Igel, U., Brähler, E., & Grande, G. (2010). Der Einfluss von Diskriminierungserfahrungen auf die Gesundheit von MigrantInnen. *Psychiatrische Praxis, 37*(04), 183–190. https://doi.org/10.1055/s-0029-1223508.

Isbister, G. K., Bowe, S. J., Dawson, A., & Whyte, I. M. (2004). Relative toxicity of selective serotonin reuptake inhibitors (SSRIs) in overdose. *Journal of Toxicology. Clinical Toxicology, 42*(3), 277–285. https://doi.org/10.1081/clt-120037428

Jablensky, A., Sartorius, N., Ernberg, G., Anker, M., Korten, A., Cooper, J. E., … Bertelsen, A. (1992). Schizophrenia: Manifestations, incidence and course in different cultures A World Health Organization Ten-Country Study. *Psychological Medicine Monograph Supplement, 20*, 1–97. https://doi.org/10.1017/S0264180100000904.

Janssen-Cilag GmbH (2013). *Fachinfo Risperdal®-Janssen.*

Jonnalagadda, S. S., & Diwan, S. (2005). Health behaviors, chronic disease prevalence and self-rated health of older Asian Indian immigrants in the U.S. *Journal of Immigrant Health, 7*(2), 75–83. https://doi.org/10.1007/s10903-005-2640-x.

Kada, O., Brunner, E., Likar, R., Pinter, G., Leutgeb, I., Francisci, N., … Janig, H. (2011). Vom Pflegeheim ins Krankenhaus und wieder zurück… Eine multimethodale Analyse von Krankenhaustransporten aus Alten- und Pflegeheimen. *Zeitschrift für Evidenz, Fortbildung und Qualität im Gesundheitswesen, 105*(10), 714–722. https://doi.org/10.1016/j.zefq.2011.03.023.

Koch, E. (2005). Institutionelle Versorgung von psychisch kranken Migranten, In: H. J. Assion (Hrsg.), Migration und seelische Gesundheit (S. 167–186). Berlin, Heidelberg: Springer. https://doi.org/10.1007/3-540-27042-6_17.

Koch, E., Hartkamp, N., Siefen, R. G., & Schouler-Ocak, M. (2007). Patienten mit Migrationshintergrund in stationär-psychiatrischen Einrichtungen. *Der Nervenarzt, 79*(3), 328–339. https://doi.org/10.1007/s00115-007-2393-y.

Koch, U., & Brähler, E. (2008). „Migration und Gesundheit" – ein Thema mit hoher Priorität. *Psychotherapie, Psychosomatik, Medizinische Psychologie, 58*(3/4), 105–106. https://doi.org/10.1055/s-2008-1067370.

Kotlyar, M., Dysken, M., & Adson, D. E. (2005). Update on drug-induced depression in the elderly. *American Journal of Geriatric Pharmacotherapy, 3*(4), 288–300.

Lauderdale, D. S., Wen, M., Jacobs, E. A., & Kandula, N. R. (2006). Immigrant perceptions of discrimination in health care: The California Health Interview Survey 2003. *Medical Care, 44*(10), 914–920. https://doi.org/10.1097/01.mlr.0000220829.87073.f7.

Laughren, T. P. (2006). Overview for December 13 Meeting of psychopharmacologic drugs advisory committee (PDAC). http://www.fda.gov/Ohrms/Dockets/Ac/06/Briefing/2006-4272b1-01-Fda.pdf. Zugegriffen am 14.11.2016.

Lin, J.-D., Yen, C.-F., Loh, C.-H., Hsu, S.-W., Huang, H.-C., Tang, C.-C., … Wu, J.-L. (2006). A cross-sectional study of the characteristics and determinants of emergency care utilization among people with intellectual disabilities in Taiwan. *Research in Developmental Disabilities, 27*(6), 657–667. https://doi.org/10.1016/j.ridd.2005.09.001.

Lindert, J., Brähler, E., Wittig, U., Mielck, A., & Priebe, S. (2008a). Depressivität, Angst und posttraumatische Belastungsstörung bei Arbeitsmigranten, Asylbewerbern und Flüchtlingen. *Psychotherapie, Psychosomatik, Medizinische Psychologie, 58*(3/4), 109–122. https://doi.org/10.1055/s-2008-1067358.

Lindert, J., Priebe, S., Penka, S., Napo, F., Schouler-Ocak, M., & Heinz, A. (2008b). Versorgung psychisch kranker Patienten mit Migrationshintergrund. *Psychotherapie, Psychosomatik, Medizinische Psychologie, 58*(3/4), 123–129. https://doi.org/10.1055/s-2008-1067360.

Lowe, R. A., & Abbuhl, S. B. (2001). Appropriate standards for „appropriateness" research. *Annals of Emergency Medicine, 37*(6), 629–632. https://doi.org/10.1067/mem.2001.115216.

Lucas, R. H., & Sanford, S. M. (1998). An analysis of frequent users of emergency care at an urban university hospital. *Annals of Emergency Medicine, 32*(5), 563–568.

Lunsky, Y., & Elserafi, J. (2011). Life events and emergency department visits in response to crisis in individuals with intellectual disabilities. *Journal of Intellectual Disability Research, 55*(7), 714–718. https://doi.org/10.1111/j.1365-2788.2011.01417.x.

Machleidt, W. (2005). Migration, Integration und psychische Gesundheit. *Psychiatrische Praxis, 32*(2), 55–57. https://doi.org/10.1055/s-2004-834690.

Machleidt, W., Salman, R., & Callies, I. T. (2006). *Sonnenberger Leitlinien: Integration von Migranten in Psychiatrie und Psychotherapie. Erfahrungen und Konzepte in Deutschland und Europa.* Berlin: VWB-Verlag.

Madler, C., Jauch, K. W., Werdan, K., Siegrist, J., & Pajonk, F. G. (2009). *Akutmedizin - Die ersten 24 Stunden: Das NAW-Buch* (4. Aufl.). München: Urban & Fischer/Elsevier.

Marder, S. R., Sorsaburu, S., Dunayevich, E., Karagianis, J. L., Dawe, I. C., Falk, D. M., … Baker, R. W. (2010). Case reports of postmarketing adverse event experiences with olanzapine intramuscular treatment in patients with agitation. *Journal of Clinical Psychiatry, 71*(4), 433–41. https://doi.org/10.4088/JCP.08m04411gry.

Maßhammer, D., Haumann, H., Mörike, K., & Joos, S. (2016). Polypharmazie – Tendenz steigend, Folgen schwer kalkulierbar. *Deutsches Ärzteblatt, 113*(38), 627–633.

Meins, W. (1993). *Psychiatrische Probleme bei geistig behinderten Erwachsenen unter besonderer Berücksichtigung depressiver Störungen.* Habilitationsschrift Fachbereich Medizin der Universität Hamburg.

Messelken, M., Kehrberger, E., Dirks, B., & Fischer, M. (2010). Originalarbeit: Notärztliche Versorgungsqualität in Baden-Württemberg – Realität im Längsschnitt von vier Jahren. *Deutsches Ärzteblatt, 107*(30), 523.

Messer, T., Pajonk, F.-G., & Müller, M. J. (2015). Pharmakotherapie von psychiatrischen Akut- und Notfallsituationen. *Der Nervenarzt, 86*(9), 1097–1110. https://doi.org/10.1007/s00115-014-4148-x.

Meulendijks, D., Mannesse, C. K., Jansen, P. A., van Marum, R. J., & Egberts, T. C. (2010). Antipsychotic-induced hyponatraemia: A systematic review of the published evidence. *Drug Safety, 33*(2), 101–114. https://doi.org/10.2165/11319070-000000000-00000.

Mühlberg, W., & Sieber ,C. C. (2014). Iatrogene Schäden durch Polypharmazie im Alter. In: Pantel J., Schröder J., Bollheimer C., Sieber C., & Kruse A. (Hrsg.), *Praxishandbuch Altersmedizin: Geriatrie – Gerontopsychiatrie – Gerontologie.* Stuttgart: Kohlhammer

Oestereich, C., & Hegemann, T. (2010). Interkulturelle Systemische Therapie und Beratung. *Psychotherapie im Dialog, 11*(4), 319–325. https://doi.org/10.1055/s-0030-1265906.

Patten, S. B., & Barbui, C. (2004). Drug-induced depression: A systematic review to inform clinical practice. *Psychotherapy and Psychosomatics, 73*(4), 207–215. https://doi.org/10.1159/000077739.

Penka, S., Krieg, S., Hunner, C., & Heinz, A. (2003). Unterschiedliche Erklärungsmodelle für abhängiges Verhalten bei türkischen und deutschen Jugendlichen. *Der Nervenarzt, 74*(7), 581–586. https://doi.org/10.1007/s00115-002-1432-y.

Penka, S., Schouler-Ocak, M., Heinz, A., & Kluge, U. (2012). Interkulturelle Aspekte der Interaktion und Kommunikation im psychiatrisch/psychotherapeutischen Behandlungssetting. *Bundes-*

gesundheitsblatt, Gesundheitsforschung, Gesundheitsschutz, 55(9), 1168–1175. https://doi. org/10.1007/s00103-012-1538-8.

Peterson, H. O. (1992). The early history of neuroradiology at the Medical School of the University of Minnesota, 1937–1939. *American Journal of Neuroradiology, 13*(3), 873–877.

Pisani, F., Oteri, G., Costa, C., Di Raimondo, G., & Di Perri, R. (2002). Effects of psychotropic drugs on seizure threshold. *Drug Safety, 25*(2), 91–110. https://doi.org/10.2165/00002018-200225020-00004.

Pluntke, S. (2016). Kulturgebundene Aspekte der Notfallversorgung. *Notfall- und Rettungsmedizin, 19*(5), 355–363. https://doi.org/10.1007/s10049-016-0145-x.

Reiss, S., & Szyszko, J. (1983). Diagnostic overshadowing and professional experience with mentally retarded persons. *American Journal of Mental Deficiency, 87*(4), 396–402.

Renteln-Kruse, W., Neumann, L., Klugmann, B., & others (2015). Kognitiv beeinträchtigte geriatrische Patienten–Patientenmerkmale und Behandlungsergebnisse auf einer spezialisierten Station. *Deutsches Ärzteblatt International, 112*, 103–122.

Schlechtriemen, T., Adler, J., Armbruster, W., Bartha, C., Becker, K., Höhn, M., … Wrobel, M. (2013). Herausforderung Notarztdienst–Weiterbildungskonzept für ein anspruchsvolles ärztliches Tätigkeitsfeld. *Saarländisches Arzteblatt, 2*, 14–20.

Schnitker, L. M., Martin-Khan, M., Burkett, E., Beattie, E. R. A., Jones, R. N., Gray, L. C., & Research Collaboration for Quality Care of Older Persons: Emergency Care Panel (2015a). Process quality indicators targeting cognitive impairment to support quality of care for older people with cognitive impairment in emergency departments. *Academic Emergency Medicine, 22*(3), 285–298. https://doi.org/10.1111/acem.12616.

Schnitker, L. M., Martin-Khan, M., Burkett, E., Brand, C. A., Beattie, E. R. A., Jones, R. N., … Research Collaboration for Quality Care of Older Persons: Emergency Care Panel. (2015b). Structural quality indicators to support quality of care for older people with cognitive impairment in emergency departments. *Academic Emergency Medicine, 22*(3), 273–284. https://doi. org/10.1111/acem.12617.

Schouler-Ocak, M., & Haasen, C. (2008). Sucht und Migration. *Sucht, 54*(5), 268–270. https://doi. org/10.1024/2008.05.01.

Schouler-Ocak, M., Bretz, H. J., Penka, S., Koch, E., Hartkamp, N., Siefen, R. G., … Heinz, A. (2008). Patients of immigrant origin in inpatient psychiatric facilities: A representative national survey by the Psychiatry and Migration Working Group of the German Federal Conference of Psychiatric Hospital Directors. *European Psychiatry, 23*, 21–27. https://doi.org/10.1016/ S0924-9338(08)70058-0.

Schouler-Ocak, M., Aichberger, M., Yesil, R., Montesinos, A. H., Bromand, Z., Termur-Erman, S., … Heinz, A. (2015). Suizidraten und Suizidprävention bei Berliner Frauen mit türkischem Migrationshintergrund. *Das Gesundheitswesen, 77*(S 01), S31–S32. https://doi. org/10.1055/s-0032-1331246.

Schuster, S., Willam, C., & Dormann, H. (2015). GeriQ – Entwicklung von Qualitätsindikatoren für eine geriatrische Notfallversorgung. *Notfall- und Rettungsmedizin, 18*(1), 7.

Selten, J.-P., Cantor-Graae, E., & Kahn, R. S. (2007). Migration and schizophrenia. *Current Opinion in Psychiatry, 20*(2), 111–115. https://doi.org/10.1097/YCO.0b013e328017f68e.

Sempere-Selva, T., Peiro, S., Sendra-Pina, P., Martinez-Espin, C., & Lopez-Aguilera, I. (2001). Inappropriate use of an accident and emergency department: Magnitude, associated factors, and reasons – an approach with explicit criteria. *Annals of Emergency Medicine, 37*(6), 568–579. https://doi.org/10.1067/mem.2001.113464.

Sharma, T., Guski, L. S., Freund, N., & Gøtzsche, P. C. (2016). Suicidality and aggression during antidepressant treatment: Systematic review and meta-analyses based on clinical study reports. *BMJ, 352*, i65.

Singal, B. M., Hedges, J. R., Rousseau, E. W., Sanders, A. B., Berstein, E., McNamara, R. M., & Hogan, T. M. (1992). Geriatric patient emergency visits. Part I: Comparison of visits by geriatric and younger patients. *Annals of Emergency Medicine, 21*(7), 802–807.

Singler, K., Dormann, H., Dodt, C., Heppner, H. J., Püllen, R., Burkhardt, M., … Münzer, T. (2016). Der geriatrische Patient in der Notaufnahme. *Notfall- und Rettungsmedizin, 19*(6), 496–499.

Sovner, R. (1986). Limiting factors in the use of DSM-III criteria with mentally ill/mentally retarded persons. *Psychopharmacology Bulletin, 22*(4), 1055–1059.

Sovner, R., & Hurley, A. D. (1986). Four factors affecting the diagnosis of psychiatric disorders in mentally retarded persons. *Psychiatric Aspects of Mental Retardation Reviews, 5*(9), 45–49.

Stachenfeld, N. S., DiPietro, L., Nadel, E. R., & Mack, G. W. (1997). Mechanism of attenuated thirst in aging: Role of central volume receptors. *American Journal of Physiology, 272*(1 Pt 2), R148–R157.

Statistisches Bundesamt. (2010). *Bevölkerung und Erwerbstätigkeit. Bevölkerung mit Migrationshintergrund – Ergebnisse des Mikrozensus 2009* (Fachserie 1, Reihe 2.2). Wiesbaden: Statistisches Bundesamt.

Statistisches Bundesamt. (2011). *Bevölkerung nach Migrationsstatus regional – Ergebnisse des Mikrozensus*. Wiesbaden: Statistisches Bundesamt.

Stone, M., Laughren, T., Jones, M. L., Levenson, M., Holland, P. C., Hughes, A., … Rochester, G. (2009). Risk of suicidality in clinical trials of antidepressants in adults: Analysis of proprietary data submitted to US Food and Drug Administration. *BMJ, 339*, b2880.

Strawn, J. R., Keck, P. E., & Caroff, S. N. (2007). Neuroleptic malignant syndrome. *American Journal of Psychiatry, 164*(6), 870–876. https://doi.org/10.1176/ajp.2007.164.6.870.

Tagay, S., Zararsiz, R., Erim, Y., Düllmann, S., Schlegl, S., Brähler, E., & Senf, W. (2008). Traumatische Ereignisse und Posttraumatische Belastungsstörung bei türkischsprachigen Patienten in der Primärversorgung. *Psychotherapie, Psychosomatik, Medizinische Psychologie, 58*(3/4), 155–161. https://doi.org/10.1055/s-2008-1067357.

Termorshuizen, F., Smeets, H. M., Boks, M. P., & Heerdink, E. R. (2016). Comparing episodes of antidepressants use with intermittent episodes of no use: A higher relative risk of suicide attempts but not of suicide at young age. *Journal of Psychopharmacology, 30*(10), 1000–1007. https://doi.org/10.1177/0269881116639752.

Theunissen, G. (2005). *Pädagogik bei geistiger Behinderung und Verhaltensauffälligkeiten: ein Kompendium für die Praxis*. Bad Heilbrunn: Julius Klinkhardt.

Trollor, J. N., Chen, X., & Sachdev, P. S. (2009). Neuroleptic malignant syndrome associated with atypical antipsychotic drugs. *CNS Drugs, 23*(6), 477–492. https://doi.org/10.2165/00023210-200923060-00003.

Tsai, S. J., Hwang, J. P., Yang, C. H., & Liu, K. M. (1996). Physical aggression and associated factors in probable Alzheimer disease. *Alzheimer Disease and Associated Disorders, 10*(2), 82–85.

Tune, L. E. (2001). Anticholinergic effects of medication in elderly patients. *Journal of Clinical Psychiatry, 62*(Suppl 21), 11–14.

Veling, W., Susser, E., van Os, J., Mackenbach, J. P., Selten, J.-P., & Hoek, H. W. (2008). Ethnic density of neighborhoods and incidence of psychotic disorders among immigrants. *American Journal of Psychiatry, 165*(1), 66–73. https://doi.org/10.1176/appi.ajp.2007.07030423.

Wehling, M., & Burkhardt, H. (Hrsg.). (2013). *Arzneitherapie für Ältere* (3. Aufl.). Heidelberg: Springer.

Weinrebe, W., Graf-Gruss, R., & Fusgen, I. (2001). Dehydratation und Delir – Oft verkannte Notfälle. *Notfallmedizin, 6*, 314–320.

Welty, T. E. (2010). Seizures (Chapter 10). In J. E. Tisdale & D. A. Miller (Hrsg.), *Drug-induced diseases: Prevention, detection, and management* (2. Aufl., S. 179–189). Bethesda: American Society of Health-System Pharmacists.

Whittington, C. J., Kendall, T., Fonagy, P., Cottrell, D., Cotgrove, A., & Boddington, E. (2004). Selective serotonin reuptake inhibitors in childhood depression: Systematic review of published versus unpublished data. *Lancet, 363*(9418), 1341–1345. https://doi.org/10.1016/S0140-6736(04)16043-1.

Wohlfart, E., & Kluge, U. (2007). Ein interdisziplinärer Theorie-und Praxisdiskurs zu transkulturellen Perspektiven im psychotherapeutischen Raum. *Psychotherapie und Sozialwissenschaften-Zeitschrift für Qualitative Sozialforschung, 9,* 83–97.

Wüllenweber, E., & Theunissen, G. (Hrsg.). (2001). *Handbuch Krisenintervention – Hilfen für Menschen mit geistiger Behinderung – Theorie, Praxis, Vernetzung.* Stuttgart: Kohlhammer.

Yilmaz, A. T. (2006). Grundlagen der kultursensitiven Krisenintervention. In E. Wohlfahrt & M. Zaumseil (Hrsg.), *Transkulturelle Psychiatrie – Interkulturelle Psychotherapie* (S. 279–284). Heidelberg: Springer.

Zaumseil, M. (2006). Beiträge der Psychologie zum Verständnis des Zusammenhangs von Kultur und psychischer Gesundheit bzw. Krankheit. In E. Wohlfahrt & M. Zaumseil (Hrsg.), *Transkulturelle Psychiatrie – Interkulturelle Psychotherapie* (S. 3–50). Heidelberg: Springer.

Inhaltsverzeichnis

8.1   Zusammenarbeit mit der Polizei

Die Aufgabe der Polizei ist hoheitlich und dient der Gefahrenabwehr. Die entsprechenden Ermächtigungsgrundlagen finden sich in den Polizeigesetzen der Bundesländer und im Bundespolizeigesetz. Aus diesen Gesetzen ergibt sich, dass die Polizei für den Schutz der öffentlichen Sicherheit und Ordnung sowie die Strafverfolgung zuständig ist. Dies beinhaltet explizit auch präventive Aufgaben (Tyzak 2016).

Fast jeder Notfall kann aus Sicht der Polizei eine Störung der öffentlichen Sicherheit und Ordnung darstellen, zumindest dann, wenn der Notfall möglicherweise mit einem Gesetzesbruch in Verbindung steht (Kühn et al. 2007). Die Polizei kommt zum Notfallort in der Absicht, Sicherheit und Ordnung wiederherzustellen und zu prüfen, ob Gesetze verletzt wurden. Damit liegt der Fokus der polizeilichen Tätigkeit bei einem Einsatz im Zusammenhang mit einem psychisch kranken Menschen auf ganz anderen Fragestellungen als auf der medizinischen Versorgung, für die Ärzte oder Rettungsdienst zuständig sind.

Es gibt in Deutschland keine organisierte Zusammenarbeit zwischen psychiatrischen Akuteinrichtungen und der Polizei. Dies bedeutet auch, dass viele in der medizinischen Versorgung von psychiatrischen Notfallpatienten tätige Mitarbeiter wenig über die Aufgaben und Möglichkeiten der Polizei wissen, umgekehrt bei vielen Polizisten kein Verständnis von

© Springer-Verlag GmbH Deutschland, ein Teil von Springer Nature 2020
F.-G. Pajonk et al. (Hrsg.), *S2k-Leitlinie Notfallpsychiatrie*,
https://doi.org/10.1007/978-3-662-61174-6_8

psychischen Erkrankungen oder die Gefährdung, die von psychisch Kranken ausgehen kann, vorliegt. Daraus resultiert auch, dass die Polizei bei einem Einsatz mit einem psychiatrischen Notfall sich primär auf die Sicherheit und nicht auf einen angemessenen oder therapiegeleiteten Umgang mit einem psychisch kranken Patienten konzentriert.

Eine organisierte Zusammenarbeit zwischen Polizei und Einrichtungen und Diensten der psychiatrischen Akutversorgung auf lokaler oder übergeordnet struktureller Ebene ist wünschenswert. Ziele hierfür sind:

- Gemeinsame Analyse einer komplexen Notfallsituation mit dem Ziel einer möglichst schnellen und schadensfreien Lösung
- Sinnvolle Ergänzung von Sicherheits- und Ordnungsaspekten (Polizei) und Gesundheitsfürsorge (medizinisches Personal) im Einsatz
- Gegenseitige Entlastung durch berufsspezifische Handlungsmöglichkeiten

Typische Schnittstellen zwischen Polizei und Personen und Diensten der medizinischen Versorgung beim psychiatrischen Notfall sind:

- Bis zum Eintreffen von qualifizierten Helfern (z. B. Notarzt, Rettungsdienst) müssen Polizisten am Notfallort Erste Hilfe leisten
- Anwendung körperlicher Gewalt bei eigen- oder fremdgefährdenden Patienten zum Abwenden einer daraus resultierenden Schädigung
- Polizeiliche Anordnung einer notwendigen medizinischen Versorgung
- Verbringen unter Zwang in eine geeignete Einrichtung zur weiteren Diagnostik und Therapie aufgrund ärztlicher Einweisung

Hierzu müssen Absprachen getroffen werden, welche Maßnahmen durchgeführt werden sollen und wie die Aufgaben- und Rollenverteilung ist. Die Polizeibeamten prüfen die Zulässigkeit und Verhältnismäßigkeit der Anwendung von möglicherweise erforderlich werdenden Zwangsmaßnahmen. Eine Anforderung weiterer Kräfte sollte ggf. in Betracht gezogen werden. Bei einem erregten Patienten wird hier z. B. festgelegt, wie dieser durch die Polizei fixiert werden muss, damit in geeigneter Weise Medikation verabreicht werden kann. Nach Durchführung der Maßnahmen sind die Aufgaben entsprechend der Zuständigkeit zwischen Polizei, Ordnungsbehörde und Rettungsdienst zu organisieren. Die Polizei informiert erforderlichenfalls das Jugendamt, wenn z. B. zurückbleibende Kinder nach Krankenhauseinweisung eines Elternteils versorgt werden müssen. Das Ordnungsamt muss informiert werden, wenn z. B. Haustiere unterzubringen sind. Der Notarzt organisiert zusammen mit dem Rettungsdienstpersonal die Betreuung betroffener Angehöriger, z. B. durch die Notfall-Seelsorge.

Alarmierung der Polizei durch medizinisches Personal
Beim Hinzuziehen der Polizei über deren Leitstelle ist dem Leitstellenbeamten stets die Gefahrensituation möglichst genau zu schildern, insbesondere dann, wenn es sich um grö-

ßere Gruppen wie z. B. Banden handelt. Hier ist es erforderlich, die Personenzahl anzugeben, damit ausreichend Einsatzkräfte zum Notfallort entsandt werden können. Bei der Notfallmeldung ist auch das Gefährdungspotenzial einzuschätzen; dies beinhaltet u. a. Angaben, ob gefährliche Gegenstände, wie z. B. Flaschen oder Waffen benutzt werden. Unter Umständen müssen durch Notarzt und Rettungsdienst einfache körperliche Gewalt angewendet werden, bis die zur Anwendung unmittelbaren Zwangs berechtigten Polizeibeamten eintreffen, wenn dies zur Gefahrenabwehr bei bestehender Eigen- und Fremdgefährdung durch einen psychisch Kranken erforderlich ist (Kühn et al. 2007).

Einsatzort

An einem Tatort, Schadens- oder Ereignisort liegt die Verantwortung für die Maßnahmen am Einsatzort bei der Polizei. Die Polizeibeamten entscheiden, ob das Betreten des Einsatzortes auch für den Notarzt und den Rettungsdienst gestattet ist, z. B. wenn Gewalthandlungen ausgeübt werden oder ein Suizid mit gefährlichen Gegenständen, wie z. B. Gas, durchgeführt werden soll. Die Weisungen der Polizeibeamten sind durch Notarzt und Rettungsdienst in diesem Fall unbedingt zu beachten, auch um sich selbst nicht in Gefahr zu begeben.

Suizidandrohung

Bei Suiziddrohung hat der jeweils Ersteintreffende am Notfallort, gleich ob Polizei oder Notarzt, den Suizid zu verhindern. Dabei ist der Notarzt verpflichtet, in den Grenzen der Verhältnismäßigkeit und der Zumutbarkeit auch unter Einsatz einfacher körperlicher Gewalt, z. B. durch Festhalten, den Suizid zu verhindern, solange keine Polizeibeamten am Einsatzort sind, die zur Anwendung unmittelbaren Zwangs berechtigt und ggf. verpflichtet sind (Kühn et al. 2007).

Einweisung eines Patienten gegen den Willen eines Patienten

Die Zwangseinweisung eines psychisch Kranken aufgrund eines ärztlichen Attests wird durch die zuständige Ordnungsbehörde angeordnet, die originär zuständig ist. Die Polizei wird hier in der Regel im Rahmen der Amtshilfe tätig. Die Polizeibeamten prüfen fortlaufend die Zulässigkeit und Verhältnismäßigkeit ihrer Maßnahmen. Nach Anordnung der Unterbringung kann der Arzt medizinische Mittel, z. B. die Sedierung vor dem Transport einsetzen. Sollte dies nicht möglich oder nicht ausreichend sein um den Patienten zu sichern, ist polizeiliche Unterstützung anzufordern. Die Polizeibeamten entscheiden in Eigenverantwortung über die Art der Anwendung unmittelbaren Zwangs.

Spurensicherung

Aufgabe der Polizei ist die Verfolgung von Straftaten, hierzu ist sie auf Hinweise und Spuren am Einsatzort angewiesen. Die Notfallversorgung eines Patienten ist jedoch in diesem Fall als vorrangig zu betrachten. Die Rettungskräfte nehmen nach Beendigung des medizinischen Einsatzes mit der Polizei Kontakt auf und informieren diese über durchgeführte Veränderungen am Einsatzort. Sie hinterlassen ihren Namen und ihre dienstliche

Erreichbarkeit für erforderliche weitere Befragungen (Richtlinien der präklinischen Notfallmedizin für den Hochsauerlandkreis, 2006).

8.2 Zusammenarbeit mit der Feuerwehr

Bei Einsätzen, die gemeinsam mit der Feuerwehr durchgeführt werden, hat der Einsatzleiter der Feuerwehr die Gesamteinsatzleitung. Er ist hinsichtlich der Ablauforganisation dem Notarzt und dem Rettungsdienst gegenüber weisungsbefugt (Kühn et al. 2007; Steinert und Kallert 2006; Richtlinien der präklinischen Notfallmedizin für den Hochsauerlandkreis, 2006). Der Notarzt soll erforderliche medizinische Maßnahmen mit dem Einsatzleiter der Feuerwehr abstimmen. Bei Gefahrenlagen, z. B. bei Bränden, entscheidet die Einsatzleitung der Feuerwehr, ob und wie die Einsatzstelle durch medizinisches Personal betreten werden kann, ohne dass dieses einer Gefährdung ausgesetzt wird. Dieser Weisung ist unbedingt Folge zu leisten, und auch zwingend erforderliche medizinische Maßnahmen sind zum Schutz der eigenen Unversehrtheit zurückzustellen, bis das Betreten der Einsatzstelle gestattet wird (Madler et al. 2009). Der Einsatzleiter der Feuerwehr entscheidet auch, ob und ggf. wie lange bei einer Gefahrenlage der Notarzt und der Rettungsdienst vor Ort bleiben müssen, um den Schutz und erforderlichenfalls schnelle medizinische Versorgung der Einsatzkräfte zu gewährleisten (Richtlinien der präklinischen Notfallmedizin für den Hochsauerlandkreis, 2006). Bei psychiatrischen Notfällen, z. B. einem Suizidvorhaben durch Sturz aus großer Höhe, nehmen der Organisationsleiter des Rettungsdienstes, der Einsatzleiter der Feuerwehr und der Notarzt gemeinsam eine Risikoabschätzung vor. Dabei hat der Einsatzleiter der Feuerwehr zu beurteilen, welche rettungstechnischen Mittel zum Einsatz kommen (Kühn et al. 2007).

8.3 Zusammenarbeit mit dem Rettungsdienst

Psychiatrische Notfälle stellen für alle im Rettungsdienst Tätige eine relevante psychische Belastung dar. Dies resultiert u. a. aus (Neu 2011; Pajonk et al. 2004):

- Mangelnden Fachkenntnissen und Erfahrungen des Rettungsdienstpersonals mit psychiatrischen Notfallpatienten
- Überforderung und Hilflosigkeit im Umgang mit psychisch kranken Menschen, insbesondere bei selbst- oder fremdgerichteter Aggression oder Gewalt
- Zweifel an der eigenen Handlungskompetenz und eine Erschütterung des Selbstverständnisses, die zu einer fundamentalen Verunsicherung führen können
- Unklare Versorgungsstrukturen und Übergabemöglichkeiten

Eine permanente Ursache von Unsicherheit, Diskussionen und Auseinandersetzungen besteht in der meist fehlenden Absprache zwischen Rettungsdienst, Notaufnahmen, somatischen Kliniken und psychiatrischen Kliniken und Ambulanzen, welche Patienten wie zu versorgen sind (Pajonk und Christ 2016). Ein typisches Beispiel ist die Versorgung alkoholintoxikierter Patienten (Tyzak 2016). Für andere medizinische Disziplinen wurden die Eckpunkte der Zusammenarbeit mit der außerklinischen Notfallmedizin in den letzten Jahren beschrieben. Fehlende Absprachen führen dazu, dass aus Sicht des Rettungsdienstes nur verzögert eine adäquate Zielklinik gefunden wird (Marung et al. 2016). Damit kommt es zu einer signifikanten Verlängerung der Gesamteinsatzzeit und einer verzögerten Wiederherstellung der Einsatzbereitschaft, was insbesondere im ländlichen Raum problematisch sein kann. Da dem Rettungsdienst die Aufnahme- und Versorgungsmöglichkeiten psychiatrischer Kliniken in der Regel nicht bekannt sind und in vielen psychiatrischen Kliniken die Möglichkeiten einer erweiterten Diagnostik, Therapie und Überwachung fehlen, müssen die meisten Patienten mit psychiatrischen Notfällen primär in Notaufnahmen oder somatische Krankenhäuser gebracht werden. Dies bindet u. a. wertvolle und gefragte Kapazitäten auf Intensivstationen und erfordert häufig Sekundärtransporte (Marung et al. 2016).

> Es empfiehlt sich, auf lokaler Ebene Absprachen zwischen der präklinischen Notfallmedizin und erstversorgenden klinischen Einrichtungen zu treffen, wohin welche psychiatrischen Notfallpatienten primär zu transportieren, zu diagnostizieren und zu behandeln sind.

Die Zusammenarbeit zwischen Notarzt und Rettungsdienst hat bei psychiatrischen Notfällen einen hohen Stellenwert. Es empfiehlt sich, die Abläufe im Umgang mit psychisch Kranken regelmäßig zu üben. Dem Notarzt obliegt die medizinische Verantwortung, Rettungsassistenten sind verantwortlich für den technisch-organisatorischen Teil der Durchführung einer Rettung. Voraussetzung ist eine schnelle Analyse der Situation und das Erstellen einer Arbeitsdiagnose, aus welcher sich das weitere Vorgehen ableitet. An erster Stelle steht der Eigenschutz. Sollte eine Situation zwischenzeitlich eskalieren, hat der Arzt zum Schutz der eigenen Person und der Rettungsdienstmitarbeiter die Entscheidung zu treffen, sich vom Einsatzort zurückzuziehen, bis ausreichend Einsatzkräfte zur Verfügung stehen. Unmittelbar muss die Entscheidung getroffen werden, ob und wenn ja welche weiteren Hilfskräfte (Polizei, Feuerwehr, THW) hinzugezogen werden müssen, was durch den Rettungsassistenten über die Leitstelle zu erfolgen hat (Kühn et al. 2007). Bei drohendem Suizidversuch ist zu klären, ob eine Sicherung des Suizidanten, z. B. bei angedrohtem Sturz aus großer Höhe, ohne Eigengefährdung sicher möglich ist.

8.4   Kriseninterventionsdienste und Notfallseelsorge

Es existiert kein deutschlandweit einheitlich geregeltes Hilfsnetz für psychosoziale Krisen, da im Sozialgesetzbuch V niedergelassene Ärzte und Psychotherapeuten mit der ambulanten Gesundheitsversorgung beauftragt sind (Crefeld 2007). Dennoch sind, teils auf

Initiative nichtstaatlicher Träger, teils auf Länder- und Kommunenebene eine Reihe von Institutionen etabliert, die rasche Hilfe in psychosozialen Krisen vorhalten.

Krisendienste

Bereits in der Psychiatrie-Enquete wurden ambulante gemeindepsychiatrische Dienste gefordert, die mobil und multiprofessionell Krisenhilfe leisten (Thornsen 2009). Obwohl es keinen einheitlichen Leistungskatalog und Standard gibt, arbeiten Krisendienste verschiedener Bundesländer, Städte oder Kommunen mit einigen vergleichbaren Konzepten. Diese bestehen darin, dass es eine Anlaufstelle mit der Möglichkeit persönlicher Beratung gibt, die meist bis Mitternacht besetzt ist. Zusätzlich bestehen rund um die Uhr ein Notfalltelefon und die Möglichkeit einer aufsuchenden Hilfe durch ein multiprofessionelles Team (meist Pflegekräfte mit psychiatrischer Ausbildung, Sanitäter, Psychologen und/oder Sozialpädagogen). Zusätzlich besteht ein für die Region zentraler ärztlicher oder psychiatrisch fachärztlicher Notdienst, der im Bedarfsfalle aufsuchend tätig wird (Dörr 2005). Sehr häufig sind innerhalb einer Region verschiedene Vereine und Träger zu einem zentralen Krisendienst zusammengeschlossen. Die Finanzierungen erfolgen aus unterschiedlichen Quellen, u. a. aus Länderzuschüssen, Enthospitalisierungsgelder der Krankenkassen oder Spenden.

Kriseninterventionsdienste im Rettungsdienst

Der Kriseninterventionsdienst im Rettungswesen beschäftigt sich professionell mit der Nachsorge von Patienten und Angehörigen während und nach belastenden oder traumatischen Ereignissen (Zehentner 2008). Kriseninterventionsteams betreuen akut Traumatisierte und Trauernde in der peritraumatischen Situation – also einem Zeitraum von zumeist wenigen Stunden nach dem Ereignis.

Sie werden u. a. eingesetzt zur Betreuung von Betroffenen, Angehörigen oder Zeugen nach tödlichen Verkehrs- oder Hausunfällen, nach Suizid, nach plötzlichem (Säuglings-) Tod sowie nach Gewaltverbrechen oder Großschadensereignissen. Ebenso gehört die Überbringung einer Todesnachricht (in Zusammenarbeit mit der Polizei) dazu. Mögliche Einsatzindikationen sind auch die Betreuung von Einsatzkräften nach belastenden Einsätzen sowie die Unterstützung bei Großschadensereignissen. Auch bei laufenden Reanimationen sowie zur Betreuung von Fahrzeugführern nach tödlichen Bahnunfällen kommen die Kriseninterventionskräfte zum Einsatz. Die Alarmierung erfolgt meist durch die vor Ort befindlichen Einsatzkräfte bzw. durch Polizei oder Rettungsleitstelle.

Es handelt sich in aller Regel um Mitarbeiter des Rettungsdienstes, die diese Tätigkeit ehrenamtlich versehen und die eine entsprechende Ausbildung abgeschlossen haben. Der Einsatz verläuft nach einem klar strukturierten Vorgehen: zunächst nimmt ein Mitarbeiter des Kriseninterventionsdienstes mit dem Patienten Kontakt auf und informiert sich gleichzeitig über die Umstände des Vorfalls, um dem Patienten später auch zuverlässig Auskunft geben zu können. Die Intervention zielt darauf ab, dem Betroffenen Sicherheit und Halt zu vermitteln und ggf. auch eigene Emotionen zulassen zu können. Hierzu wird eine kontinuierliche Betreuung gewährleistet und die dazu notwendigen Voraussetzungen geschaffen. Betroffene sollen dabei unterstützt werden, von einer passiven Opferrolle wieder in eine aktiv-handlungsfähige Rolle überzuwechseln. Der Behandlungskontakt dauert üblicherweise einige Stunden. Es besteht der Grundsatz der Einmaligkeit; nach der initialen Krisenintervention sind keine Wiederholungsbesuche üblich, da aufgrund der veränderten Beziehungsstruktur nach der Akutsituation eine Anwendung der Methoden der Krisenintervention nicht mehr anwendbar sind (Krüsmann und Müller-Cyran 2009). Gleichzeitig werden auch Notarzt und Rettungsdienst durch diese Tätigkeit entlastet.

Krisenintervention wurde auch bei Notärzten und Rettungsdienst im Rahmen eines Critical Incident Stress Management (CISM) durch Kriseninterventionsteams durchgeführt. Zahlreiche randomisierte kontrollierte Studien und einige Metaanalysen konnten jedoch nicht nur keine Wirksamkeit zeigen, sondern legten nahe, dass sich bei manchen Teilnehmern stress-assoziierte Symptome nach der Intervention verstärkten (Bledsoe 2003).

> Ein pauschales Debriefing von Einsatzkräften nach belastenden Situationen hat sich als nicht wirksam, unter Umständen sogar als symptomverstärkend erwiesen. Daher wird es nicht mehr empfohlen.

Notfallseelsorge
Die Dienste der Notfallseelsorge können, analog der Kriseninterventionsdienste im Rettungsdienst, durch Feuerwehr oder Polizei bei entsprechenden Indikationen vor Ort gerufen werden (Schmitt et al. 2000). Schwerpunkte der Notfallseelsorge sind Ansprache und Beistand für die Angehörigen der betroffenen Personen, aber auch für die Einsatzkräfte, sowie die Aktivierung des sozialen Netzes und das Angebot religiöser Betreuung. Die Aufgabe wird von Seelsorgern der beiden christlichen Kirchen geleistet (Evangelisch-Katholische Aktionsgemeinschaft für Verkehrssicherheit 2006).

8.5   Sozialpsychiatrische Dienste

Die Sozialpsychiatrischen Dienste (SPDi) sind Teil des öffentlichen Gesundheitsdienstes. Es handelt es sich um Pflichtaufgaben der Bezirke, Kreise, und kreisfreien Städte. Die Sozialpsychiatrischen Dienste sind in den meisten Fällen den Gesundheitsämtern angegliedert (Krüger 2003). Sie entstanden in Deutschland – meist in Anbindung an die Gesundheitsämter – seit den frühen 1970er- Jahren. Zielgruppen sind Menschen mit allen akuten oder chronischen psychischen Störungen, die zu anderen Hilfen keinen Zugang finden oder diese Hilfen nicht annehmen. Ziel ist die unverzügliche Vermittlung von Diagnostik und Therapie der bestehenden psychischen Störung, besonders aber auch die Vermittlung aller erreichbaren Hilfen im sozialen Umfeld für den Betroffenen und seine Angehörigen, Hilfspersonen und Kollegen (Klement 2008).

Die sozialpsychiatrischen Dienste haben zu den üblichen Sprechzeiten geöffnet, eine Erreichbarkeit nachts und am Wochenende existiert nicht. Auch Ärzte stehen nicht obligat und regional in sehr unterschiedlichem Umfang für Unterbringungsanträge zur Verfügung.

Amtsärzte (Fachärzte für Psychiatrie und Psychotherapie), Psychologen sowie spezifisch ausgebildete und erfahrene Sozialpädagogen und Sozialarbeiter sind ebenfalls nicht flächendeckend verfügbar. Diese arbeiten niederschwellig, kurzfristig terminierend, an der eigenen Beratungsstelle oder aufsuchend am Wohnort, Arbeitsplatz oder Krisenort. So kann durch den Einsatz von in der Diagnostik und Therapie akuter psychischer Störungen Erfahrenen eine Hilfe am Krisenort erfolgen oder die Einleitung einer ambulanten oder stationären fachpsychiatrischen Behandlung allein oder mit Unterstützung der Kooperationspartner erfolgen.

Die Zusammenarbeit mit anderen Institutionen der Region im Rahmen eines gemeindepsychiatrischen Ansatzes ist ein wichtiges Merkmal der Arbeit. Kooperationspartner sind u. a. die Angehörigen psychisch kranker Menschen, Menschen aus dem sozialen Umfeld des Bedürftigen, Psychiatrische Institutsambulanzen, Kliniken für Psychiatrie und Psychotherapie, Fachärzte, Behörden und Institutionen, Kostenträger, Polizei, Betreuer, Sozialbeistände, Sozialstationen und Gerichte.

Die Aufgaben der SPDi sind durch die Expertenkommission der Bundesregierung zur Reform der Versorgung im psychiatrischen, psychotherapeutischen, psychosomatischen Bereich im Jahre 1988 beschrieben worden. Dazu gehören (Becker et al. 2008; Kalthoff 2002):

- Beratung des Hilfsbedürftigen und der Personen seines sozialen Umfelds bei Vorbeugung, Diagnostik und Behandlung psychischer Störungen, in Konfliktsituationen, nach der Entlassung aus stationärer Behandlung, bei der Inanspruchnahme komplementärer Hilfen, einschließlich betreuender oder behandelnder Institutionen
- Vorsorgende Hilfen, um bei Beginn der Erkrankung oder Wiedererkrankung und bei sich anbahnenden Konfliktsituationen zu gewährleisten, dass die Betroffenen rechtzeitig ärztlich behandelt und im Zusammenwirken mit der Behandlung geeignete betreuende Einrichtungen in Anspruch genommen werden können
- Nachgehende Hilfen, um den Personen, die aus stationärer psychiatrischer Behandlung entlassen werden, durch individuelle Betreuung, Beratung und Einleitung geeigneter Maßnahmen die Wiedereingliederung in die Gemeinschaft zu erleichtern sowie eine erneute Krankenhausaufnahme zu vermeiden
- Regelmäßige Durchführung von ärztlich geleiteten Sprechstunden
- Durchführung von Hausbesuchen, um die Situation in der Wohnung und dem näheren sozialen Umfeld persönlich kennenzulernen, ggf. auch um unmittelbar eingreifen zu können
- Zusammenarbeit mit allen Diensten und Einrichtungen der Versorgungsregion, die mit der Betreuung und Behandlung psychisch Gefährdeter, Kranker und Behinderter befasst sind, insbesondere mit den regional zuständigen psychiatrischen Krankenhauseinrichtungen
- Zusätzliche Hilfeangebote in Form von Gruppenangeboten für einzelne Patienten, Gruppen und Angehörige, Initiierung von Laienhelfer- und Angehörigengruppen, Öffentlichkeitsarbeit, Institutionsberatung

- Im Bedarfsfalle Beantragung einer Unterbringung in eine geschlossene psychiatrische Klinik nach PsychKG beim zuständigen Amtsgericht
- Vermittlung und Koordination von Einzelhilfen im Alltag (Einkäufe, Ernährung, Erlangung von Strom und Wasser)
- Sicherstellung materieller Grundlagen (Arbeitslosengeld, Grundsicherung, Hilfe bei Pfändungen)
- Unterstützung bei drohendem Verlust von Arbeit und Wohnung
- Vermittlung von privaten Hilfen, Pflegepersonen, Sozialbeiständen, Betreuern

Jeder Bürger hat Anspruch auf Hilfen und Beratung durch den SPDi. Dessen Mitarbeiter unterliegen der Schweigepflicht. Die Angebote der SPDi sind kostenlos. Aufsuchende Hilfen sind Schwerpunkt der Arbeit, da eine wichtige Zielgruppe Menschen sind, die sonst keine Hilfe erhalten oder diese nicht annehmen, z. B. Obdachlose, Alkoholabhängige, geistig Behinderte, Menschen mit schweren chronischen psychischen Störungen verschiedenster Genese.

Bedingt durch die unterschiedlichen PsychKGs der Länder und Landesgesetze zum Öffentlichen Gesundheitsdienst sowie durch die regional und historisch anders gewachsenen Strukturen sind die SPDi in Deutschland sehr unterschiedlich ausgestattet und organisiert. Die Aufgaben der SPDi sind sowohl in Bezug auf die Breite des Spektrums der Tätigkeiten als auch in Bezug auf die Intensität der Bearbeitung und Qualität selbst innerhalb eines Bundeslandes kaum miteinander vergleichbar. Dies erschwert die Verständigung zwischen den Kooperationspartnern in einem nicht unerheblichen Ausmaß. Die eingeschränkte Vergleichbarkeit führt nicht selten zu Missverständnissen, Fehlinterpretationen oder unzulässigen Vergleichen.

8.6 Rechtliche Vertreter

Maßgeblich für das Zustandekommen einer Untersuchung des Gesundheitszustandes, einer Heilbehandlung oder einen ärztlichen Eingriff ist immer der Wille des Betroffenen. Im Rahmen psychischer Erkrankungen kann es sein, dass ein Patient seinen Willen nicht zum Ausdruck bringen kann, er seinem Willen krankheitsbedingt nicht entsprechen kann oder Hilfen bei der Durchsetzung seines Willens benötigt oder in Anspruch nehmen darf. In diesem Fall können rechtliche Vertreter vom Patienten selbst oder amtlich bestellt werden.

Gesetzliche Betreuung

Auch in jeder akuten Notfallsituation ist die Frage der Einwilligungsfähigkeit zu prüfen. Dies ist die Fähigkeit des Patienten, Bedeutung und Tragweite eines Eingriffs zu ermessen, Alternativen zu erwägen und danach seine Entscheidung zu bestimmen. Im Fall einer Einwilligungsunfähigkeit muss der Arzt beim Familiengericht die Bestellung eines Betreuers durch einstweilige Anordnung gemäß § 300 Abs. 1 FamFG veranlassen.

Vor Einleitung eines Betreuungsverfahrens ist zu prüfen, ob eine Vorsorgevollmacht oder Patientenverfügung vorliegt, da dann eine Subsidiarität der Betreuung gegeben ist. Besteht bereits eine Betreuung, ist zu prüfen, ob die Einwilligung in medizinische Maßnahmen bzw. die Gesundheitsfürsorge und Heilbehandlung zum gerichtlich festgelegten Aufgabenkreis des Betreuers gehören (Ausweis des Betreuers einsehen). Auch wenn eine Betreuung im Bereich Gesundheitsfürsorge und Heilbehandlung besteht, kann der Betreuer nicht an Stelle des beistandsberechtigten Betroffenen in eine Untersuchung des Gesundheitszustandes, eine Heilbehandlung oder einen ärztlichen Eingriff einwilligen, wenn der Betroffene noch selbst einwilligen kann. Bei einer Betreuung ist der Betroffene nicht entmündigt, sondern im Rahmen seiner Möglichkeiten selbst entscheidungsbefugt.

Die Einwilligung des Betreuers in eine Untersuchung des Gesundheitszustandes, eine Heilbehandlung oder einen ärztlichen Eingriff bedarf nach § 1904 Abs. 1 BGB dann der Genehmigung des Betreuungsgerichtes, wenn die begründete Gefahr besteht, dass der Betreute auf Grund der geplanten Maßnahme stirbt oder einen schweren oder länger dauernden gesundheitlichen Schaden erleidet. Nur wenn mit dem Aufschub Gefahr verbunden ist, darf die Maßnahme ohne Genehmigung sofort durchgeführt werden. Für das Beenden lebenserhaltender Maßnahmen ist das Betreuungsgericht dann anzurufen, wenn Betreuer und Arzt unterschiedlicher Auffassung sind.

Im Betreuungsverfahren wirkt oftmals ein gerichtlich bestellter Verfahrenspfleger mit, soweit dies zur Wahrnehmung der Interessen des Betroffenen erforderlich ist (§ 276 FamFG). Jederzeit hat der Betroffene das Recht zur Vertretung durch einen Rechtsanwalt.

Vorsorgevollmacht

Unter Vorsorgevollmacht wird die Bevollmächtigung einer Person zur Erledigung von allen Angelegenheiten oder von einzelnen Aufgaben verstanden. Problematisch zu entscheiden ist (je nach Formulierung der Vorsorgevollmacht) die Frage, ob diese erst für den Fall gelten soll, dass der Betroffene seine Angelegenheiten nicht mehr selbst besorgen kann. Die Vorsorgevollmacht muss schriftlich abgefasst sein und die vom Vollmachtgeber gemeinten medizinischen Maßnahmen ausdrücklich nennen. Im Rahmen der Vorsorgevollmacht kann ein Vorschlag gemacht werden, eine gewünschte Person zum Betreuer zu bestellen (Betreuungsverfügung § 1897 Abs. 4 BGB). Dabei sollte als Wunschbetreuer eine andere Person benannt werden als der in der Vorsorgevollmacht benannte Bevollmächtigte, denn der Wunschbetreuer ist nur für den Fall vorgesehen, dass der Bevollmächtigte ausfällt.

Patientenverfügung

Eine Patientenverfügung ist eine schriftliche Erklärung mit dem Inhalt, „bei einem bestimmten Krankheitsverlauf nicht mehr oder in festgelegter Art und Weise behandelt werden zu wollen" (Heckmann 2009). Hierdurch kann im Sinne von § 1896 Abs. 2 BGB die Bestellung eines Betreuers entbehrlich sein.

Öffentlich-rechtliche Unterbringung

Besteht auf Grund einer Gefährdung bedeutender eigener oder fremder Rechtsgüter die Situation, dass ein psychisch Kranker in einer Situation ist, in der die Gefahr nicht anders abwendbar ist, kann nach den einzelnen Landesgesetzgebungen die Unterbringung in eine psychiatrische Klinik verfügt werden. Das vorgerichtliche Verfahren setzt zwingend einen Antrag der Verwaltungsbehörde (z. B. Gesundheitsamt) und ein Gutachten eines entsprechend erfahrenen Arztes voraus. Verfahrensgrundsätze sind das Recht des Betroffenen zur Anhörung sowie sein Recht zur Vertretung durch einen Rechtsanwalt.

Der Betroffene ist für das Unterbringungsverfahren verfahrensfähig, auch wenn er geschäftsunfähig ist (§ 316 FamFG). Hierzu gehört auch die Kompetenz, einen Verfahrensbevollmächtigten zu bestellen. Ist auf Grund vorliegender Gutachten von Geschäftsunfähigkeit auszugehen, erlangt der dem Betroffenen beigeordnete Anwalt automatisch die Stellung eines Verfahrenspflegers. Diese erlischt gegebenenfalls automatisch mit dem Wiedereintritt der Geschäftsfähigkeit (Heckmann 2009).

Nach Antrag der Verwaltungsbehörde ist dem Betroffenen ein Verfahrenspfleger beizuordnen, wenn er nicht bereits selbst einen Anwalt beauftragt hat. Der Anwalt ist selbständig, nicht an Weisungen gebunden und hat ausschließlich die Interessen des Unterzubringenden wahrzunehmen. Die Beiordnung endet mit dem Eintritt der formellen Rechtskraft, wenn der Betroffene einen anderen Anwalt beauftragt oder durch Aufhebung aus wichtigen Gründen (§ 317 Abs. 5 FamFG).

Literatur

Becker, T., Hoffmann, H., Puschner, B., & Weinmann, S. (2008). Versorgungsmodelle in der Psychiatrie. In W. Gaebel & F. Müller-Spahn (Hrsg.), *Konzepte und Methoden der klinischen Psychiatrie* (S. 93ff). Stuttgart: Kohlhammer.

Bledsoe, B. E. (2003). Critical Incident Stress Management (CISM): Benefit or risk for emergency services? *Prehospital Emergency Care, 7*, 272–279.

Crefeld, W. (2007). Psychosoziale Krisendienste in Deutschland. *Blätter der Wohlfahrtspflege, 154*(4), 123–126. https://doi.org/10.5771/0340-8574-2007-4-123.

Dörr, M. (2005). *Soziale Arbeit in der Psychiatrie.* München: Ernst Reinhardt.

Evangelisch-Katholische Aktionsgemeinschaft für Verkehrssicherheit. (2006). *Notfallseelsorge. Texte und Materialien für Gottesdienst und Gemeindearbeit zum Thema Straßenverkehr.* http://infos.nfs-mkk.de/Informationen-Standards/Bruderhilfe-Texte-Materialien_2006.pdf. Zugegriffen am 10.07.2020.

Heckmann, B. (2009). Juristische Grundlagen der öffentlich-rechtlichen Unterbringung. In H. L. Kröber, D. Dölling, N. Leygraf, & H. Saß (Hrsg.), *Handbuch der forensischen Psychiatrie. Band 5: Forensische Psychiatrie im Privatrecht und öffentlichen Recht* (S. 137–166). Darmstadt: Steinkopff.

Kalthoff, J. (2002). Sozialpsychiatrische Leistungserbringung als kommunale Aufgabe. *Gesundheitswesen, 64*(2), 108–112. https://doi.org/10.1055/s-2002-20276.

Klement, A. (2008). Sozialpsychiatrischer Dienst: Entlastung für den Hausarzt. *Deutsches Ärzteblatt, 105*(4), A-140/B-126/C-126.

Krüger, A. (2003). *Sozialpsychiatrische Tätigkeitsfelder in der Gemeindepsychiatrie*. München: GRIN.

Krüsmann, M., & Müller-Cyran, A. (2009). Die psychosoziale Notfallversorgung. In C. Madler, K. W. Jauch, K. Werdan, J. Siegrist, & F. G. Pajonk (Hrsg.), *Akutmedizin – Die ersten 24 Stunden: Das NAW-Buch* (S. 201ff). München: Urban & Fischer/Elsevier.

Kühn, D., Luxem, J., & Runggaldier, K. (2007). *Rettungsdienst heute*. München: Urban & Fischer/Elsevier.

Madler, C., Jauch, K. W., Werdan, K., Siegrist, J., & Pajonk, F. G. (2009). *Akutmedizin – Die ersten 24 Stunden: Das NAW-Buch* (4. Aufl.). München: Urban & Fischer/Elsevier.

Marung, H., Gräsner, J.-T., & Wnent, J. (2016). Schnittstelle Psychiatrie und Notfallmedizin. *Notfall- und Rettungsmedizin, 19*(3), 192–197. https://doi.org/10.1007/s10049-016-0141-1.

Neu, P. (2011). *Akutpsychiatrie. Das Notfall-Manual* (2. Aufl.). Stuttgart: Schattauer.

Pajonk, F. G., Gärtner, U., Sittinger, H., Knobelsdorff, G. von, Andresen, B., & Moecke, H. (2004). Psychiatrische Notfälle aus der Sicht von Rettungsdienstmitarbeitern. *Notfall- und Rettungsmedizin, 7*(3), 161–167. https://doi.org/10.1007/s10049-004-0654-x.

Pajonk, F. G., & Christ, M. (2016). Psychiatrie und Notfallmedizin. *Notfall- und Rettungsmedizin, 19*(3), 161–162. https://doi.org/10.1007/s10049-016-0144-y.

Schmitt, T. K., Pajonk, F. G., & Poloczek, S. (2000). Psychiatrische Notfälle und Krisen. *Notfall- und Rettungsmedizin, 3*, 531–538. https://doi.org/10.1007/s100490070007.

Steinert, T., & Kallert, T. W. (2006). Medikamentöse Zwangsbehandlung in der Psychiatrie. *Psychiatrische Praxis, 33*(4), 160–169. https://doi.org/10.1055/s-2005-867054.

Thornsen, M. (2009). *Die Entwicklung der psychiatrischen Versorgung in Deutschland* (1. Aufl.). München: GRIN.

Tyzak, A. (2016). Zusammenarbeit von Polizei und Rettungsdienst. *Notarzt, 32*(3), 104–107. https://doi.org/10.1055/s-0042-106938.

Zehentner, P. (2008). Das Kriseninterventionsteam (KIT). In F. Lasogga & B. Gasch (Hrsg.), *Notfall-Psychologie. Lehrbuch für die Praxis* (S. 22 ff). Heidelberg: Springer.

Anhang

Liste der zitierten Leitlinien

1. APA Practice Guideline for the Treatment of Patients with Eating Disorders, 2012
2. Internationale Klassifikation psychischer Störungen, ICD-10 Kapitel V (F) Klinisch-diagnostische Leitlinien, 2015
3. NICE Guideline Delirium: Diagnosis, Prevention and Management, 2010
4. Richtlinien der präklinischen Notfallmedizin für den Hochsauerlandkreis, 2006
5. S1-Leitlinie Alkoholdelir und Verwirrtheitszustände, 2012
6. S2-Behandlungsleitlinie substanzbezogener Störungen, 2006
7. S2-Leitlinie Akute Folgen psychischer Traumatisierung – Diagnostik und Behandlung, AWMF-Anmeldung 2014
8. S2-Leitlinie Therapeutische Maßnahmen bei aggressivem Verhalten in der Psychiatrie und Psychotherapie, 2010
9. S3-Leitlinie Analgesie Sedierung und Delirmanagement in der Intensivmedizin, 2013
10. S3-Leitlinie Ess-Störungen, Diagnostik und Therapie, 2010
11. S3-Leitlinie Metamphetaminbezogene Störungen, Therapie, AWMF-Anmeldung 2016
12. S3-Leitlinie Screening, Diagnose und Behandlung alkoholbezogener Störungen, 2015
13. S3-Leitlinie Screening, Diagnose und Behandlung alkoholbezogener Störungen, 2015
14. S3-Leitlinie Unipolare Depression, 2009
15. S3-Leitlinie zur Behandlung akuter perioperativer und posttraumatischer Schmerzen, 2007
16. S3-Leitlinie zur Diagnostik und Therapie Bipolarer Störungen, 2012
17. S3-Leitlinie Verhinderung von Zwang: Prävention und Therapie aggressiven Verhaltens bei Erwachsenen, 2018

© Springer-Verlag GmbH Deutschland, ein Teil von Springer Nature 2020
F.-G. Pajonk et al. (Hrsg.), *S2k-Leitlinie Notfallpsychiatrie*,
https://doi.org/10.1007/978-3-662-61174-6

Liste der Interessenskonflikte

Leitlinienkoordinator: Prof. Pajonk, Prof. Messer, Prof. Berzewski
Leitlinie: S2k-Leitlinie Notfallpsychiatrie
Registernr: 038-023

		Prof. Dr. med. Frank-Gerald Pajonk	Prof. Dr. med. Thomas Messer	Prof. Dr. med. Horst Berzewski
1	Berater- bzw. Gutachtertätigkeit oder bezahlte Mitarbeit in einem wissenschaftlichen Beirat eines Unternehmens der Gesundheitswirtschaft (z. B. Arzneimittelindustrie, Medizinproduktindustrie), eines kommerziell orientierten Auftragsinstituts oder einer Versicherung	- Trommsdorff - diverse Versicherungen	- Servier - Ferrer - Janssen-Cilag - Otsuka/Lundbeck - Bayer Health Care	nein
2	Honorare für Vortrags- und Schulungstätigkeiten oder bezahlte Autoren- oder Co-Autorenschaften im Auftrag eines Unternehmens der Gesundheitswirtschaft, eines kommerziell orientierten Auftragsinstituts oder einer Versicherung	Trommsdorff	- Servier - Ferrer - Janssen-Cilag - Otsuka/Lundbeck - Bayer Health Care	nein
3	Finanzielle Zuwendungen (Drittmittel) für Forschungsvorhaben oder direkte Finanzierung von Mitarbeitern der Einrichtung von Seiten eines Unternehmens der Gesundheitswirtschaft, eines kommerziell orientierten Auftragsinstituts oder einer Versicherung	nein	Janssen-Cilag	nein
4	Eigentümerinteresse an Arzneimitteln/Medizinprodukten (z. B. Patent, Urheberrecht, Verkaufslizenz)	nein	nein	nein
5	Besitz von Geschäftsanteilen, Aktien, Fonds mit Beteiligung von Unternehmen der Gesundheitswirtschaft	nein	nein	nein
6	Persönliche Beziehungen zu einem Vertretungsberechtigten eines Unternehmens Gesundheitswirtschaft	nein	nein	nein

Leitlinienkoordinator: Prof. Pajonk, Prof. Messer, Prof. Berzewski
Leitlinie: S2k-Leitlinie Notfallpsychiatrie
Registernr: 038-023

7	Mitglied von in Zusammenhang mit der Leitlinienentwicklung relevanten Fachgesellschaften/Berufsverbänden, Mandatsträger im Rahmen der Leitlinienentwicklung	- DGPPN - Leiter des Referats Notfallpsychiatrie der DGPPN - Deutsche Gesellschaft für Gerontopsychiatrie und -psychotherapie (DGGPP)	- DGPPN - stellv. Leiter des Referats Notfallpsychiatrie der DGPPN	DGPPN
8	Politische, akademische (z. B. Zugehörigkeit zu bestimmten „Schulen"), wissenschaftliche oder persönliche Interessen, die mögliche Konflikte begründen könnten	nein	nein	nein
9	Gegenwärtiger Arbeitgeber, relevante frühere Arbeitgeber der letzten 3 Jahre	niedergelassen Praxis Isartal	Danuviusklinik Pfaffenhofen	im Ruhestand

Leitlinienkoordinator: Prof. Pajonk, Prof. Messer, Prof. Berzewski
Leitlinie: S2k-Leitlinie Notfallpsychiatrie
Registernr: 038-023

		Dr. med. Thomas Barth	Dr. med. Karl-Heinz Biesold	Dr. med. Claudia Birkenheier	Prof. Dr. med. Roland Freudenmann
1	Berater- bzw. Gutachtertätigkeit oder bezahlte Mitarbeit in einem wissenschaftlichen Beirat eines Unternehmens der Gesundheitswirtschaft (z. B. Arzneimittelindustrie, Medizinproduktindustrie), eines kommerziell orientierten Auftragsinstituts oder einer Versicherung	nein	nein	nein	DBK-Versicherung
2	Honorare für Vortrags- und Schulungstätigkeiten oder bezahlte Autoren- oder Co-Autorenschaften im Auftrag eines Unternehmens der Gesundheitswirtschaft, eines kommerziell orientierten Auftragsinstituts oder einer Versicherung	nein	nein	nein	Lundbeck

Leitlinienkoordinator: Prof. Pajonk, Prof. Messer, Prof. Berzewski
Leitlinie: S2k-Leitlinie Notfallpsychiatrie
Registernr: 038-023

3	Finanzielle Zuwendungen (Drittmittel) für Forschungsvorhaben oder direkte Finanzierung von Mitarbeitern der Einrichtung von Seiten eines Unternehmens der Gesundheitswirtschaft, eines kommerziell orientierten Auftragsinstituts oder einer Versicherung	nein	nein	nein	nein
4	Eigentümerinteresse an Arzneimitteln/ Medizinprodukten (z. B. Patent, Urheberrecht, Verkaufslizenz)	nein	nein	nein	nein
5	Besitz von Geschäftsanteilen, Aktien, Fonds mit Beteiligung von Unternehmen der Gesundheitswirtschaft	nein	nein	nein	nein
6	Persönliche Beziehungen zu einem Vertretungsberechtigten eines Unternehmens Gesundheitswirtschaft	nein	nein	nein	nein
7	Mitglied von in Zusammenhang mit der Leitlinienentwicklung relevanten Fachgesellschaften/ Berufsverbänden, Mandatsträger im Rahmen der Leitlinienentwicklung	DGPPN	DGPPN	DGPPN	DGPPN
8	Politische, akademische (z. B. Zugehörigkeit zu bestimmten „Schulen"), wissenschaftliche oder persönliche Interessen, die mögliche Konflikte begründen könnten	nein	nein	nein	nein
9	Gegenwärtiger Arbeitgeber, relevante frühere Arbeitgeber der letzten 3 Jahre	Klinikum Chemnitz gGmbH	im Ruhestand	SHG Kliniken Völklingen	Klinik für Psychiatrie und Psychotherapie III, Universitätsklinikum Ulm

Leitlinienkoordinator: Prof. Pajonk, Prof. Messer, Prof. Berzewski
Leitlinie: S2k-Leitlinie Notfallpsychiatrie
Registernr: 038-023

		Dr. med. Franziska Gaese	Hr. Jörg Hummes	Prof. Dr. med. Georg Juckel	Prof. Dr. med. Dr. rer. nat. Matthias J. Müller
1	Berater- bzw. Gutachtertätigkeit oder bezahlte Mitarbeit in einem wissenschaftlichen Beirat eines Unternehmens der Gesundheitswirtschaft (z. B. Arzneimittelindustrie, Medizinproduktindustrie), eines kommerziell orientierten Auftragsinstituts oder einer Versicherung	nein	nein	- Janssen-Cilag - Servier - Trommsdorff	Lundbeck
2	Honorare für Vortrags- und Schulungstätigkeiten oder bezahlte Autoren- oder Co-Autorenschaften im Auftrag eines Unternehmens der Gesundheitswirtschaft, eines kommerziell orientierten Auftragsinstituts oder einer Versicherung	nein	Otsuka	- Janssen-Cilag - Servier - Trommsdorff	- Janssen-Cilag - Servier - Lundbeck
3	Finanzielle Zuwendungen (Drittmittel) für Forschungsvorhaben oder direkte Finanzierung von Mitarbeitern der Einrichtung von Seiten eines Unternehmens der Gesundheitswirtschaft, eines kommerziell orientierten Auftragsinstituts oder einer Versicherung	nein	nein	nein	nein
4	Eigentümerinteresse an Arzneimitteln/ Medizinprodukten (z. B. Patent, Urheberrecht, Verkaufslizenz)	nein	nein	nein	nein
5	Besitz von Geschäftsanteilen, Aktien, Fonds mit Beteiligung von Unternehmen der Gesundheitswirtschaft	nein	nein	nein	- Novartis - Roche

Leitlinienkoordinator: Prof. Pajonk, Prof. Messer, Prof. Berzewski
Leitlinie: S2k-Leitlinie Notfallpsychiatrie
Registernr: 038-023

6	Persönliche Beziehungen zu einem Vertretungsberechtigten eines Unternehmens Gesundheitswirtschaft	nein	nein	nein	nein
7	Mitglied von in Zusammenhang mit der Leitlinienentwicklung relevanten Fachgesellschaften/ Berufsverbänden, Mandatsträger im Rahmen der Leitlinienentwicklung	DGPPN	DGPPN	DGPPN	DGPPN
8	Politische, akademische (z. B. Zugehörigkeit zu bestimmten „Schulen"), wissenschaftliche oder persönliche Interessen, die mögliche Konflikte begründen könnten	nein	nein	nein	nein
9	Gegenwärtiger Arbeitgeber, relevante frühere Arbeitgeber der letzten 3 Jahre	kbo Isar-Amper-Klinikum Klinikum München-Ost	Alexianer Krefeld GmbH	LWL-Universitäts-klinikum Bochum	seit 10/2016: Oberberg GmbH bis 9/2016: Vitos Gießen-Marburg gGmbH

Leitlinienkoordinator: Prof. Pajonk, Prof. Messer, Prof. Berzewski
Leitlinie: S2k-Leitlinie Notfallpsychiatrie
Registernr: 038-023

		PD Dr. med. Peter Neu	Dr. med. Peter Nyhuis	Dr. med. Beate Reuschel	Dr. med. Wilfried Schöne
1	Berater- bzw. Gutachtertätigkeit oder bezahlte Mitarbeit in einem wissenschaftlichen Beirat eines Unternehmens der Gesundheitswirtschaft (z. B. Arzneimittelindustrie, Medizinproduktindustrie), eines kommerziell orientierten Auftragsinstituts oder einer Versicherung	nein	nein	nein	nein

Leitlinienkoordinator: Prof. Pajonk, Prof. Messer, Prof. Berzewski
Leitlinie: S2k-Leitlinie Notfallpsychiatrie
Registernr: 038-023

2	Honorare für Vortrags- und Schulungstätigkeiten oder bezahlte Autoren- oder Co-Autorenschaften im Auftrag eines Unternehmens der Gesundheitswirtschaft, eines kommerziell orientierten Auftragsinstituts oder einer Versicherung	nein	nein	nein	nein
3	Finanzielle Zuwendungen (Drittmittel) für Forschungsvorhaben oder direkte Finanzierung von Mitarbeitern der Einrichtung von Seiten eines Unternehmens der Gesundheitswirtschaft, eines kommerziell orientierten Auftragsinstituts oder einer Versicherung	nein	nein	nein	nein
4	Eigentümerinteresse an Arzneimitteln/ Medizinprodukten (z. B. Patent, Urheberrecht, Verkaufslizenz)	nein	nein	nein	nein
5	Besitz von Geschäftsanteilen, Aktien, Fonds mit Beteiligung von Unternehmen der Gesundheitswirtschaft	nein	nein	nein	nein
6	Persönliche Beziehungen zu einem Vertretungsberechtigten eines Unternehmens Gesundheitswirtschaft	nein	nein	nein	nein
7	Mitglied von in Zusammenhang mit der Leitlinienentwicklung relevanten Fachgesellschaften/ Berufsverbänden, Mandatsträger im Rahmen der Leitlinienentwicklung	- DGPPN - stellv. Leiter des Referats Notfallpsychiatrie	DGPPN	DGPPN	DGPPN

Leitlinienkoordinator: Prof. Pajonk, Prof. Messer, Prof. Berzewski
Leitlinie: S2k-Leitlinie Notfallpsychiatrie
Registernr: 038-023

8	Politische, akademische (z. B. Zugehörigkeit zu bestimmten „Schulen"), wissenschaftliche oder persönliche Interessen, die mögliche Konflikte begründen könnten	nein	nein	nein	nein
9	Gegenwärtiger Arbeitgeber, relevante frühere Arbeitgeber der letzten 3 Jahre	Jüdisches Krankenhaus Berlin	St. Marien-Hospital Eickel	Fachklinik St. Camillus Duisburg	Elblandklinikum Radebeul

Leitlinienkoordinator: Prof. Pajonk, Prof. Messer, Prof. Berzewski
Leitlinie: S2k-Leitlinie Notfallpsychiatrie
Registernr: 038-023

		Prof. Dr. med. Carlos Schönfeldt-Lecuona	Prof. Dr. med. Meryam Schouler-Ocak	Fr. Eltje Thode	Dr. med. Peter Tonn
1	Berater- bzw. Gutachtertätigkeit oder bezahlte Mitarbeit in einem wissenschaftlichen Beirat eines Unternehmens der Gesundheitswirtschaft (z. B. Arzneimittelindustrie, Medizinproduktindustrie), eines kommerziell orientierten Auftragsinstituts oder einer Versicherung	diverse Versicherungen	nein	nein	Roche
2	Honorare für Vortrags- und Schulungstätigkeiten oder bezahlte Autoren- oder Co-Autorenschaften im Auftrag eines Unternehmens der Gesundheitswirtschaft, eines kommerziell orientierten Auftragsinstituts oder einer Versicherung	nein	nein	nein	nein

Leitlinienkoordinator: Prof. Pajonk, Prof. Messer, Prof. Berzewski
Leitlinie: S2k-Leitlinie Notfallpsychiatrie
Registernr: 038-023

3	Finanzielle Zuwendungen (Drittmittel) für Forschungsvorhaben oder direkte Finanzierung von Mitarbeitern der Einrichtung von Seiten eines Unternehmens der Gesundheitswirtschaft, eines kommerziell orientierten Auftragsinstituts oder einer Versicherung	nein	nein	nein	nein
4	Eigentümerinteresse an Arzneimitteln/ Medizinprodukten (z. B. Patent, Urheberrecht, Verkaufslizenz)	nein	nein	nein	nein
5	Besitz von Geschäftsanteilen, Aktien, Fonds mit Beteiligung von Unternehmen der Gesundheitswirtschaft	nein	nein	nein	nein
6	Persönliche Beziehungen zu einem Vertretungsberechtigten eines Unternehmens Gesundheitswirtschaft	nein	nein	nein	nein
7	Mitglied von in Zusammenhang mit der Leitlinienentwicklung relevanten Fachgesellschaften/ Berufsverbänden, Mandatsträger im Rahmen der Leitlinienentwicklung	- DGPPN - Deutsche Gesellschaft für Hirnstimulation in der Psychiatrie (DGHP)	DGPPN	DGPPN	DGPPN
8	Politische, akademische (z. B. Zugehörigkeit zu bestimmten „Schulen"), wissenschaftliche oder persönliche Interessen, die mögliche Konflikte begründen könnten	nein	nein	nein	nein
9	Gegenwärtiger Arbeitgeber, relevante frühere Arbeitgeber der letzten 3 Jahre	Klinik für Psychiatrie und Psychotherapie III, Universitätsklinikum Ulm	Charité Universitätsmedizin Berlin	Helios Fachklinik Schleswig GmbH	Neuropsychiatrisches Zentrum Hamburg-Altona NPZ GmbH

Leitlinienkoordinator: Prof. Pajonk, Prof. Messer, Prof. Berzewski
Leitlinie: S2k-Leitlinie Notfallpsychiatrie
Registernr: 038-023

		Dr. med. Hermann Westendarp
1	Berater- bzw. Gutachtertätigkeit oder bezahlte Mitarbeit in einem wissenschaftlichen Beirat eines Unternehmens der Gesundheitswirtschaft (z. B. Arzneimittelindustrie, Medizinproduktindustrie), eines kommerziell orientierten Auftragsinstituts oder einer Versicherung	nein
2	Honorare für Vortrags- und Schulungstätigkeiten oder bezahlte Autoren- oder Co-Autorenschaften im Auftrag eines Unternehmens der Gesundheitswirtschaft, eines kommerziell orientierten Auftragsinstituts oder einer Versicherung	nein
3	Finanzielle Zuwendungen (Drittmittel) für Forschungsvorhaben oder direkte Finanzierung von Mitarbeitern der Einrichtung von Seiten eines Unternehmens der Gesundheitswirtschaft, eines kommerziell orientierten Auftragsinstituts oder einer Versicherung	nein
4	Eigentümerinteresse an Arzneimitteln/Medizinprodukten (z. B. Patent, Urheberrecht, Verkaufslizenz)	nein
5	Besitz von Geschäftsanteilen, Aktien, Fonds mit Beteiligung von Unternehmen der Gesundheitswirtschaft	nein
6	Persönliche Beziehungen zu einem Vertretungsberechtigten eines Unternehmens Gesundheitswirtschaft	nein
7	Mitglied von in Zusammenhang mit der Leitlinienentwicklung relevanten Fachgesellschaften/Berufsverbänden, Mandatsträger im Rahmen der Leitlinienentwicklung	DGPPN
8	Politische, akademische (z. B. Zugehörigkeit zu bestimmten „Schulen"), wissenschaftliche oder persönliche Interessen, die mögliche Konflikte begründen könnten	nein
9	Gegenwärtiger Arbeitgeber, relevante frühere Arbeitgeber der letzten 3 Jahre	LWL Klinik Marsberg